Enfermagem na Unidade deTerapia Intensiva

3ª Edição atualizada

Dados Internacionais de Catalogação na Publicação (CIP)
(Câmara Brasileira do Livro, SP, Brasil)

Gomes, Alice Martins
Enfermagem na unidade de terapia intensiva / Alice Martins Gomes. — 3. ed. rev. — São Paulo : E.P.U., 2008.

Bibligrafia.
ISBN 978-85-12-12330-1

1. Enfermagem 2. Enfermagem em terapia intensiva 3. Unidade de terapia intensiva I. Título.

08-02863 CDD-610.7361
NLM-WY 156

Índices para catálogo sistemático

1. Enfermagem em unidade de terapia intensiva :
Ciências médicas 610.7361

Alice Martins Gomes

Enfermagem na Unidade de Terapia Intensiva

3ª Edição atualizada

E.P.U.

EDITORA PEDAGÓGICA E UNIVERSITÁRIA LTDA.

Sobre a autora

Alice Martins Gomes é formada pela Escola de Enfermagem da Universidade de São Paulo. Dirige suas atividades profissionais para a assistência de enfermagem aos pacientes críticos. Tem larga experiência em UTI, participando efetivamente do planejamento e organização de várias unidades. Desenvolve atividades didáticas junto a profissionais da área, em cursos de treinamento e atualização. Foi diretora do Serviço de Pronto Atendimento do Hospital Universitário da USP. Atuou na FUNDAP (Fundação do Desenvolvimento Administrativo/SP) durante vários anos, junto aos programas de Residência Médica a Aprimoramento Profissional (PAP), tendo sido coordenadora do PROFAE (Programa de Formação de Técnicos e Auxiliares de Enfermagem) no Estado de São Paulo (2001-2005).

Capa: Paulo Hiss

Ilustrações: Ademir A. Alves

3ª edição atualizada

ISBN 978-85-12-**12330**-1

E. P. U. — Telefone (011) 3168-6077 — Fax. (011) 3078-5803
E-Mail: vendas@epu.com.br — *Site na Internet:* http//www.epu.com.br
R. Joaquim Floriano, 72 — 6º andar — salas 65/68 — 04534-000 — São Paulo — SP

Impresso no Brasil

Printed in Brasil

Sumário

Prefácio da 3ª edição

Ao longo de décadas, temos acompanhado o desenvolvimento da enfermagem nas Unidades de Terapia Intensiva e participado da organização e montagem de algumas.

Em duas edições da obra "Enfermagem na Unidade de Terapia Intensiva", proporcionamos de maneira singela, informações sobre a organização de facilidades para o exercício de atividades profissionais. Os enfermeiros foram nosso público-alvo.

À época da primeira edição, enfermeiros e auxiliares de enfermagem compunham a equipe de trabalho na UTI e, iniciavam um período de definição de responsabilidades e papéis na ministração dos cuidados.

Com o passar do tempo, as unidades tomaram diferentes formas e, a prestação de serviço se reveste hoje do caráter de especialidade. Os auxiliares são substituídos pelos técnicos de enfermagem, que em sua formação escolar devem receber instruções para atuarem em unidades de pacientes críticos. Quando admitidos para integrarem a equipe de enfermagem da UTI, depreende-se que tenham informações teórico-práticas suficientes para, com relativa facilidade, incorporarem o treinamento às suas experiências.

Considerando as mudanças no campo do tratamento intensivo, atualizamos as informações do livro, preparando-as para contribuírem com a formação do técnico de enfermagem.

Almejamos fornecer ao profissional de nível médio os recursos básicos necessários para que tenha um engajamento total com a carreira escolhida; queremos proporcionar ao estudante o conhecimento estrutural das práticas assistenciais e contribuir, com esta obra, para o seu crescimento na equipe da UTI.

O conteúdo deste livro está completamente ao alcance daqueles que procuram fundamentar os procedimentos de enfermagem, para executá-los com segurança, conhecimento e desenvoltura.

Cabe ressaltar que toda atividade do técnico de enfermagem, sob a égide do enfermeiro, se reveste do caráter de indispensabilidade, para que os propósitos do cuidado intensivo sejam alcaçados. E, este livro pode contribuir para o crescimento do nível de competência desse profissional.

São Paulo, 2008
Alice Martins Gomes

Prefácio da 2ª edição

Ao longo de mais de uma década, temos acompanhado o desenvolvimento da enfermagem nas Unidades de Terapia Intensiva e participado da organização e montagem de algumas delas.

Do trabalho desenvolvido junto ao paciente crítico, nasceu a 1ª edição do livro *Enfermagem na Unidade de Terapia Intensiva,* baseado nas experiências dos autores. Seu objetivo foi proporcionar aos enfermeiros informações sobre a assistência a pacientes críticos e sobre a organização de facilidades numa UTI. Acreditamos que este objetivo foi plenamente atingido, ultrapassando, mesmo, as nossas expectativas.

Com a necessidade de uma nova edição, consideradas as mudanças no campo do tratamento intensivo, procedemos à revisão do texto original, dando especial atenção às práticas de enfermagem a serem executadas com segurança e conhecimento, para assegurar a participação efetiva do enfermeiro na equipe de saúde.

Optamos por um trabalho individual, dada a exigüidade do tempo, conservando, contudo, a estrutura do livro em sua primeira edição. Seus autores originais, líderes de enfermagem em vários campos de atividades, mantêm-se presentes, constituindo a "espinha dorsal" da obra. Conservamos sem alterações o capítulo: "Avaliação do Nível de Consciência", escrito pela enfermeira Maria Sumie Koizumi (Escola de Enfermagem da USP). Nossos contínuos agradecimentos às enfermeiras: Carmélia Oliveira (Hospital Sírio-Libanês), Cecília Kamada (Hospital Sírio-Libanês), Kátia Grillo Padilha (Escola de Enfermagem da USP), Miako Kimura (Escola de Enfermagem da USP), Edna Ikumi U. Takahashi (Escola de Enfermagem da USP, co-autora do capítulo 5 da 1ª edição), e a todos aqueles que, de uma forma ou de outra, nos têm estimulado profissionalmente.

Almejamos com estes estudos elementares fundamentar os procedimentos de enfermagem, contribuir para o crescimento do nível de competência do enfermeiro e chamar a atenção para as conseqüências de cada tratamento na UTI.

Alice Martins Gomes

Prefácio da 1ª edição

Pouco a pouco, as enfermeiras brasileiras estão despertando para a necessidade de escrever e, desta maneira, contribuir para o enriquecimento da produção científica de enfermagem em português.

Temos neste livro um exemplo, uma plêiade de jovens enfermeiras que acreditam na enfermagem, cujos conhecimentos especializados são profundos e que se sentiram suficientemente capazes de transmiti-los a outros.

Durante anos, acompanhamos, de perto ou à distância, o crescimento de cada uma dessas autoras; a fé-confiança e a fé-esperança que nelas depositamos estão hoje, mais que nunca, justificadas.

A realidade aqui está neste livro, despretensioso, mas rico de conhecimentos científicos, experiências vividas durante vários anos em Unidades de Terapia Intensiva.

É o resultado do trabalho de uma equipe empenhada em levar aos colegas toda sua vivência profissional, vivência ao lado do ser humano quase sempre em situações de crise.

Uma Unidade de Terapia Intensiva é estressante para o paciente e para toda a equipe de saúde, em especial para a enfermagem. Estar ao lado de um ser humano, compartilhar com ele a situação existencial, o binômio Vida-Morte, exige um engajamento total na profissão escolhida. Ser uma presença ao lado de cada indivíduo e não uma testemunha, manter o relacionamento eu-tu e não eu-coisa são características da enfermeira comprometida. Nossas autoras são exemplos deste engajamento total em uma profissão, numa situação específica que leva ao crescimento de seus próprios seres e dos seus pacientes.

Que este exemplo seja seguido por outros, que haja suficiente coragem e abertura para dizer: "Colegas, temos algo a lhes dar — a nossa experiência pessoal e os nossos conhecimentos."

Só nos resta agradecer a cada uma das autoras pelo edificante exemplo que estão dando e pela dádiva inestimável de trazer à luz mais um livro de enfermagem dentro do pouco que entre nós existe.

Continuem e que o exemplo seja imitado.

Wanda de Aguiar Horta

Capítulo 1

Conceito do cuidado intensivo

Alguns fatores contribuíram para o desenvolvimento de métodos especiais no atendimento ao paciente hospitalizado. Entre eles, a procura do melhor meio de cuidado a ser dispensado ao paciente crítico, não só para a sua sobrevida, mas para a sua reintegração a uma existência normal, com o mínimo de desconforto.

As moléstias que acometem hoje os pacientes são similares àquelas do passado, exceto pelo trauma, que é possivelmente maior. O que fundamentalmente mudou é o modo de tratamento dessas moléstias, com o advento de recursos e medidas sofisticadas e precisas, que vão de encontro às necessidades dos pacientes.

Com a preocupação de providenciar uma observação efetiva e dirigida a pacientes mais graves, muitas instituições procuraram agrupá-los em uma área comum. Já Florence Nightingale, na guerra da Criméia, providenciou um método para a observação contínua de muitos pacientes, com poucas enfermeiras. Dispunha os pacientes nas enfermarias, de tal maneira que os mais graves ficassem junto à área de trabalho das enfermeiras, e estabelecia observação e atendimento contínuos. O critério assim estabelecido e baseado no grau de dependência do paciente é conhecido como "vigilância Nightingale", e persiste hoje, com algumas modificações.

Florence Nightingale: enfermeira inglesa de origem italiana, foi a fundadora da enfermagem moderna. Tornou-se uma verdadeira heroína depois de chefiar, nas mais precárias condições, o atendimento aos soldados ingleses feridos durante a Guerra da Criméia. Esta Guerra foi sustentada pela Rússia contra a Turquia, a Inglaterra, a França e o Piemonte (1854-1856).

Durante muito tempo, os hospitais criaram áreas com vários leitos, ocupados por pacientes com níveis diferentes de atenção e assistência, o que ocasionava algumas dificuldades. Havia muita demanda na assistência a alguns pacientes, em detrimento de outros. Em tais áreas, ocasionalmente eram colocados equipamentos, como respirador, monitor cardíaco e aparelho portátil de Raios-X, que reduziam acentuadamente o espaço físico.

Em outros centros, algumas modificações foram introduzidas, com o objetivo de melhorar as áreas destinadas a pacientes carentes de observação: uma diminuição no número de leitos e a criação de espaço físico para abrigar um equipamento mínimo e permitir uma circulação mais livre da equipe de trabalho.

Com o aparecimento destas áreas e a colocação do paciente sob vigilância constante, iniciou-se um período de caracterização dos cuidados a serem ali dispensados.

A forma de atendimento aos pacientes nessas áreas, ainda não muito específica, procurava trazer um grande benefício, mas tornava-se altamente onerosa. Mais de uma área era criada em cada hospital e o equipamento era distribuído em vários lugares; o trabalho da equipe de enfermagem tornava-se difícil pela falta de especialização e disponibilidade do profissional para dedicar um tempo significativo de cuidados ao paciente.

Muitas críticas foram feitas a esse tipo de atendimento, embora parecesse a melhor solução para o cuidado dispensado ao paciente.

O meio encontrado para o atendimento ao paciente crítico foi a criação de um serviço no hospital que fosse de encontro às suas necessidades. Este serviço proporcionou recursos para o Cuidado Intensivo: aliou o conhecimento da doença e a precisão de equipamentos ao desenvolvimento de métodos assistenciais e a uma vigilância contínua. Favoreceu ainda a predominância dos fatores conhecimento e aparelhagem sobre o fator dedicação.

Não há dúvida de que o Cuidado Intensivo dispensado a pacientes críticos torna-se mais eficaz quando desenvolvido em unidades específicas, que propiciam recursos e facilidades para a sua progressiva recuperação. Tais unidades são as denominadas Unidades de Cuidado Intensivo.

O preciso papel das Unidades de Cuidado Intensivo ou Unidades de Terapia Intensiva (UTI) está na combinação do cuidado intensivo de enfermagem com a constante atenção médica, no atendimento dispensado ao paciente crítico.

Os cuidados intensivos, responsáveis pela sobrevida de muitos pacientes graves ou críticos, são conceituadas a partir das atividades desenvolvidas junto a eles, desde a década de 50:

— "É a organização de facilidades, serviço e equipes para atender às necessidades médicas e de enfermagem do paciente." (Haldeman, 1959.)
— "O cuidado a pacientes que são recuperáveis, mas que necessitam de uma supervisão contínua, e são passíveis de serem submetidos a técnicas especializadas, desenvolvidas por pessoal experimentado."
— "Terapia intensiva significa um tratamento contínuo dado em uma unidade por um grupo permanente de enfermeiros e médicos especificamente treinados." (Jones, 1967.)
— "Um serviço que proporciona a contínua observação das funções vitais e pode controlar estas funções mais pronta e eficazmente que qualquer outra área no hospital." (British Medical Association, 1967.)

Alguns quesitos são essenciais para o cuidado intensivo:

1. Enfermagem permanente com treinamento específico completo e desenvolvendo um serviço contínuo.
2. Pronta avaliação médica e complementação científica.
3. Padronização técnica de investigação e tratamento.
4. Definição de área e facilidades.
5. Atitudes novas para o cuidado intensivo.

O sucesso no atendimento ao paciente crítico está relacionado com a rápida avaliação das mudanças que se operam nas suas condições clínicas e com o envolvimento da equipe com as práticas terapêuticas. Uma atuação sistematizada é sempre mais eficiente e reduz ao mínimo as frustrações experimentadas nas ações improvisadas.

Diversos fatores são observados como meio de sucesso no tratamento intensivo:

1. a competência e a responsabilidade dos cuidados específicos de enfermagem;
2. o avanço tecnológico e a habilidade requeridos nos cuidados críticos médico e de enfermagem;
3. a baixa rotatividade da equipe de enfermagem nas áreas de cuidados intensivos.

O mais importante relacionamento nas áreas de cuidados intensivos deve ser entre os enfermeiros e os pacientes.

Os enfermeiros gastam mais tempo com o paciente que com qualquer outra atividade. Eles implementam os planos de cuidados e alertam os médicos para eventuias e rápidas mudanças nas condições dos pacientes; antecipam problemas e respostas, atuando na primeira linha de defesa nas emergências e situações de risco.

A explosão de recursos na monitorização e automação dos sistemas computadorizados, providenciando dados e respostas fisiológicas minuto a minuto, criou mudanças significativas na enfermagem das áreas críticas. O enfermeiro deve conhecer bem, pacientes e máquinas. A demanda do equipamento não deve criar uma atmosfera mecânica e desumanizada, nem construir uma barreira física entre o contato paciente-enfermeiro.

O cuidado intensivo pode ser dispensado a três tipos de pacientes: aqueles que especificamente necessitam de cuidados de enfermagem rigorosos, aqueles que requerem contínua e freqüente observação ou investigação e aqueles que dependem de tratamentos complexos e de equipamentos de apoio (respiradores, monitores etc.).

No cuidado intensivo, há uma resposta efetiva por parte da equipe, que se origina na necessidade de resolver os problemas dos pacientes e que caracteriza o tipo de assistência:

— aumento da habilidade de concentração;
— aumento da habilidade em usar as observações e as informações;
— aumento da habilidade em tomar decisões e em resolver problemas;
— aumento do senso de efetiva ajuda ao paciente e sua família;
— mudanças estruturais no desempenho das funções assistenciais e no papel dentro da equipe de trabalho.

É consenso que o cuidado intensivo oferece inúmeros benefícios ao paciente crítico, incluindo aumento da sobrevida, rápida identificação de complicações e pronta intervenção. E, as Unidades de Terapia Intensiva aí estão atendendo às necessidades dos pacientes e promovendo uma assistência individualizada, ao lado de estratégias que podem ser definidas como as melhores práticas associadas a um cuidado de qualidade e eficiente uso de recursos.

Referências Bibliográficas

Beland, Irene L. *Enfermagem Clínica,* São Paulo, E.P.U., 1978.

Blumenkranz, Joseph. "Special Care Units in Hospitals", in: *International Hospital Review 1,* v. 11, 1973.

Burrel, L. D. *Intensive Nursing Care,* Saint Louis, The C. V. Mosby Company, 1973.

Clochesy, J. M. *et al. Critical Care Nursing,* 2ª ed., W. B. Saunders Company, Philadelphia, Pensylvania, 1996.

Dente — Cassidy, A. M. *Predictions of Critical Care Nursing.* Nursing, v. 22, n. 5, p. 43-5, 1992.

Nascimento, E. R. P. e Trentini, M. *O cuidado de enfermagem na unidade de terapia intensiva (UTI)*: teoria humanística de Paterson e Zderad, Rev. Latino-Am. Enfermagem, v. 12, n. 2, Ribeirão Preto, mar./apr., 2004.

Storlie, F. e col. *Principles of Intensive Nursing Care,* Nova York, Meredith Corporation, 1972.

U. S. Department of Health, Education and Welfare. *Public Health Service.* Division of Hospital and Medical Facilities *Elements of Progressive Patient Care, 1962.*

Walker, W. F. e Taylor, D. E. M. *Intensive Care,* Londres, Churchill Livingstone, 1975.

Capítulo 2

Organização da unidade

Todo método de trabalho na Unidade de Terapia Intensiva é criado a partir de sua organização, visando ao desenvolvimento das atividades que proporcionam a concretização de seus objetivos.

O planejamento da unidade é tarefa de equipe multiprofissional, com visão ampla e coletiva, dotada de coerência de propósitos, estreitamente unida e motivada para um objetivo comum.

A experiência comum e a planificação das atividades levam a equipe ao estabelecimento de funções, normas, tipos de condutas, padrões de avaliação e execução das diferentes atividades dentro de determinada pauta, numa estrutura física definida.

É condição indispensável na organização da unidade que toda a equipe esteja apta a cooperar no desenvolvimento das atividades, dentro de uma filosofia de trabalho já delineada com o espírito de terapia intensiva.

Estabelece-se que as atuações de todos os membros da equipe têm a mesma importância, isto é, toda atividade se reveste do caráter de indispensabilidade, embora possua características diferentes.

As unidades tomam diferentes formas e o grau de especialização é determinado por vários fatores, tais como: o tipo de hospital, o número de pacientes por especialidades, o interesse da instituição, o número de leitos etc.

A experiência tem mostrado que a manutenção do alto padrão no cuidado médico e de enfermagem fica vinculada a um número determinado de pacientes críticos por unidades, e que este número se situa entre oito e dez. Tem sido dada uma especial importância ao conceito de se criarem Centros de Terapia Intensiva que congreguem diversas unidades semelhantes com o estabelecimento de uma administração de enfermagem única e práticas médicas combinadas.

Para operar mais eficientemente, uma Unidade de Tratamento Intensivo deve ser utilizada convenientemente e com seleção adequada de seus pacientes. A UTI não é um substituto da área de recuperação anestésica, a não ser em condições muito especiais, nem é o lugar indicado para pacientes portadores de doenças terminais.

A complexidade de uma UTI a torna onerosa e de alto custo, embora haja uma preocupação em adequá-la a um uso mais eficiente e econômico. Os gastos com pessoal, medicamentos, material de consumo e despesas indiretas (administração, almoxarifado, serviço de nutrição e dietética, lavanderia, farmácia etc.) elevam o custo efetivo da UTI.

O investimento, dentro de uma moderna tecnologia hospitalar, com a aquisição de equipamentos e o treinamento de pessoal (adequado e suficiente), constitui-se num objeto de análise de particular importância para a posterior avaliação do papel que ela desempenha na instituição. Alguns especialistas têm evidenciado que há uma estreita relação entre a taxa de ocupação da UTI e o custo unitário do paciente-dia. Se há elevação da receita (aumento da taxa de ocupação), diminui o custo operacional.

Dadas as suas características, as Unidades de Terapia Intensiva não podem operar sem uma infra-estrutura auxiliar básica, composta de: banco de sangue, centro cirúrgico, laboratório clínico, serviço de nutrição e dietética e serviço de imagem, os quais desenvolvem atividades correlatas.

Considerando-se os recursos econômicos do hospital e o tipo de paciente a ser tratado na Unidade de Terapia Intensiva, nem sempre será possível a elaboração de normas rígidas para seu planejamento. Contudo, alguns critérios básicos e relacionados a seguir deverão ser estabelecidos:

— a filosofia de atendimento deve basear-se no contato constante e direto entre pacientes e equipe de saúde;
— a área destinada à internação deve ser ampla e segura;
— o equipamento especializado deve compreender:
  a) um monitor cardíaco por leito;
  b) desfibriladores;
  c) um respirador (ventilador mecânico) ciclado a volume para cada dois leitos;
  d) um aparelho portátil de Raios-X;
  e) eletrocardiógrafos;
  f) marca-passos cardíacos, tipo demanda (fonte geradora e eletrodo);
  g) ventilômetros,
  h) oxímetros;
  i) ressuscitadores manuais ("ambus");
  j) sistemas para monitoramento hemodinâmico;
  h) recursos que propiciam ventilação não invasiva (BiPAP).

Torna-se desejável na UTI, polígrafos e aparelhos para avaliação do débito cardíaco.

Se o hospital não dispõe de um laboratório com atendimento efetivo nas vinte e quatro horas, é recomendável que a própria UTI tenha um aparelho para dosagem de gases sangüíneos, de fácil manuseio e preciso. A experiência tem demonstrado que é altamente satisfatória esta última situação, com um pessoal treinado para o manuseio e a manutenção do aparelho, dispondo-se, assim, de um tempo mais hábil para a avaliação gasimétrica do paciente.

Na ausência de recursos para hemodiálise no hospital, torna-se necessário um hemodialisador na própria unidade, para tratamentos agudos. Há serviços extra hospitalares para a assistência renal, que podem trabalhar junto às unidades, atendendo às necessidades dos pacientes, com pessoal treinado e capacitado.

Na fase de planejamento da unidade, o enfermeiro estabelece os critérios e normas para o Serviço de Enfermagem, define a filosofia de trabalho do mesmo, elabora manuais e cria os métodos padronizados de atendimento ao paciente, que podem ser traduzidos em protocolos.

O sucesso do tratamento na unidade está condicionado a um bom atendimento ao paciente pelo grupo de trabalho. A equipe de enfermagem desempenha um papel significativo nesse atendimento e a consciência disso tem levado, muitas vezes, ao estresse emocional. Acredita-se que o equilíbrio da carga horária de trabalho é um dos fatores que atenuam o referido estresse. Um período de trabalho de seis horas diárias, num total de até trinta e seis horas semanais, é preconizado como o ideal para as Unidades de Terapia Intensiva. Um grande problema encontrado nas instituições de saúde é que o período de trabalho noturno é desenvolvido em doze horas, que são contraproducentes. Não há, porém, uma infra-estrutura para que se estabeleçam, à noite, períodos de trabalho de seis horas: o transporte é inadequado; as instituições não possuem recursos para abrigar o funcionário no resto do período; não há, até mesmo, segurança para a circulação do indivíduo na cidade nas horas noturnas avançadas. A aparente solução para o problema é permear o ciclo de atividades noturnas com folgas mais freqüentes (por exemplo, uma a cada cinco plantões).

Tem merecido pareceres diversos o rodízio do pessoal que trabalha em Unidade de Terapia Intensiva. Considerando-se o tempo de preparo efetivo do pessoal de enfermagem, espera-se que o mesmo permaneça por períodos longos na unidade. A experiência tem mostrado que um rodízio antes de dezoito meses de atividades na unidade é ineficaz. O indivíduo que preenche os requisitos para trabalhar em Unidade de Terapia Intensiva (capacidade de trabalho, discernimento, responsabilidade e iniciativa) apresenta-se em condições de real produtividade com aproximadamente um ano de atividades contínuas.

Se se quiser estabelecer o rodízio de pessoal como norma de trabalho, é importante que se institua a Unidade de Cuidados Semi-Intensivos, com características semelhantes àquelas encontradas na Unidade de Terapia Intensiva. O rodízio de pessoal seria estabelecido apenas entre as duas unidades.

As atividades de enfermagem na Unidade de Terapia Intensiva devem ser desempenhadas por pessoal treinado. A enfermeira necessita de um treinamento na própria unidade, durante um período de pelo menos três meses, pois o tipo de atendimento que o paciente requer só é conhecido e desenvolvido se for executado. Faz-se necessário um treinamento orientado para as características da unidade, através de um programa que abranja áreas diversas de atendimento.

O conhecimento e a certeza de que deva existir um treinamento sistematizado, visando a uma melhor prestação de serviço, não têm sido suficientes para se estabelecerem meios que assegurem um bom cuidado de enfermagem aos pacientes internados em UTI. Nem sempre se dispõe de recursos para preparar adequadamente a equipe de enfermagem, a fim de que exerça suas atividades profissionais. A manutenção do nível profissional deve ser conseguida mediante leituras, estudos, observações, investigações e união de esforços que geram uma forma de trabalho desejável para a equipe de enfermagem. Isto só é possível quando se logra conduzir o pessoal a um objetivo comum, através de um esforço dirigido para a integração das experiências e conhecimentos adquiridos com a prática profissional.

Com este fato, é salientada a importância de se estabelecerem as bases que determinem o progresso e as necessidades do pessoal, ao lado daquelas que facilitariam o trabalho. Embora centralizado no pessoal, o desenvolvimento do trabalho apóia-se também nas facilidades de ordem material (recursos materiais).

Um princípio básico para o treinamento é a manutenção das práticas assistenciais em contínua avaliação e conseqüente adaptação. A assistência ao enfermo é significativamente mais completa quando aliada a fatores que evidenciam desenvolvimento do grupo de trabalho: emprego efetivo do pessoal, adequada conservação e eficiência do material, efetividade e objetividade dos procedimentos de enfermagem, educação dos pacientes e de seus familiares, criação de novos métodos de tratamento e cooperação mútua.

No treinamento de enfermeiros, o seguinte programa pode ser desenvolvido:

1ª fase — duração: duas semanas

I. Orientação geral
— Filosofia de trabalho.
— Objetivos da unidade.
— Papel do enfermeiro: responsabilidade e deveres, condutas e normas.
— Funcionamento da unidade: entrosamento na equipe e com outros departamentos.
— Impressos.
— Rotinas.

II. Planta física
— Sinalização de emergência.
— Sistema de comunicação.
— Sistema elétrico.
— Canalização de oxigênio, ar comprimido e vácuo.
— Localização de material e equipamento de emergência.
— Localização de pias e lavatórios.
— Localização de sistemas condutores para roupa suja e lixo.
— Localização de sanitários.
— Destino do material contaminado.
— Distribuição de leitos.
— Isolamentos.

III. Equipamento
— Equipamento de assistência ventilatória:
- princípio de funcionamento;
- indicação;
- acessórios;
- sistema de umidificação;
- limpeza;
- conservação;
- responsabilidade do enfermeiro.

— Monitores cardíacos:
- princípio de funcionamento;
- indicação;
- sistemas de alarme;
- interferências;
- colocação de eletrodos;
- derivação de ECG;
- calibragem;
- registro eletrocardiográfico;
- responsabilidade do enfermeiro.

— Aspiradores:
- aspiração contínua;
- aspiração intermitente;
- acessórios;

- limpeza;
- conservação;
- responsabilidade do enfermeiro.

— Equipamento para reanimação cardiorrespiratória:
- componentes;
- princípio de funcionamento;
- desfibrilador e cardioversor;
- "ambu";
- responsabilidade do enfermeiro.

— Equipamento de laboratório.
— Outros equipamentos.

IV. Material
— Controle e avaliação.
— Esterização.
— Reposição de material de consumo.

2ª fase — duração: dez semanas

Temas a serem desenvolvidos	*Considerações sobre a participação da enfermagem*
I. Choque	— Reconhecimento dos sinais de choque. — Controle dos sinais vitais e pressão venosa central. — Balanço hídrico. — Cuidados na administração de drogas.
II. Insuficiência respiratória	— Reconhecimento da insuficiência respiratória. — Manutenção da permeabilidade das vias aéreas. — Técnica de entubação traqueal e traqueostomia. — Métodos de ventilação. — Tipos de equipamento de assistência ventilatória. — Espirometria. — Cuidados com paciente traqueotomizado.
III. Urgências em cardiologia	— Monitorização cardíaca. — Reconhecimento de arritmias. — Métodos de cardioversão. — Métodos de desfibrilação. — Marca-passos cardíacos. — Parada cardíaca. — Administração de drogas.
IV. Insuficiência renal	— Métodos dialíticos.

V. Urgências neurológicas	— Avaliação do nível de consciência. — Observação de reflexos. — Cuidados com pacientes.
VI. Alimentação parenteral prolongada	— Introdução e manutenção do cateter. — Cuidados com a infusão. — Reconhecimento das principais complicações.
VII. Infecção	— Vias de transmissão e controle.
VIII. Paciente com dor	— Fisiopatologia da dor. — Tratamento da dor.
XIX. Pacientes com trauma	— Planejamento dos cuidados de enfermagem.

Em sua primeira fase, o treinamento estará a cargo do enfermeiro-chefe da unidade e, na segunda, a cargo dos médicos e enfermeiros da mesma.

A segunda fase do treinamento abrange dois períodos: um teórico, quando o enfermeiro recebe reforço científico relacionado com a patologia mais freqüente na unidade e com a assistência de enfermagem especializada; outro, em que associa a teoria à prática. Neste último período, o enfermeiro aplica os conhecimentos adquiridos e desenvolve habilidades na assistência ao indivíduo criticamente enfermo, com orientação e supervisão dos enfermeiros da unidade.

O treinamento de técnicos e auxiliares de enfermagem deve ser objetivo e sistemático, visando à execução de tarefas específicas junto ao paciente, sob a supervisão de um enfermeiro.

Deve, em quaisquer circunstâncias, ser uma função essencial da unidade. As necessidades da equipe de enfermagem precisam ser satisfeitas no que diz respeito ao desenvolvimento do trabalho e à atualização das atividades práticas. O treinamento efetivo pode levar a uma redução no aparecimento de fatores iatrogênicos, uma das causas do aumento da permanência dos pacientes na UTI.

A seleção cuidadosa de pessoal é sempre necessária, para que se obtenha na unidade um grupo de profissionais que não dê origem a um *turnover* rápido.

2.1. Critérios de admissão e alta — seleção do paciente

Para determinar os tipos de pacientes a serem atendidos em Unidade de Terapia Intensiva, é necessário estabelecer alguns critérios. Serão encaminhados à unidade os pacientes em estado crítico, que necessitam de cuidados específicos de enfermagem e de observação freqüente. Além do paciente em estado grave (que apresenta um comprometimento importante de suas funções vitais), é também admitido na unidade aquele cujo estado apresenta alto risco (paciente que, embora se encontre bem no momento, pode apresentar subitamente alterações graves de suas funções vitais).

Alguns pacientes, mesmo apresentando intercorrências que o credenciariam a estar numa Unidade de Terapia Intensiva, não devem ser internados nela. São os pacientes em fase final de algumas moléstias, que necessitam apenas de cuidados paliativos, para proporcionar-lhes alívio da dor, conforto e tranqüilidade. É mister que o paciente internado em Unidade de Terapia Intensiva se beneficie de seus serviços de maneira efetiva. O espírito de trabalho da equipe pode ser afetado se os membros são requisitados a desenvolver atividades intensivas com pacientes que não têm possibilidade de recuperação.

Tipos ilustrativos para cuidado apropriado na unidade incluem:

— Cuidado pós-operatório, para aqueles pacientes que não reagiram suficientemente bem para serem atendidos nas unidades normais ou que tenham tendência a desenvolver complicações ou que já as tenham desenvolvido, requerendo continuada observação e cuidado intensivo de enfermagem.
— Pacientes com enfermidade cardíaca aguda, quando o hospital não tem uma unidade separada de cuidado cardíaco.
— Pacientes de emergência, sofrendo de coma, choque, hemorragia, perturbações respiratórias ou convulsões.
— Problemas agudos de fluidos ou eletrólitos.
— Insuficiência renal aguda, resultante de trauma ou ingestão de substâncias tóxicas, exigindo hemodiálise quando não existir uma unidade de hemodiálise aguda separada.

A permanência de um doente na Unidade de Terapia Intensiva deve se limitar ao necessário para superar a situação crítica que determinou a sua admissão. Deste modo, o paciente deixaria a unidade quando não fosse mais um doente grave ou de alto risco.

Muitos pacientes apresentam, durante a permanência na unidade, complicações que prolongam sua estada ali. Só deixará a unidade quando tiver restabelecido seu equilíbrio funcional básico.

Os pacientes que necessitam de cuidados de enfermagem ainda intensos, mas de assistência médica periódica, também deixam a unidade, devendo ser encaminhados à Unidade de Cuidados Intermediários. Em alguns casos, embora os pacientes tenham condições de deixar a UTI, do ponto de vista médico, continuarão ali por recomendação do serviço de enfermagem: são aqueles que necessitam de cuidados de enfermagem rigorosos, que não poderão ser dispensados em outra área do hospital.

Uma porcentagem mínima de doentes da Unidade de Terapia Intensiva recebe alta hospitalar. Quando isso acontece, é muito importante que todas as pessoas que contribuíram para o programa terapêutico participem da alta. Todos os esforços possíveis serão feitos no sentido de resolver as dificuldades que possam existir entre o doente e as pessoas responsáveis por ele, com o fim de evitar uma interrupção prematura do tratamento. Em muitos casos, o paciente que deixa a Unidade de Terapia Intensiva enfrentará um período grande de convalescença ou uma vida de atividade mais limitada.

Uma alta mortalidade, usualmente entre 10 e 20%, é inerente à natureza do trabalho em UTI; mas, uma seleção inadequada de pacientes eleva esse índice a níveis indesejados.

2.2. Aspectos operacionais — procedimento e registro de rotinas

Formulários e impressos especiais devem ser planejados, segundo as características da unidade, a fim de conter de maneira regular os registros de um período de 24 horas. Alguns procedimentos aplicáveis à maioria dos pacientes podem ser estabelecidos como rotina.

É sempre recomendável que a assistência seja individualizada e direcionada para as reais necessidades do paciente. Em função disto, formulários e impressos devem ser cuidadosamente elaborados pela equipe que presta cuidados na unidade.

2.3. Visitas

As visitas aos pacientes da Unidade de Terapia Intensiva devem ser estabelecidas de acordo com as condições e as necessidades de cada um. Não devem ser recusados os visitantes, mas se estabelecerão critérios para que não haja interferência no tratamento do doente.

Na maioria dos casos, as visitas podem ser limitadas a um período de cinco minutos a cada duas horas.

Em unidades dotadas de visores individuais, o critério de visitas pode ser modificado, estabelecendo-se um período maior de permanência do visitante junto ao paciente, com freqüência de duas ou três vezes ao dia. Os visores permaneceriam abertos durante períodos de tempo mais prolongados e os familiares sentir-se-iam suficientemente perto dos pacientes.

Há ainda uma tendência em se criarem ambientes tais de UTI, em que um familiar íntimo do paciente tenha condições de permanecer mais tempo com ele, até mesmo participando de cuidados que lhe sejam dispensados. Tal prática é hoje mais difundida nas unidades pediátricas e naquelas gerais, que internam crianças. Com uma boa orientação, o acompanhante colabora na recuperação do doente e interage com a equipe assistencial.

Um impresso de orientação aos familiares e amigos deve ser entregue quando da internação do paciente na unidade. As informações contidas nesse impresso serão simples e objetivas, explicando de forma geral o que é a unidade, quando e como visitar o paciente e quem lhe dispensa cuidados durante a internação. Eis um exemplo:

Orientação para acompanhantes

O que é a UTI?

É uma área do Hospital destinada a atender doentes em estado grave. Pode também ser utilizada como sala de recuperação pós-operatória ou para a observação de doentes que necessitam de cuidados contínuos.

Quem dá assistência ao doente na UTI?

Médicos e enfermeiros qualificados dão assistência ao doente nas 24 horas do dia, valendo-se, quando necessário, de aparelhos especiais, que ajudam na sua recuperação.

Quanto tempo fica o doente na UTI?

Não há tempo preestabelecido. O doente deixará a UTI quando não mais necessitar de cuidados diretos e contínuos, ou de vigilância rigorosa.

Quando visitar o doente na UTI?

O doente na UTI fica sem acompanhante, para que possa ser melhor atendido e observado.

A presença de acompanhantes aumentaria o número, já elevado, de pessoas na área da UTI, dificultando a circulação e facilitando a propagação de infecções.

Permitimos que pessoas, com a escolha a cargo da família, visitem o doente nos seguintes períodos: *(especificar)*.

A visita poderá eventualmente ser adiada ou cancelada a critério da equipe de saúde da UTI.

Como visitar o doente na UTI?

Para visitar o doente, o familiar deverá dirigir-se à entrada da UTI e solicitar o enfermeiro. Será orientado por ele e receberá informações sobre o doente.

O visitante deve permanecer calmo e dar apenas notícias agradáveis ao doente.

Não é desaconselhável falar sobre a doença do paciente, se ele o desejar, mas sempre com otimismo.

Como obter informações sobre o doente?

O médico responsável pelo doente dará informações relacionadas com o tratamento e a evolução da doença. Os médicos e enfermeiros da UTI só darão informações sobre o estado atual do doente.

Durante a visita, na presença do doente, não serão fornecidas informações sobre as condições do mesmo.

Nota:

A colaboração dos familiares soma-se ao trabalho da equipe da UTI no tratamento do doente. O apoio emocional é muito importante para que o doente não se sinta abandonado, e nós contamos com vocês!

2.4. Práticas alimentares

As necessidades nutricionais dos pacientes serão avaliadas numa base diária. Deve ser estabelecido um sistema de transmissão rápida de requisições de dietas da unidade para o Serviço de Nutrição e Dietética.

2.5. Uso de roupas privativas

Recomenda-se o uso de roupas privativas, com o objetivo de limitar a circulação de pessoal na área destinada à Unidade de Terapia Intensiva. Não há uma relação significativa entre o uso de tais roupas na unidade e o índice de infecção, mas há uma relação direta entre este índice e o volume de pessoas circulantes na área de internação. O uso de roupa privativa é, muitas vezes, o que limita o acesso à unidade de indivíduos sem atividade específica.

A equipe deve trabalhar com roupas confortáveis e funcionais, preferencialmente cedidas e higienizadas pela instituição.

Referências Bibliográficas

Bork, A. M. G. T. *et al.* Procedimentos e Rotinas Básicos de Enfermagem, in: Knobel, E. *et al.*, condutas no paciente grave, cap. 122, p. 1495-1512, Rio de Janeiro, Atheneu, 2007.

Brandt, R. A. *et al.* Qualidade total em UTI, in: Knobel, E. *et al.*, Condutas no paciente grave, cap. 108, p. 1363-1380, Rio de Janeiro, Atheneu, 2007.

Burrel, L. O. *Intensive Nursing Care,* Saint Louis, The C. V. Mosby Company, 1973.

Bushnell, S. S. *Respiratory Intensive Care Nursing,* Boston, Little, Brown and Company, 1973.

Clochesy, J. M. *et al.* Critical Care Nursing, 2ª ed., W. B. Saunders Company, Philadelphia, Pennsylvania, 1996.

Ferreira, E. A. B. e Dias, M. A. "Critérios de Admissão e Alta em UTI", in: Cutait, D. E. e col., *Temas de Terapia Intensiva,* cap. VI, pp. 52-56, Rio de Janeiro, Guanabara-Koogan, 1977.

Gomes, A. M. e Oliveira, C. "Organização e Atuação do Serviço de Enfermagem", in: Cutait, D. E. e col., *Temas de Terapia Intensiva,* cap. V, pp. 36-51, Rio de Janeiro, Guanabara-Koogan, 1977.

Knobel, E. *et al.* Humanização dos CTIs, in: Condutas no paciente grave, cap. 105, p. 1305-1314, Rio de Janeiro, Atheneu, 2007.

———, Organização e funcionamento dos UTIs, in: Condutas no paciente grave, cap. 106, p. 1315-1332, Rio de Janeiro, Atheneu, 2007.

Lambertsen, E. C. *Equipe de Enfermagem — Organização e Funcionamento,* trad. e revisão H. D. Aguiar e C. Ferrarini, Rio de Janeiro, ABEn, 1966.

Morgan, D. M. "The Planning and Operation of Intensive Care Units", *Can. Hosp., 71*:29-30, 1971.

———. "Nursing Staff Requirements for Special Care Units", *Can. Hosp., 71*:46, 1971.

Ribeiro, C. M. "Organização de Serviços de Enfermagem", *Rev. Bras. Enf., 26*:121-134, 1973.

Tinker, Jack. "General Intensive Therapy", in: *Nursing Times*, 16:266-268, 1978.

U. S. Department of Health, Education and Welfare. Public Health Service. Division of Hospital and Medical Facilities, *Elements of Progressive Care,* 1962.

Walker, W. F. "Current Concepts of Intensive Care", in: *Intensive Care,* Londres, Churchill Livingstone, 1975.

Capítulo 3

Planta física, equipamento e dotação de pessoal

3.1. O conceito de UTI

Os serviços de Terapia Intensiva são áreas hospitalares destinadas a pacientes em estado crítico, que necessitam de cuidados altamente complexos e controles estritos. O tratamento intensivo baseia-se no conceito de que, embora haja uma multidão de doenças, o mecanismo de morte está sempre limitado a um número relativamente pequeno de fenômenos fisiológicos, passíveis de serem influenciados.

A prática médica, no centro de tratamento intensivo, tem por objetivo observar e manter as funções básicas da vida.

A Unidade de Terapia Intensiva não é apenas um serviço com equipamento especial: implica uma atitude particular da equipe que ali trabalha. Uma atitude orientada para o aproveitamento das facilidades técnicas, em um contexto onde um relacionamento humano, que ofereça segurança e um efetivo apoio emocional, deve ser considerada como fator preponderante.

Conceituamos Unidade de Terapia Intensiva como uma área onde os pacientes em estado grave podem ser tratados por uma equipe qualificada, sob as melhores condições possíveis: centralização de esforços e coordenação de atividades.

Com base no conceito geral de Unidade de Terapia Intensiva, podemos afirmar que é possível planejá-la e organizá-la em qualquer tipo de hospital, bastando para isso que haja um grupo inteiramente motivado e com o espírito voltado para os objetivos e finalidades da unidade.

Em qualquer situação, o paciente é o objetivo de uma unidade. A observação e manutenção das funções básicas de vida desse paciente são as finalidades da unidade, atingidas através de um atendimento em tempo hábil. A este atendimento, unem-se o ensino e a pesquisa, aliados a uma boa qualidade de assistência médica e de enfermagem.

Adequadamente planejada, organizada e operada, a Unidade de Cuidado Intensivo pode servir a uma variedade de propósitos importantes. Entre eles estão:

1. Segurança de melhor qualidade de cuidado do paciente seriamente enfermo.
2. Uso mais eficiente do pessoal de enfermagem e de terapêutica especial, de tempo e de talento, por estarem concentrados numa área planejada funcionalmente, onde os pacientes necessitados de observação e cuidados especializados estejam agrupados.
3. Uso mais econômico do pessoal e do equipamento, reunidos em uma área.
4. Maior garantia para o médico de que seu paciente necessitado de cuidado intensivo esteja recebendo a observação e o tratamento requerido.

3.2. Planta física

A planta física da Unidade de Terapia Intensiva deve proporcionar:

— observação individual e de conjunto dos pacientes;
— espaço suficiente para mobilização do paciente e locomoção do pessoal;
— tranqüilidade e ambiente agradável;
— atendimento a pacientes de ambos os sexos, sem discriminação de grupos etários;
— meios para intercomunicação;
— fácil acesso;
— boa iluminação e boa aeração;
— rápido atendimento, facilitando os cuidados de enfermagem.

Como guia para estimativa do tamanho da unidade sugere-se a seguinte fórmula:

área total = 2,5. Σ área total dos leitos

A área mínima reservada para cada leito é de cerca de 9 m^2 a 12 m^2. Uma relativa privacidade e uma íntima proximidade de cada paciente com o posto de enfermagem devem ser consideradas na construção da unidade.

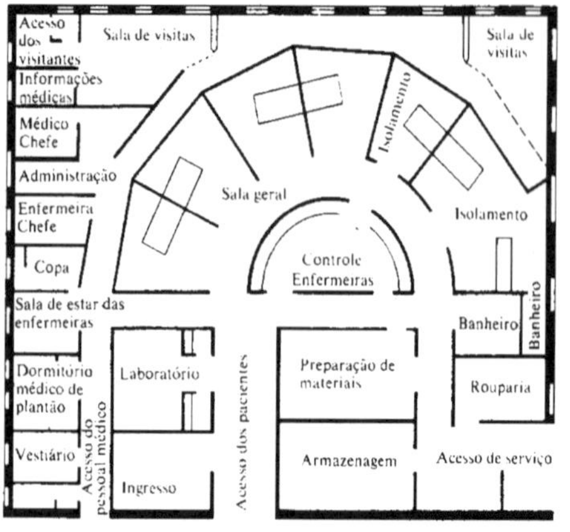

Figura 3.1. Planta física: área semicircular.

A tendência é planejar os "boxes" de UTI com amplos espaços, totalmente fechados (com condições de atenderem plenamente à solicitação de isolamento) e dotados de instalações sanitárias.

O material de construção e armários devem ser selecionados e instalados de maneira a permitir limpeza rigorosa e a manter o ambiente em boas condições sanitárias.

3.3. Localização

Idealmente, a Unidade de Terapia Intensiva deve localizar-se próxima ao Centro Cirúrgico e ao Centro de Recuperação Anestésica, com facilidade de acesso aos serviços auxiliares de radiologia e laboratórios. É importante que esteja bem afastada das áreas de intensa movimentação (passagens para outros serviços ou unidades do hospital); mas tendo fácil acesso aos elevadores.

Se mais que uma UTI é planejada, é desejável que estejam situadas na mesma área (lado a lado), para que não haja necessidade de multiplicidade de recursos auxiliares.

3.4. Número de leitos

O número de leitos que a Unidade de Terapia Intensiva deve ter depende, de maneira geral, do tipo de hospital em que esteja localizada, da função da unidade e de sua especialidade. Em relação a um hospital geral, estima-se que o número de leitos da UTI deva ser da ordem de 5% a 10% do total de leitos.

A eficiência de atendimento da equipe de trabalho tende a cair quando o número de pacientes internados na unidade é superior a oito. Por esta razão, preconiza-se a organização de várias unidades, quando houver necessidade de maior número de leitos para o atendimento ao paciente grave.

Um máximo de doze leitos é fixado, para a instalação de uma Unidade de Terapia Intensiva. Torna-se impraticável e extremamente onerosa uma unidade com menos de cinco leitos — o rendimento é insatisfatório em termos de atendimento e o custo para a instituição torna-se inviável.

O custo diário por paciente em uma UTI é estimado em quatro ou cinco vezes mais que para aquele internado em uma área comum do hospital.

Quando se determina o número de leitos de uma unidade deve-se levar em consideração o número de pacientes atendidos no hospital e potencialmente destinados ao cuidado intensivo, bem como o tipo de serviço a ser implantado.

3.5. Forma da unidade

A área comum (aberta) para a disposição dos leitos é a melhor para a observação contínua do paciente. A separação dos leitos é feita com divisórias leves e laváveis, que propiciam uma relativa privacidade aos pacientes (fig. 3.2).

É recomendável, quando a área é comum, a criação de pelo menos duas áreas fechadas, para leitos de isolamento, providas de instalação de água.

Os leitos da UTI podem ainda ser dispostos em quartos separados, com algumas vantagens:

— isolamento dos pacientes infectados;
— redução do nível de ruído;
— diminuição do risco de infecção cruzada;
— confinamento do paciente agitado.

A desvantagem de uma unidade com leitos em quartos separados é a maior demanda da equipe de enfermagem.

Usualmente, a combinação dos dois tipos de forma é adotada com bons resultados.

3.6. Elementos da unidade

3.6.1. Área para estocagem de material e equipamento

Com dimensões suficientes para atender às necessidades da unidade e permitir controle sistematizado do material, com recursos para o armazenamento de roupas.

3.6.2. Sala de utilidades

Com recursos para limpeza e preparo de material, fora da área de circulação

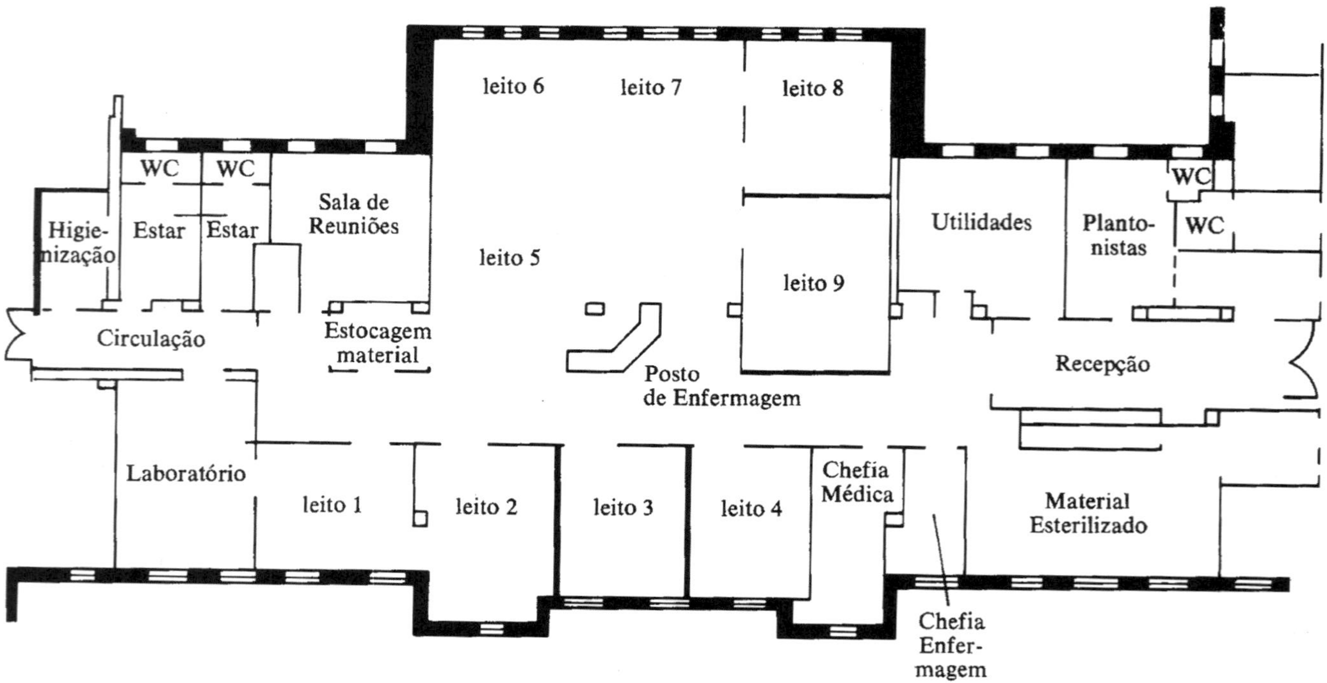

Figura 3.2. Planta física: "boxes" fechados e abertos (leitos 1, 2, 3, 4, 8 e 9: fechados; leitos 5, 6 e 7: abertos).

da unidade, prevenindo-se, assim, contaminação cruzada e disseminação de infecções.

3.6.3. Posto de enfermagem

Centralizado e pequeno. O enfermeiro mantém-se junto ao leito, gastando pouco tempo em trabalhos burocráticos. A escriturária da unidade deve ser a responsável pelo encaminhamento de papéis, atendimento de telefones, preenchimento de impressos etc.

3.6.4. Área de preparo de medicação

Centralizada, favorecendo a visualização dos pacientes enquanto se preparam as medicações. Com funcional estocagem de medicamentos, balcão para prepará-los e lavabo para higienização das mãos. Um estoque mínimo de medicação deve ser previsto para a UTI e armazenado nessa área, para facilitar o controle e a reposição diária pela farmácia (figs. 3.3 e 3.4).

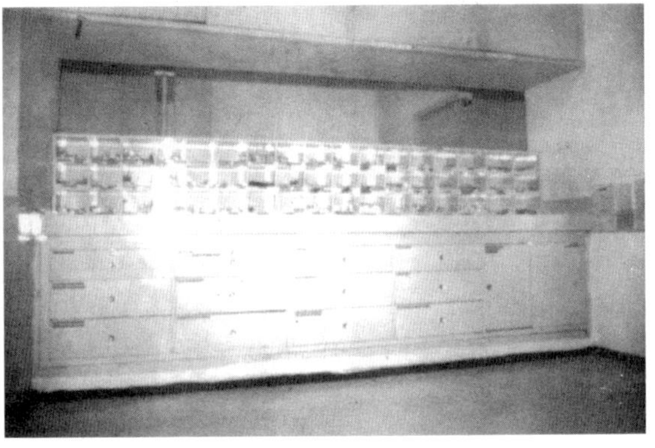

Figura 3.3. Balcão para preparo e estocagem de medicamentos (com clara e completa identificação do conteúdo).

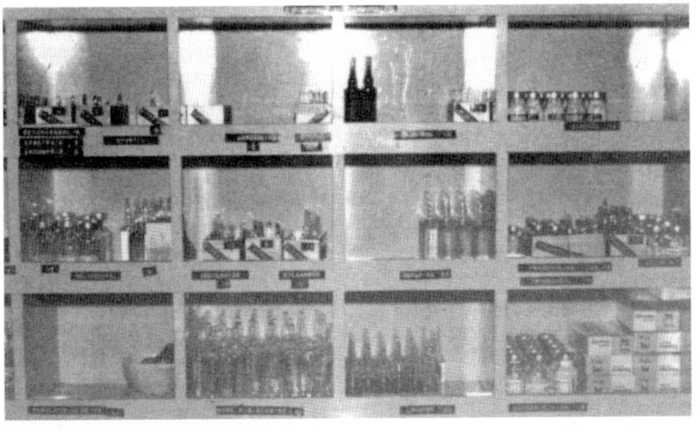

Figura 3.4. Escaninhos para a estocagem de medicamentos.

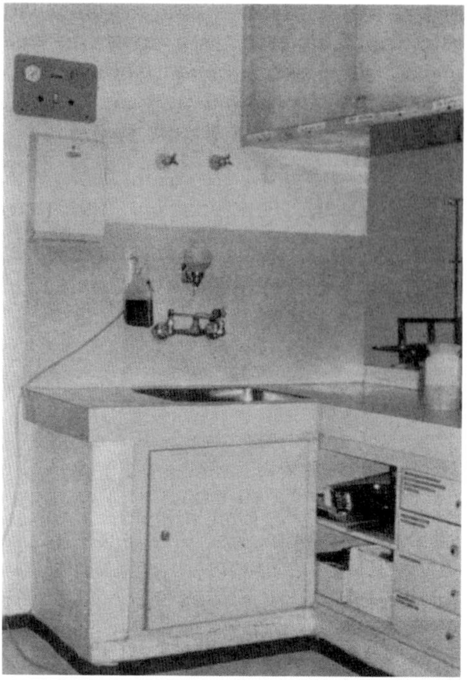

Figura 3.5. Balcão com lavabo.

3.6.5. Sala de reuniões

Para discussões de casos e estudos. Deve oferecer recursos para projeções de diapositivos, conter negatoscópios amplos, quadro de avisos, quadro-negro, computadores, multimídia etc.

3.6.6. Sala para visitas

Área indispensável, com recursos mínimos de conforto, destinada aos familiares de pacientes, enquanto aguardam informações ou são preparados para a visita na unidade.

Contígua a esta área, deve existir uma sala de recepção dos visitantes, onde possam conversar com as equipes de trabalho da unidade e entrar em contato com o médico responsável pelo paciente.

A sala para visitas pode contar com terminais de circuito interno de TV para que o familiar, em determinados períodos, acompanhe o paciente, e com intercomunicadores ligados a cada leito, para contatos verbais.

3.6.7. Sanitário para paciente

Localizado na área de internação da unidade e provido de chuveiro.

Presente em cada "box" quando fechado.

3.6.8. Vestiários

Um para elementos do sexo feminino e outro para os do sexo masculino, e que se constituam na porta de entrada para a unidade. Dotados de armários individuais, sanitários completos e salas de estar.

3.6.9. Secretaria

3.6.10. Laboratório

Com recursos mínimos para exames de urgência — aparelho para dosagem de gases sangüíneos, osmômetro e microcentrífuga. Dispensável, se o hospital conta com serviços de laboratório nas 24 horas.

3.6.11. Quarto para plantonista

Junto à área de internação, de fácil acesso e dotado de um sistema de chamada de urgência.

3.6.12. Copa

Pequena e com facilidades para uso de toda a equipe de trabalho da UTI. É a área destinada ao "cafezinho" e a uma "pausa" no meio das atividades.

3.6.13. Área para a higienização de leitos

Com instalações para a lavagem dos leitos da unidade; fora da área de internação.

Pode estar localizada em outra área do hospital, para onde são encaminhados os leitos quando das altas ou transferência dos pacientes.

Os leitos devem sofrer um processo de completa higienização e desinfecção.

3.6.14. Área para a recepção do paciente

À entrada da unidade, com dimensões suficientes para conter o leito que aguarda o paciente e a maca que o traz, além de eventuais equipamentos que o acompanham. Com espaço que permita a movimentação da equipe para a transferência segura do paciente da maca para o leito da UTI.

Pacientes oriundos do Centro Cirúrgico devem utilizar o leito da UTI no transporte.

3.6.15. Sala para o Serviço de Nutrição e Dietética

Receptora e distribuidora das dietas dos pacientes da unidade.

3.6.16. Área de cada leito

Suficiente para conter todo equipamento necessário para o cuidado intensivo (respirador, monitor, aspirador, polígrafo etc.) e ainda permitir livre movimentação da equipe nos procedimentos de emergência. Provida de local para a guarda de cobertores e travesseiros.

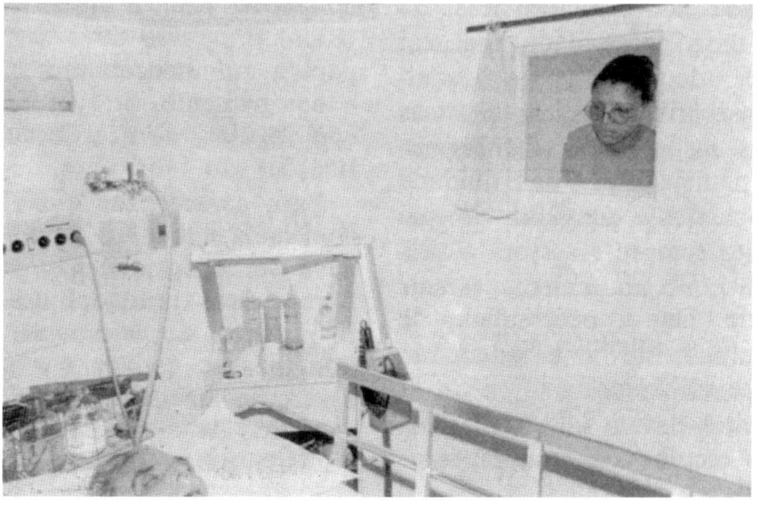

Figura 3.6. Leito de UTI em área provida de visor externo.

Uma Unidade de Terapia Intensiva deve ter recursos que propiciem segurança ao paciente ali internado. Para isso, deve contar com:

— ar condicionado com controle de umidade (50% a 60%) e de temperatura (22 °C a 24 °C);
— circuitos elétricos adequadamente terrados;
— sistemas acústicos de intercomunicação, sinalização e alarme, devidamente instalados e de fácil operacionalidade;
— circuitos elétricos de pelo menos seis receptáculos de corrente de 110 volts para cada leito e um de 220 volts disponível na unidade;
— pontos de oxigênio, ar comprimido e vácuo em cada leito (múltiplos pontos);
— iluminação geral e individual (direcional) em cada leito;
— múltiplos lavabos com torneiras comandadas sem o uso das mãos nas diferentes áreas da unidade;
— equipamento elétrico conectado ou usado para o cuidado do paciente servido por um circuito individual.

3.7. Equipamento

É regra geral que a escolha do equipamento para a unidade esteja diretamente ligada às características da mesma. Há uma necessidade real em se estabelecer adequação entre o equipamento a ser utilizado e as práticas desenvolvidas na unidade. Os organizadores e planejadores da unidade devem estar cientes e convictos de que o equipamento sempre assessora o pessoal que atua junto ao paciente, jamais o substituindo. Daí a necessidade de que tal equipamento seja adequado àqueles que o utilizam.

Alguns pontos devem ser ressaltados, orientando a escolha do equipamento:

— que seja de fácil operacionalidade, eficiente e de utilidade comprovada;
— que tenha assistência técnica contínua e eficaz;
— que atinja as finalidades da unidade, oferecendo segurança na assistência ao paciente.

Um programa deve ser estabelecido para a manutenção preventiva de todo o equipamento, através de uma inspeção regular, de acordo com as especificações do fabricante.

Para caracterizar a UTI como área confinada, todo o seu equipamento deve ser próprio e não ser deslocado para outras unidades do hospital. As finalidades do equipamento só serão atingidas se estiver em condições de utilização imediata.

O tipo de equipamento varia de uma unidade para outra, mas alguns itens são essenciais e podem ser agrupados nas seguintes áreas:

3.7.1. Equipamento especializado para o atendimento de algumas patologias:

— Carro de emergência, contendo material para atendimento ao paciente em parada cardiorrespiratória (laringoscópio, cânulas para entubação, cânulas de Guedel, pinça Magill, intermediários para cânulas, seringa);
— desfibriladores e cardioversores;
— ventilômetros;
— marca-passos cardíacos (externo);
— monitores cardíacos;
— oxímetros;
— ventiladores ciclados à pressão e volume;
— ressuscitadores manuais ("ambus");

— aparelho para medida do débito cardíaco;
— sistemas para monitorização hemodinâmica.

Notas:

1. Em uma unidade onde o enfermeiro atua junto ao paciente, uma central de monitorização é dispensável; deixa de ser um bom investimento, uma vez que as mudanças eletrocardiográficas serão observadas diretamente no monitor de cabeceira.

2. Para cada respirador deve existir, pelo menos, três circuitos-paciente.

3.7.2. Equipamento de apoio:

— instrumental para pequena cirurgia;
— pacotes com instrumental para curativos e cateterismos vesicais;
— trocarte;
— maca-balança/leitos com balança;
— eletrocardiógrafo;
— osmômetro;
— aparelho para dosagem de gases sangüíneos;
— centrífuga para micro-hematócrito;
— aparelho portátil de Raios X.

3.7.3. Equipamento geral:

— agulhas para punção (com mandril);
— almofariz;
— aparelho para barbear;
— aspirador de sucção contínua;
— aventais de chumbo;
— bolsas de água quente;
— bolsas de gelo;
— bombas de infusão;
— caixa com ferramentas (alicate, martelo, chave inglesa e chave de fenda);
— cadeiras de rodas;
— calculadora manual;
— cálices graduados (1.000 ml, 500 ml e 60 ml);
— carro para transporte de material;
— cilindros de oxigênio (50 libras);
— escadas de 2 degraus;
— esfigmomanômetros;
— estetoscópios;
— fita métrica;
— fluxômetros e umidificadores;
— foco portátil (lâmpada sialítica);
— geladeira;
— lanternas;
— laringoscópio completo: adulto e infantil (lâminas retas e curvas);
— mesas auxiliares inoxidáveis;
— maca;
— mandril (adulto e infantil);
— martelo de reflexos;
— mesas de refeição (para leito);
— nebulizador (com extensão e máscara);
— negatoscópios;
— oftalmoscópio;
— otoscópio;
— poltronas para paciente;
— recipientes para lixo (tampa movida com pedal);
— régua de nível (1 m);
— relógios de parede, com segundos;
— secador de cabelo;
— suporte para duas bacias;
— suporte para soro, com rodízios;
— suporte para frascos;
— suporte para sistema de aspiração;
— tábua para massagem cardíaca (55 x 45 x 01 cm);
— termômetros;
— vibradores.

3.7.4. Equipamento ou material para consumo:

— algodão hidrófilo;
— agulhas hipodérmicas;
— algodão ortopédico;
— atadura de crepon;

— bisturis descartáveis;
— cânulas de entubação (com "cuff" de baixa pressão);
— cânulas de traqueostomia (com "cuff");
— cateteres para:
  • oxigênio (comum e tipo óculos);
  • sondagem nasogástrica;
  • sondagem vesical (tipo Foley e tipo uretral);
  • dissecção de veias e artérias,
  • punção percutânea de veias ("intracath");
  • aspiração endotraqueal;
  • diálise peritonal;
— cateteres de duplo e triplo lúmen;
— coletores para urina (sistema fechado);
— drenos de Penrose;
— drenos tubulares;
— dispositivos para punção venosa;
— eletrodos para marca-passo cardíaco;
— eletrodos para monitorização cardíaca;
— equipos de soro:
  • com macrogotejador;
  • com microgotejador;
  • com bureta (pediátrico);
  • para Pressão Venosa Central;
  • para medicação fotorreagente;
  • para transfusão sangüínea;
  • para diálise peritoneal;
— fios para sutura;
— fitas adesivas:
  • esparadrapo (10 cm);
  • micropore (2,5 cm e 10 cm);
— "jelco" (cateter para punção de veias);
— lâminas para barbear;
— luvas cirúrgicas;
— luvas de procedimentos;
— meias elásticas;
— pulseiras de identificação;
— seringas descartáveis;
— sondas retais;
— torneirinhas de 3 vias;
— "uripen" (dispositvo para ser usado em pacientes do sexo masculino com incontinência urinária).

A unidade do paciente deve ser provida do seguinte material:

— leito provido de grades, com estrado sem molas, sem cabeceira ou com a mesma removível facilmente, e suportes de soro (pelo menos 2);
— colchão de espuma (espessura: 15 cm), revestido de material lavável ("courvin" ou plástico);
— esfigmomanômetro (com coluna de mercúrio em pedestal sobre rodízios);
— estetoscópio;
— termômetro;
— recipiente para lixo;
— suportes para frascos coletores;
— almotolias com anti-sépticos;
— monitor cardíaco;
— saídas de gases (oxigênio e ar comprimido) e vácuo devidamente montadas;
— um ventilador (respirador).

3.7.5. Suprimentos:

— alfinetes de gancho;
— anti-sépticos;
— aventais cirúrgicos;
— aventais para isolamento;
— bacias inoxidáveis;
— bandejas inoxidáveis;
— cadarço de algodão (para fixação de cânula endotraqueal e sonda nasogástrica);
— cânulas de Guedel;
— campos cirúrgicos (simples e fenestrado);
— comadres inoxidáveis;
— compressas cirúrgicas;
— cubas rinoformes;
— drogas e fluidos intravenosos (estocagem mínima);
— abaixadores de língua;
— extensões de látex;
— frascos a vácuo;

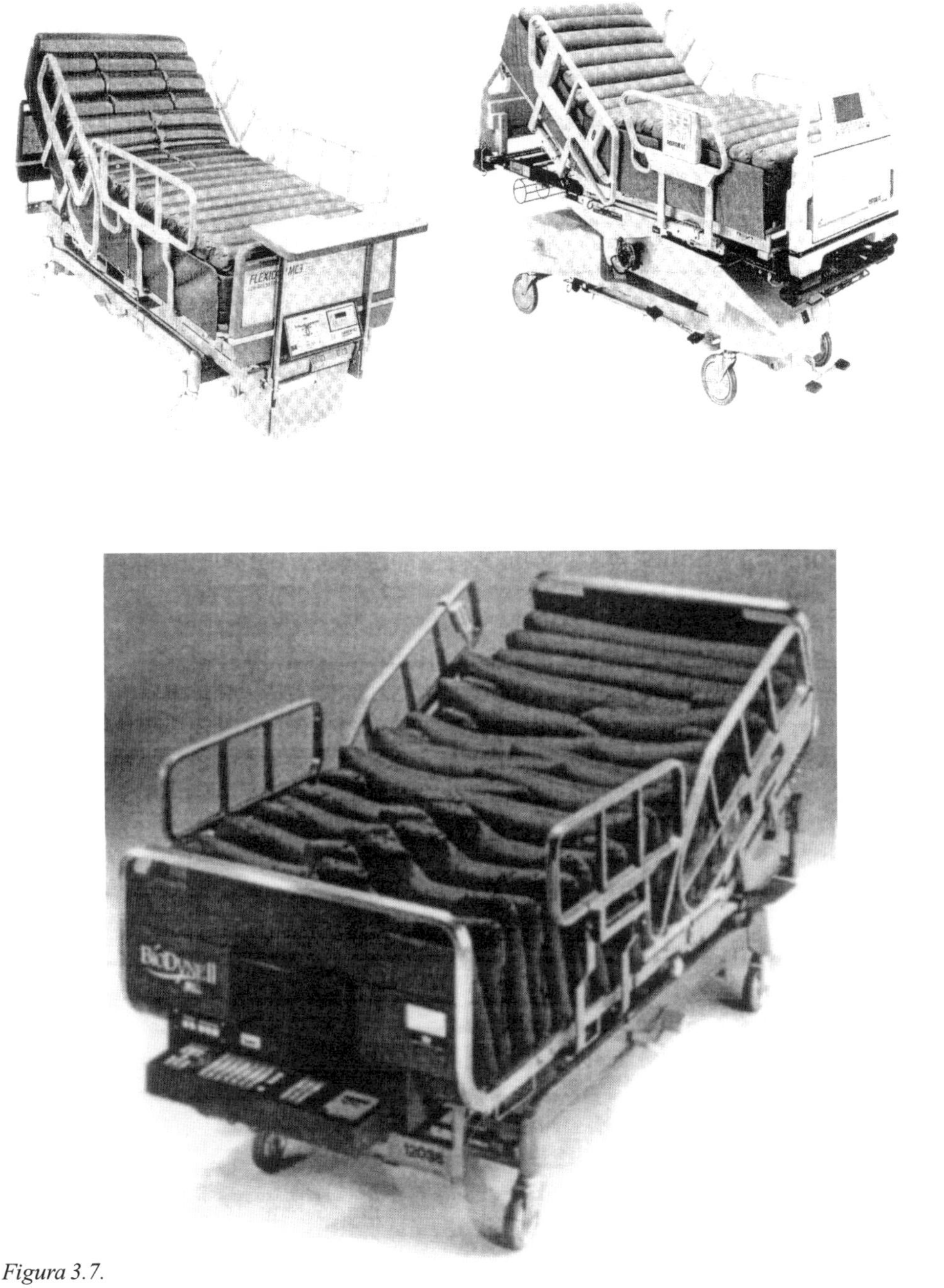

Figura 3.7.

Modelos de leitos usados em UTI.

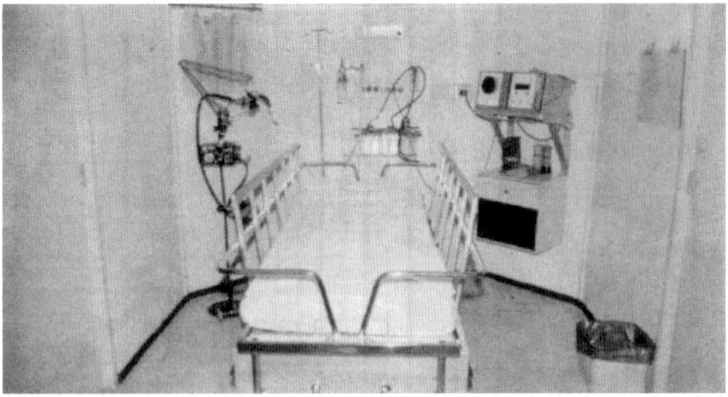

Figura 3.8. Unidade do paciente.

— frascos para cultura;
— frascos para aspiração;
— frascos para drenagem;
— gazes;
— gorro cirúrgico;
— impressos;
— intermediários metálicos;
— irrigador inoxidável;
— jarro inoxidável (2 litros);
— máscara cirúrgica;
— papagaio (inoxidável);
— roupa de cama (4 trocas ao dia):
  • cobertores;
  • colchas;
  • sobrelençóis;
  • lençóis;
  • lençóis móveis;
  • fronhas;
— roupa de banho;
— roupa para paciente;
— travesseiros;
— materiais para limpeza e desinfecção;
— recipientes para esterilização química de material.

Se o hospital não dispõe de uma UTI pediátrica e atende crianças em suas unidades gerais, é recomendável que a UTI tenha recursos para recebê-las quando em estado crítico. Ao equipamento geral são acrescentados:

— respiradores infantis (pelo menos dois);
— estetoscópios infantis;
— incubadoras (pelo menos duas);
— manguito infantil (braçadeira) para pressão arterial (a ser acoplado ao aparelho de pressão arterial com coluna de mercúrio);
— pás infantis para o desfibrilador;
— oxitenda (tenda de oxigênio para cabeça);
— laringoscópio infantil;
— pinga Magill infantil;
— berço aquecido (pelo menos um).

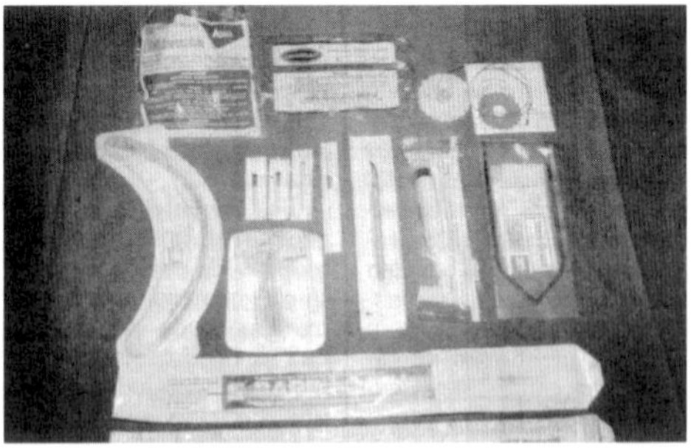

Figura 3.9. Material Descartável.

O uso de descartáveis na unidade é sempre recomendado, pelas vantagens que apresentam: economia do tempo gasto em preparo e acondicionamento de material e limitação das infecções.

3.7.6. Medidas de segurança

Algumas precauções devem ser tomadas para que acidentes sejam evitados na UTI:

1. Não usar adaptadores elétricos improvisados, fios de extensão e tomadas múltiplas.
2. Um equipamento com defeito deve ser removido do serviço até que esteja reparado, inspecionado e testado.
3. Interromper o uso de qualquer utensílio elétrico se estiver superaquecendo, dando choque ou com defeito evidenciado pelo odor ou tato.
4. Reparar imediatamente: conectores de fios, chaves, botões de controle, luzes-piloto, medidores, tomadas de parede em mau funcionamento.
5. Não permitir reparos temporários ou improvisados de qualquer espécie.
6. Estabelecer um programa de manutenção preventiva: inspeção regular de todo o equipamento usado na unidade.

3.8. Dotação de pessoal

O pessoal, na Unidade de Terapia Intensiva, é organizado em função das necessidades do paciente e inteiramente voltado para os objetivos da UTI.

A Organização Mundial de Saúde estipula um padrão a respeito de pessoal: uma enfermeira para até quatro pacientes.

Em 1967, a Associação Americana de Enfermeiras aconselhou que cada instituição elaborasse seus próprios planos, de acordo com suas necessidades e com uma contínua avaliação. Em face da nossa realidade, acreditamos ser esta uma posição razoável. O pessoal deve ser calculado com base em alguns quesitos que enumeramos a seguir:

— planta física;
— número de leitos;
— características do hospital;
— grau de dependência dos pacientes;
— capacidade do pessoal;
— quantidade e qualidade do equipamento.

Portanto, a dotação do pessoal é uma conseqüência do padrão da unidade e visa a alcançar os seguintes objetivos: adequada atenção ao paciente e harmônica dinâmica de grupo.

Para que haja atendimento adequado ao paciente, um índice suficientemente alto de pessoal deve ser mantido na unidade, e calculado para a sua capacidade total. O recrutamento do pessoal baseia-se em aspectos e características individuais e, fundamentalmente, deve haver na unidade uma enfermeira-chefe em tempo integral.

Os pacientes de terapia intensiva são totalmente dependentes e necessitam de contínua assistência de enfermagem; estima-se em 4,25 funcionários (auxiliares e enfermeiros) por leito. Técnicos de enfermagem bem treinados e motivados contribuem significativamente para a manutenção de um bom padrão de atendimento.

Para o cuidado específico com o material da unidade, auxiliares de enfermagem podem ser treinados. Algumas experiências têm demonstrado que eles desenvolvem um bom trabalho na manipulação (limpeza, montagem, encaminhamento para esterilização e estocagem) do material e equipamento especializado, proporcionando aos demais membros da equipe maior disponibilidade de tempo para o cuidado ao doente.

As atividades relacionadas às rotinas administrativas devem ser desenvolvidas, em quase sua totalidade, pelo secretário de enfermagem (controle de estoque, encaminhamentos de alta, transferência, pedidos de almoxarifado e farmácia etc.). É altamente desejável que a equipe de enfermagem se dedique inteiramente aos pacientes.

Um enfermeiro de Unidade de Terapia Intensiva deve ter um preparo especial. Cuidar de pacientes em UTI demanda uma bagagem de conhecimentos e aplicação não exigidos do enfermeiro de outras áreas.

É recomendado que os enfermeiros da UTI sejam especialistas na área, com cursos específicos e comprovada habilitação. Além disso, que tenham disposição para estudar e pesquisar.

Os enfermeiros que trabalham em UTI experimentam uma variedade de estresses. Todos os pacientes são críticos e muitos deles estão inconscientes, confusos ou incapazes de se comunicarem. A alta rotatividade dos pacientes e o constante contato com a morte causam freqüentemente sentimentos de aproximação e separação que não são facilmente suportados pela equipe. Os enfermeiros também trazem sobre si a responsabilidade de interpretarem as mudanças bruscas nos sinais físicos dos pacientes, conhecendo o comportamento do equipamento e iniciando medidas de emergência, trabalhando sob muita tensão.

Basicamente, o enfermeiro de UTI precisa estar capacitado a exercer atividades de maior envergadura, para o que é imprescindível a fundamentação teórica, aliada à capacidade de liderança, discernimento, trabalho, iniciativa e responsabilidade. A autoconfiança e um trabalho metódico, apoiados em amplo conhecimento técnico-científico. são essenciais para liderar um grupo que deve estar bem treinado, apto a atender o paciente e a manejar o equipamento com segurança.

A sucessão de emergências, as freqüentes quedas no estado geral dos pacientes, a falta de comunicação paciente-equipe e o retorno do paciente ao quarto, tão logo começa a melhorar ou já esteja suficientemente bem para contatar, tornam o ambiente da UTI um tanto impessoal. Em conseqüência disso, no trabalho em UTI há sempre a possibilidade de uma aproximação técnica entre os diferentes membros da equipe de enfermagem. Essa aproximação só pode ser evitada se o enfermeiro estiver firmemente estruturado teoricamente e seguro no desempenho de suas tarefas. Tornam-se necessários um aprendizado constante e uma atualização periódica.

Outros profissionais, além da equipe de enfermagem, participam do atendimento ao paciente. As responsabilidades são então divididas e procura-se uma prática terapêutica harmônica na unidade.

Os papéis de cada um se revestem de igual importância, são definidos e delimitados de acordo com as características da unidade e têm como objetivo central a recuperação do paciente e a prevenção de danos.

Uma enfática administração de enfermagem, aliada a uma organização médica eficiente, propicia uma melhor resposta ao problema do paciente crítico.

A organização do serviço médico da UTI, sob a coordenação de um profissional capacitado, é esperada e define, muitas vezes, o nível de eficiência do cuidado oferecido ao paciente.

A presença do fisioterapeuta na UTI é uma soma de esforços na conquista da sobrevida do paciente crítico. Aquele, treinado em terapia intensiva, tem, aliada à fisioterapia geral, a respiratória, com alto grau de especialização. Seu trabalho é desenvolvido com a equipe de enfermagem.

Na dotação do pessoal de uma UTI, que oferece ambiente para o exercício de capacidades amplas e especializadas, há necessidade do estabelecimento de limites definidos de responsabilidade, embora o grau de interesse e compromisso possam variar. Os grupos precisam trabalhar em cooperação e dirigir suas ações para as necessidades do paciente, compartilhando objetivos e programas que propiciem uma abordagem unificada.

As atividades desenvolvidas na UTI exigem um espírito de equipe, comunicações claras, respeito mútuo, confiança e compreensão entre os grupos de trabalho.

Um enfermeiro qualificado por experiência e educação formal deve ser designado como responsável pelo trabalho de enfermagem na unidade. Esse profissional, além de apresentar um julgamento maduro, estabilidade emocional, qualidade de liderança e habilidade de ensino, deve ter experiência de enfermagem geral, para adquirir uma ampla visão dos problemas relativos ao cuidado do paciente e dos procedimentos e métodos de tratamento. Deve possuir a habilidade de trabalhar eficientemente com sua equipe e com o corpo clínico.

Referências Bibliográficas

Bevilacqua, R. G. e col. "Seleção de Material e Equipamento", in: Cutait, D. E. e col., *Temas de Terapia Intensiva,* cap. II, p. 13-20, Rio de Janeiro, Guanabara-Koogan, 1977.

Burrel, L. D. *Intensive Nursing Care,* Saint Louis, The C. V. Mosby Company, 1973.

Cintra, E. A. *et al.* Assintência de Enfermagem ao Paciente Gravemente Enfermo, 2ª. ed., São Paulo, Atheneu, 2003.

Gerson, G. *Intensive Care,* Londres, Willian Heinemann Medical Books Ltd., 1973.

Gomes, A. M. e Oliveira, C. "Organização e Atuação do Serviço de Enfermagem", in: Cutait, D. E. e col., *Temas de Terapia Intensiva,* cap. V, p. 36-51, Guanabara-Koogan, 1977.

Infante, C. *Terapia Intensiva y Unidad Coronaria,* Buenos Aires, Panamericana, 1973.

Knobel, E. *et al.* Organização e funcionamento das UTIs, in: Condutas no paciente grave, cap. 106, p. 1315-1332, Rio de Janeiro, Atheneu, 2007.

Lambertsen, E. C. *Equipe de Enfermagem — Organização e Funcionamento,* trad. e rev. H. D. Aguiar e C. Ferrarini, Rio de Janeiro, ABEn, 1966.

Malta, M. A.; Nishide V. M. Enfermagem em unidade de terapia intensiva (UTI) — planta física. *On line:* <http//www.hosprivirt.org.br/enfermagem/port/1-planta física uti.htm>. Em 18.05.2003.

Ministério da Saúde — Secretaria Nacional de Organização e Desenvolvimento de Serviços de Saúde. Normas e Padrões de Construções, Instalação de Serviços de Saúde, p. 25 e 87, 1987.

Ministério da Saúde — Secretaria de Assitência à Saúde. Departamento de Normas Técnicas: Normas para Projetos Físicos de Estabelecimentos Assistenciais de Saúde, 140 p., 1995.

Morgan, D. M. "The Planning and Operation of Intensive Care Units", *Can. Hosp., 71*:29-30, 1971.

Ribeiro, C. M. "Organização de Serviço de Enfermagem", *Rev. Bras. Enf., 26*:121-134, 1973.

Sharon, S. B. *Respiratory Intensive Care Nursing,* Boston, Little, Brown and Company, 1973.

Storlie, F. e col. *Principles of Intensive Nursing Care,* Nova York, Meredith Corporation, 1972.

Takito, C. e Takito, F. "Organização do Espaço Físico", in: Cutait, D. E. e col., *Temas de Terapia Intensiva,* cap. I, pp. 1-12, Rio de Janeiro, Guanabara-Koogan, 1977.

U.S. Department of Health, Education and Welfare. Public Health Service. Division of Hospital and Medical Facilities, *Elements of Progressive Padent Care,* 1962.

Walker, W.F. e Taylor, D. E. M. *Intensive Care,* Londres, Churchill Livingstone, 1975.

Whipple, G. H. *Insuficiência Coronariana: Assistência e Tratamento,* São Paulo, E.P.U., 1980.

Capítulo 4

A Unidade de Terapia Intensiva e o hospital

A criação das Unidades de Terapia Intensiva e a busca de novos meios de atendimento ao paciente foi a causa de tentativas várias de mudanças estruturais em alguns hospitais.

As características do atendimento em UTI muitas vezes sugerem ou propiciam o aparecimento de outras áreas de assistência, onde a vigilância de enfermagem se reveste de um aspecto de prevenção de danos, recuperação do paciente e identificação precoce de anormalidades. De maneira geral, cria-se uma área de atendimento com características próprias, destinada a receber o paciente que deixa a UTI e que ainda precisa de cuidados bastante específicos. É o processo de criação de uma área de apoio ou retaguarda, para o atendimento ao paciente que se beneficiou do tratamento intensivo, mas que ainda não pode estar numa unidade comum. A procura de unidades estruturais que atendam ao paciente segundo suas necessidades, vem de encontro ao preconizado Cuidado Progressivo do Paciente (CPP), próprio de um hospital com objetivos mais amplos. Em sua plenitude, compreende a organização de facilidades, serviço e pessoal, tendo como centro as necessidades médicas e de enfermagem dos pacientes.

O Cuidado Progressivo do Paciente nasceu com a classificação de pacientes segundo as suas necessidades, já há algumas décadas, mas recentemente foi incorporado como filosofia de trabalho na assistência hospitalar. Alguns elementos básicos se fazem presentes no conceito de Cuidado Progressivo do Paciente, o que permite variações segundo as características do hospital que o adota como forma de trabalho.

O objetivo principal do Cuidado Progressivo do Paciente é proporcionar melhor cuidado e tratamento, podendo ser descrito como "serviços do hospital, sob medida, para atender às necessidades do paciente" ou "o paciente certo, no leito certo, com o serviço certo, na hora certa".

O Cuidado Progressivo do Paciente é um conceito dinâmico viável em hospitais de qualquer tipo, onde as unidades de atendimento são planejadas e organizadas de modo a facilitar a assistência a grupos de pacientes, segundo o grau de enfermidade e as necessidades que apresentam.

4.1. Elementos básicos na organização do Cuidado Progressivo do Paciente

Seis elementos são básicos na organização do Cuidado Progressivo do Paciente: cuidado intensivo, cuidado intermediário, autocuidado, cuidado a longo prazo, cuidado a domicílio e cuidado ambulatorial.

4.1.1. Cuidado intensivo: para pacientes de alto risco, que exigem cuidados e observações constantes. Tem o propósito dirigido para a "observação e tratamento de situações fisiológicas sérias ou críticas, que possam surgir, serem reconhecidas e colocadas sob um programa de tratamento dirigido".

4.1.2. Cuidado intermediário (ou semi-intensivo): para pacientes que exigem vigilância moderada. "Os pacientes encaminhados para a unidade de cuidados intermediários são tanto os de moderada gravidade como os que necessitam apenas de tratamento paliativo (fase terminal)."

4.1.3. Autocuidado: para pacientes em convalescença ou em fase de diagnóstico.

4.1.4. Cuidado a longo prazo: para pacientes que necessitam de cuidados especializados prolongados (crônicos).

4.1.5. Cuidado a domicílio: para pacientes que podem receber assistência em casa através da extensão de serviços hospitalares.

4.1.6. Cuidado ambulatorial: para pacientes que necessitam de serviços de diagnóstico, tratamento, prevenção e reabilitação.

O Cuidado Progressivo do Paciente oferece vantagens que têm sido descritas pelos hospitais que o adotam. Entre elas, destacamos as seguintes:

— o paciente, recebe atendimento exato no momento certo;
— o planejamento de cuidados acompanha o paciente nos diferentes estágios da sua enfermidade;
— o hospital tem possibilidade de melhorar a qualidade de atendimento, com melhor utilização de pessoal e recursos materiais.

Em relação ao serviço de enfermagem, o Cuidado Progressivo do Paciente propicia as seguintes vantagens:

— designação de enfermeiros para áreas específicas, onde as atividades individuais atendem com maior rigor às necessidades do paciente;
— não há necessidade ou preocupação de se atender a vários pacientes graves em áreas distintas do hospital;
— os enfermeiros têm mais tempo para se dedicar aos seus pacientes, proporcionando-lhes cuidados de enfermagem e, como membros da equipe de saúde, ajudando-os e a seus familiares a resolverem seus problemas de saúde;
— o enfermeiro tem oportunidade de utilizar sua capacidade mais eficientemente e, portanto, de adquirir maior satisfação no desempenho de suas tarefas.

A introdução do programa de Cuidado Progressivo do Paciente num hospital implica mudanças radicais e o seu planejamento deve estar a cargo de uma equipe multidisciplinar, já familiarizada com o mesmo.

Embora se tenha a certeza de que o Cuidado Progressivo do Paciente provê melhor cuidado e tratamento, organizando os serviços do hospital, muitos fatores têm contribuído para que não seja implantado. A experiência mostra que a maioria dos hospitais cria a Unidade de Cuidados Intensivos, um dos elementos do Cuidado Progressivo do Paciente, sem se preocupar com a organização de outras áreas. Medidas harmônicas para o atendimento do paciente deixam de ser adotadas e a Unidade de Terapia Intensiva se torna um reduto de pacientes que eventualmente poderiam desfrutar de um atendimento moderado e menos agressivo.

A realidade de se criarem apenas as Unidades de Terapia Intensiva nos hospitais deixa muito a desejar. Enquanto nessas áreas o pessoal de enfermagem se desenvolve e passa a colaborar de forma decisiva na recuperação do paciente, há nas unidades comuns de internação um simples desenrolar de atividades predeterminadas. A presença de uma Unidade de Cuidados Intensivos deve levar o hospital ao estabelecimento de objetivos institucionais que cerquem o paciente de segurança e certeza de um melhor atendimento. Uma análise e avaliação das necessidades do hospital podem levar a mudanças: inovações nos padrões de prática médica ou nos processos operacionais. Sabe-se, comprovadamente, que o valor de cada unidade no Cuidado Progressivo do Paciente é diretamente relacionado ou reforçado pela disponibilidade de outras.

4.2. A necessidade de Unidade de Cuidados Intermediários

Em não se estabelecendo no hospital a filosofia do Cuidado Progressivo do Paciente, é necessário que se crie, pelo menos, a Unidade de Cuidados Intermediários. Alguns dados evidenciam a importância da existência desta área, para onde são encaminhados os pacientes que deixam a Unidade de Cuidados Intensivos, mas que ainda necessitam de assistência específica.

A existência de uma Unidade de Cuidados Intermediários contribui para a modificação de alguns indicadores da Unidade de Cuidados Intensivos:

— queda na média de permanência do paciente na UTI;
— porcentagem de ocupação diminuída;
— diminuição do número de pacientes que retornam à UTI após alta da mesma;
— queda do coeficiente de óbitos, uma vez que os pacientes com prognóstico fechado ou em fase final podem ser atendidos convenientemente fora da UTI.

A Unidade de Terapia Intensiva, dadas as suas características, é uma área dinâmica dentro do hospital e quase sempre gera algumas necessidades, que só podem ser satisfeitas se criadas condições estruturais básicas para apoiá-la. Isto requer a organização de serviços que ofereçam condições seguras de atendimento ao paciente que deixa a UTI ou vai para ela, sendo, conseqüentemente, razoável o estabelecimento de um programa de Cuidado Progressivo do Paciente.

Em função da Unidade de Cuidados Intensivos, alguns serviços devem ser mantidos em condição de utilização a qualquer momento:

— serviços diagnósticos: laboratório clínico, imagem;
— serviços não médicos: nutrição, serviço social, farmácia etc.

Qualquer serviço do hospital que possa ser solicitado deve estar familiarizado com a unidade, para desenvolver uma operação segura e com sucesso.

Constituindo-se a Unidade de Cuidados Intensivos numa resposta ao problema do paciente grave, traz consigo repercussões que se estendem a todas as áreas da instituição que a abriga. Acreditamos que a tendência para o atendimento às necessidades do paciente esteja realmente centrada no Cuidado Progressivo do Paciente, onde dedicação, conhecimento e equipamento se equilibram e oferecem soluções harmônicas no desenvolvimento das atividades terapêuticas.

Referências Bibliográficas

Blumenkranz, J. "Special Care Units in Hospitals", in: *International Hospital Review, 11*:15-19, 1973.

Brandt, R. A. *et al.* Qualidade Total em UTI, in: Knobel, E. Condutas no paciente grave, 3ª ed., cap. 108, p. 1363-1380, Rio de Janeiro, 2007.

Bushnell, S. S. *Respiratory Intensive Care Nursing,* Boston, Little, Brown and Company, 1973.

Cintra, E. A. *et al.* Assistência de Enfermagem ao Paciente Gravemente Enfermo, 2ª ed., São Paulo, Atheneu, 2003.

Disch, J. M. Practice Within the Current Health Care Environment, in: Critical Care Nursing, 2ª ed., cap. 1, p. 3-12, Philadelphia, W. B. Sauders Company, 1996.

Guido, W. G. Legal Issues in Critical Care, in: Closhesy, J. M., Critical Care Nursibg, 2ª ed., cap. 3, p. 25-35, Philadelphia, W. B. Sauders Company, 1996.

Knobel, E. *et al.* Humanização dos CTIs, in: Condutas no paciente grave, 3ª ed., cap. 105, p. 1305-1314, Rio de Janeiro, Atheneu, 2007.

Morgan, D. M. "The Planning and Operation of Intensive Care Units", *Can. Hosp., 71*:29-30, 1971.

Netto, S. C. "Aspectos Econômicos de uma Unidade de Terapia Intensiva", in: Cutait, D. E. e col., *Temas de Terapia Intensiva,* cap. IV, p. 30-35, Rio de Janeiro, Guanabara-Koogan, 1977.

U. S. Department of Health, Education and Welfare. Public Health Service. Division of Hospital and Medical Facilities, *Elements of Progressive Patient Care,* 1962.

Walker, W. F. e Tayor, D. E. M. *Intensive Care,* Londres, Churchill Livingstone, 1975.

Whipple, G. H. *Insuficiência Coronariana: Assistência e Tratamento,* São Paulo, E.P.U., 1980.

Capítulo 5

A problemática do paciente na Unidade de Terapia Intensiva

Com a instalação das Unidades de Terapia Intensiva, novos horizontes se abriram para o tratamento dos doentes considerados graves e de alto risco, proporcionando resultados compensadores do ponto de vista clínico e cirúrgico.

Dotada de características físicas que propiciam maior vigilância e controle dos pacientes, a Unidade de Terapia Intensiva centraliza recursos materiais e humanos que permitem um atendimento pronto e eficaz, com base numa filosofia de trabalho definida, onde a atuação da equipe multiprofissional deve estar voltada para o objetivo comum — a recuperação do doente gravemente enfermo.

5.1. O paciente diante das agressões do ambiente físico

A concentração de pacientes graves sujeitos a mudanças abruptas quanto ao seu estado geral, a constante expectativa de situações de emergência e a quebra súbita das atividades normais pelas urgências médicas criam uma atmosfera emocionalmente comprometida, onde o estresse está presente, tanto nos elementos que atuam na unidade como nos pacientes, sendo estes afetados potencialmente em suas necessidades básicas.

Por definição, uma ameaça provoca ansiedade, qualquer que seja sua origem (Sawrey, 1974). Assim, a própria doença em si, dependendo da maneira como se instalou, da mudança que pode acarretar na vida do indivíduo, da extensão do comprometimento físico, constitui fonte significativa de tensão emocional. A percepção quanto à auto-imagem, a perda da integridade orgânica, a limitação das atividades, a dependência e o medo da morte surgem para o paciente fazendo parte de uma realidade de difícil aceitação, principalmente na fase aguda da doença.

Nesta fase, o indivíduo doente perde a capacidade de adaptar-se às novas condições, tendo como conseqüência a intensificação dos conflitos e o aumento da ansiedade.

O termo "terapia intensiva" já provoca, por si só, certa sobrecarga emocional, pois, normalmente, associa-se a ele uma piora das condições gerais do doente, colocando-o em proximidade com a morte.

O confinamento a que o paciente se vê submetido, a distância de casa, a ausência de familiares são causas de ansiedade e preocupação. O desconhecimento do ambiente, a presença de pessoas estranhas, o equipamento complexo que o cerca causam-lhe grande desconforto.

Uma das principais características da Unidade de Terapia Intensiva é a de ser uma área de grande dinamismo para aqueles que ali atuam, e a constante circulação de pessoal, a solicitação freqüente para exames, controles e métodos de tratamento tendem a levar o paciente a um desgaste físico e emocional. Muitas vezes, a ausência de janelas e a presença de iluminação artificial fazem com que o paciente perca a noção de tempo, além de interferirem na satisfação da necessidade básica de sono.

Outro fator de agressão ao paciente é a conversa ao seu redor, o uso de linguagem desconhecida, a presença de outros pacientes graves, os ruídos contínuos e monótonos dos respiradores artificiais e dos monitores cardíacos, entre outros sons não identificados pelo paciente.

Estudos têm demonstrado que a percepção sensorial depende, além da carga genética, das influências ambientais sofridas, e que as variedades sensoriais proporcionadas pelo ambiente são de suma importância para o bem-estar do indivíduo (Fuerst e col., 1977). Na Unidade de Terapia Intensiva, não existe uma variedade significativa nos estímulos; a falta de atividade física, a restrição na estimulação olfativa, gustativa e visual e o ruído regular dos equipamentos contribuem para que o ambiente se torne extremamente cansativo para o paciente. Portanto, a problemática do paciente na UTI é constituída por uma somatória de fatores que tendem a levá-lo gradativamente a mudanças consideráveis do seu comportamento.

Muitos são os fatores que contribuem para o estresse, e as respostas ao ambiente são diferentes, de indivíduo para indivíduo. Alguns autores acreditam que as respostas são influenciadas pelas experiências da infância.

Insegurança financeira, medo do desconhecido e expectativa não correspondida no desenvolvimento da doença são causas comuns de distúrbios afetivos nos pacientes de UTI. Além destes, outros fatores contribuem para o estresse e muitas vezes são de ordem puramente física: fome, sede, frio, calor, falta de banho fora do leito e ausência de uma completa assistência às necessidades de higiene.

Em alguns pacientes, os referidos fatores levam a uma situação de estresse mental que exerce um efeito indesejado sobre o corpo: fadiga, nervosismo, sudorese, alterações do ritmo cardíaco, aparecimento de dor etc. A tentativa de solucionar tais problemas torna-se muitas vezes inadequada, pela perpetuação dos fatores desencadeantes.

Uma luta deve ser travada contra os estresses psicológicos em pacientes de UTI, através da habilidade da equipe em desenvolver um comportamento favorável em relação aos fatores desencadeantes. Médicos e equipe de enfermagem são hoje mais sensíveis ao estresse psicológico dos pacientes e sabem que reconhecê-lo e aliviá-lo é essencial.

5.2. O paciente e suas necessidades básicas

As influências internas e externas a que está constantemente submetido o paciente na UTI podem levá-lo a uma condição de estresse, na qual o indivíduo perde a sua capacidade natural de adaptação. Este fato constitui uma ameaça à manutenção da sua homeostase e interfere grandemente na satisfação das suas necessidades básicas.

Nas conceituações de assistência de enfermagem, pode-se observar a constante preocupação dos profissionais no atendimento das necessidades do ser humano. Tendo como responsabilidade o atendimento do indivíduo em suas necessidades básicas, torna-se necessário conhecê-las, para poder identificar e interpretar as suas manifestações e, assim, traçar um plano para o restabelecimento do equilíbrio do indivíduo.

No ser humano, existem forças inconscientes que independem de qualquer influência cultural, educacional ou ambiental. Essas forças são os instintos, também chamados impulsos, tendências ou necessidades básicas.

As necessidades básicas são aquelas relacionadas com a sobrevivência física, psíquica e espiritual (necessidades psicobiológicas, psicossociais e psicoespirituais) (Maslow, 1954).

Muitas dessas necessidades estão afetadas no paciente de UTI. Removido para lá quase sempre por ter uma afecção primária na área biológica, tem todo o seu complexo psicobiológico-socioespiritual envolvido. O paciente gravemente enfermo tem uma grande dependência em relação à satisfação dessas necessidades e, como todo ser humano que se vê dependente, responde a este fato de uma forma característica, individual. Ele se torna concentrado em si mesmo, seus interesses e sua atenção se limitam ao momento presente, sua preocupação primária é o funcionamento do seu corpo.

Segundo Maslow, as necessidades inferiores (fisiológicas) são preponderantes; e as superiores (psíquicas e espirituais) só emergem uma vez que as inferiores tenham sido satisfeitas. É indiscutível, porém, que todas elas precisam ser atendidas em nível adequado, para que o indivíduo possa manter-se em equilíbrio.

Muitas vezes, a própria circunstância de sua internação nas Unidades de Terapia Intensiva constitui um problema para o paciente. Talvez não tenha sido consultado sobre a sua internação, talvez não saiba que tudo e todos estão ali para atendê-lo e protegê-lo. Freqüentemente ele se acha mais doente de que realmente está e pode até achar que está morrendo. Assim, o ambiente e o pessoal especialmente preparados para dar-lhe o máximo de segurança podem representar agentes agressores. Sua necessidade de segurança física se acentua, ainda, pelo fato de se sentir ameaçado por falhas mecânicas e, talvez, por falhas humanas.

Em relação à necessidade de se comunicar, acontece freqüentemente que o paciente de UTI está impossibilitado de fazê-lo verbalmente ou mesmo através de escrita, por motivos como: entubação, afasia ou efeito de drogas. O fato de não poder se expressar convenientemente muitas vezes o faz adotar os mais variados comportamentos, desde a passividade e a indiferença até a agressividade (1975). A comunicação é um processo interativo que envolve canais sensoriais para receber ou transmitir mensagens. Intervenções específicas para promover a comunicação devem existir, como: um ouvir atento, empatia, atitudes reais e verdadeiras, esforço pleno para vencer ou não criar barreiras socioculturais, falar pausadamente usando palavras simples e frases curtas etc.

Sua ansiedade cresce quando vê seu corpo exposto, manuseado pelo pessoal médico e de enfermagem, que, no afã de atendê-lo pronta e eficazmente, se esquece de lhe dar uma explicação prévia ou de atuar com maior cuidado. É atingido em sua auto-estima quando se vê subjugado por todos que se aproximam do seu leito e que, sem pedirem seu consentimento, executam suas tarefas, introduzindo-lhe sondas e cateteres, expondo seu corpo sem considerarem seu pudor.

5.3. O paciente como centro de atenção da equipe

Desde a internação até a alta da UTI, são muitos os fatores que podem afetar o paciente em suas necessidades, nos vários níveis. Toda a equipe deve estar apta a detectá-las e atendê-las dentro de suas áreas específicas, tomando cuidado para não se constituir ela própria em causa de tensões adicionais para o indivíduo.

O paciente tem o direito de ser o centro de atenção da equipe, pois sua recuperação é o objeto de toda a metodologia de trabalho da Unidade de Terapia Intensiva. Ele merece um atendimento perfeito, onde cada elemento desenvolve um papel definido; porém, mantendo entrosamento, coordenação e equilíbrio com os demais profissionais, resultando numa somatória de conhecimentos e experiências.

Além disso, o paciente espera que os profissionais em contato com ele sejam competentes e sente-se inseguro quando alguém demonstra pouco conhecimento, tanto na execução de procedimentos técnicos como no controle operacional de equipamentos, ou mesmo nas informações prestadas.

A interação paciente-enfermeiro na UTI tem como objetivo principal promover uma atmosfera caracterizada por um mínimo de medo, ansiedade, desconfiança e tensão.

Em pesquisa realizada com pacientes que permaneceram em média 58 horas em UTI, Koizumi e colaboradores confirmam, entre outras conclusões, que as expectativas dos pacientes em relação à enfermagem são predominantemente da área expressiva, ou seja, o atendimento das necessidades básicas afetadas pela doença (Koizumi, 1977).

O fator expressivo na interação paciente-enfermeiro refere-se a um estado emocional que pode ser representado por palavras, inflexões no tom de voz, aperto de mão ou apenas por um sorriso.

A assistência de enfermagem deve estar baseada na individualização do ser humano e na satisfação de suas necessidades básicas, através da aplicação do processo de enfermagem.

Nem sempre a presença da família ao lado do leito do paciente é recomendável, pelo fato de os métodos de tratamento, na maioria das vezes agressivos, poderem provocar nos familiares reações inesperadas no sentido de protegê-lo.

Mas, o estabelecimento de um plano de visitas para atender as necessidades do paciente e da família é apropriado e desejado. É importante descobrir como a família pode ajudar o paciente!

O enfermeiro deve ter muita habilidade para assumir o importante papel de elo no relacionamento do paciente com a família. Usando bom senso, comunicará aos familiares as ocorrências, com demonstração de respeito e consideração para com o sofrimento, dando palavras de apoio ou participando da alegria no momento da alta da unidade.

A cortesia e a segurança com que os familiares e amigos forem tratados podem contribuir muito para reduzir sua tensão, fazendo-os sentir que o seu parente enfermo está em "boas mãos".

Referências Bibliográficas

Clark, S. Psychosocial Neds of Critically III Patients, in Clochesy, J. M. Critical Care Nursing, 2ª ed., cap. 5, p. 49-62, W. B. Saunders Company, Philadelphia, Pennsylvania,1996

Daly, B. J. Ethics, in Critical Care, in: Clochesy, J. M. Critical Care Nussing, 2ª ed., cap. 2, p. 15-23, W. B. Saunders Company, Philadelphia, Pennsylvania,1996.

Fontaine, D. K. Effct of Sensory Alterations, in: Clochesy, J. M. Critical Care Nursing, 2ª ed., cap. 8, p. 89-104, Saunders Company, Philadelphia, Pennsylvania, 1996.

Fuerst, E. e col. "Como Promover a Estimulação Sensorial Satisfatoriamente", in: *Fundamentos de Enfermagem,* cap. XXX, p. 456-463, Rio de Janeiro, Interamericana, 1977.

Hicrey, M. Psychosocial Neds of Families, in: Clochesy, J. M. Critical Care Nursing, 2ª ed., cap. 6, p. 65-72, Saunders Company, Philadelphia, Pensylvania, 1996.

Knobel, E. *et al.* Humanização das CTIs, in: Condutas no paciente grave, 3ª ed., cap. 105, p. 1305-1314, Rio de Janeiro, Atheneu, 2007.

Koizumi, M. S. "O Atendimento da Enfermeira em Relação à Necessidade de Auto-imagem", in: *Enf. Novas Dimens.,* 1(2): 69-74, 1975.

Koizumi, M. S. e col. *Percepção dos Pacientes de Unidade de Terapia Intensiva — Problemas Sentidos e Expectativas em Relação à Assistência de Enfermagem.* Trabalho apresentado ao 29º Congresso Brasileiro de Enfermagem, Balneário de Camboriú, Santa Catarina, 1977. Mimeografado.

Maslow, A. H. "Crescimento e Motivação", in: *Introdução à Psicologia do Ser,* parte II, p. 47-70, Rio de Janeiro, Eldorado, 1954.

Mohana, J. "Cristianismo e Integridade Humana", in: *O Mundo e Eu,* cap. I, p. 30-40, Rio de Janeiro, Agir, 1964.

Novaes, M. A. F. P. N. *et al.* Aspectos psicológicos em UTI, in: Knobel, E. Condutas no paciente grave, 3ª ed., cap. 104, p. 1297-1304, Rio de Janeiro, Atheneu, 2007.

Parker, D. L. e Hodg, J. R. "Delirium in a Coronary Care Unit", in: *JAMA, 201*(9) 132-133, agosto 1967.

Reichle, M. J. "Psycological Stress in the Intensive Care Unit", in: *Nurs. Digest, 3*(3):12-15, maio-junho 1975.

Sawrey, J. M. e col. "Padrões de Comportamento Defensivo", in: *Psicologia do Ajustamento,* cap. II, pp. 29-54, São Paulo, Cultrix, 1974.

Sitzer, V. A. Enhancing Comminication With Critically III Patients and Families, in: Clochesy, J. M. Critical Care Nursing, 2ª ed, cap. 7, p. 74-87 Saunders Company, Philadelphia, Pensylvania, 1996.

Capítulo 6

O paciente com afecção cardíaca

Os cuidados dispensados ao paciente hospitalizado são uma das formas pelas quais o enfermeiro contribui para a assistência ao paciente cardíaco.

Em geral, as patologias cardíacas — clínicas ou cirúrgicas — são aquelas que comprometem de tal forma a integridade física do paciente que o colocam entre aqueles de alto risco.

Assim, freqüentemente, encontram-se indivíduos com cardiopatia em Unidade de Terapia Intensiva, onde recebem assistência constante de uma equipe especializada. O enfermeiro desempenha funções de grande responsabilidade dentro dessa equipe. É indispensável, pois, que possua conhecimentos técnico-científicos, capacidade de avaliação e atuação diante do potencial estado de emergência em que se encontra o paciente cardíaco.

A crescente utilização de recursos técnicos especializados na assistência cardiológica exige do profissional de enfermagem conhecimentos cada vez mais profundos e sólidos. Contudo, ressaltamos a importância do julgamento inteligente, da observação e do contato direto à beira do leito, os quais nunca devem ser substituídos por qualquer equipamento.

Além do aspecto técnico, cabe ao enfermeiro o atendimento às necessidades emocionais do paciente cardíaco, que, como se sabe, tem características peculiares.

A identificação e o atendimento das necessidades físicas e emocionais do paciente o tornam melhor preparado para superar o estresse do tratamento a que deverá ser submetido. O enfermeiro, assim como cada membro da equipe, deve estar apto a executar suas funções com segurança e eficiência, visando ao objetivo comum de reabilitar o indivíduo incapacitado pela afecção cardíaca.

6.1. Avaliação do paciente cardíaco

O coração, um dos principais órgãos que regem o bom funcionamento orgânico, pode ser afetado por alterações de outros órgãos, como também por lesões próprias, congênitas ou adquiridas. Tal ocorrência pode significar uma situação de ameaça à vida. Nessa ocasião, a presença de um profissional de enfermagem competente e responsável proporcionará uma efetiva ajuda para a recuperação do indivíduo afetado.

Uma das primeiras medidas para a atuação de enfermagem é a identificação precoce dos sinais e sintomas ocasionados pela doença cardíaca. Através do seu reconhecimento, o enfermeiro obterá dados importantes para o planejamento dos cuidados de enfermagem e para o auxílio no diagnóstico e tratamento médicos.

Há uma tendência em se estabelecer que o papel do enfermeiro na assistência ao paciente com afecção cardíaca — mais do que ter uma ação decisiva e rápida nas situações de emergência —, centraliza-se na vigilância preventiva constante e, até mesmo, no tratamento profilático imediato.

6.1.1. Sinais físicos

a) PULSO ARTERIAL

Trata-se de um dado bastante importante a ser analisado pelo enfermeiro. Requer um exame direto dos vasos periféricos e pode ser verificado nas seguintes artérias: dorsal do pé, tibial posterior, poplítea, radial, braquial, femoral e carótica. De início, observa-se a presença ou ausência de pulsações; em seguida, as características dessas pulsações. As doenças cardíacas podem acarretar variações na freqüência, ritmo, tensão, celeridade, amplitude ou volume do pulso arterial. Na insuficiência cardíaca, pela diminuição do débito cardíaco, tem-se um aumento da freqüência do pulso e ondas pulsáteis de pequena amplitude. Já no bigeminismo, a alteração do ritmo cardíaco pode ser detectada pela presença do pulso bigeminado. Contrações fortes e débeis alternadas aparecem numa sobrecarga do coração. Assim, o enfermeiro pode detectar uma série de alterações nas características do pulso arterial pelo exame minucioso desse sinal.

b) PRESSÃO ARTERIAL

Comumente, se altera na doença cardíaca, pois um dos fatores que a determinam é justamente a ação propulsora do coração, além de outros intrinsecamente ligados. A energia de contração ventricular e principalmente, a resistência periférica têm influência decisiva sobre a pressão arterial.

Autores diversos citam a pressão sistólica como correspondente ao débito cardíaco e a pressão diastólica, à resistência periférica. Esta depende, ainda, da duração da diástole e freqüência da sístole. Desta forma, temos alteração da pressão arterial como um dado significativo do funcionamento cardíaco.

c) ESTASE JUGULAR

O coração, com dificuldade em exercer sua função como bomba, apresenta um aumento de pressão nas suas cavidades. Ocorrendo isto nas cavidades direitas, haverá dificuldade para o retorno venoso, causando repleção de sangue nas jugulares e conseqüente estase jugular. Algumas vezes, pode estar presente uma pulsação venosa que reflete uma atividade atrial aumentada, com repercussão de ondas pulsáteis para o lado venoso.

d) COLORAÇÃO E TEMPERATURA DAS EXTREMIDADES

Na vigência de uma vasodilatação periférica, como resposta motora a uma alteração do débito cardíaco, as extremidades se encontrarão róseas e quentes, com pulso digital ou capilar. Ao contrário, numa vasoconstrição, decorrente da diminuição do débito cardíaco, elas se tornam frias, pálidas ou cianosadas.

e) DEFORMIDADES

Nas cardiopatias congênitas, principalmente na Tetralogia de Fallot, o paciente apresenta como característica os dedos em baqueta de tambor e unhas curvadas.

Em cardiopatia crônica pode-se observar abaulamento da região precordial, conseqüente à hipertrofia do coração. Nas crianças, pela maior flexibilidade da caixa toráxica, essa alteração é encontrada com maior freqüência.

f) EDEMA PERIFÉRICO

É um sinal tardio de insuficiência cardíaca. Na maioria dos casos, é associado a uma diminuição do volume/minuto e a uma elevação da pressão venosa. Apesar de não ser exclusivo de doença cardíaca, o edema deve ser analisado. É importante, também, que se atente para as variações de peso, pois, antes que o edema cardíaco seja aparente, o paciente pode estar ganhando peso, isto é, retendo líquidos.

g) CIANOSE

Pode ser de origem cardíaca, propriamente dita, pela mistura de sangue em curto-circuitos veno-arteriais, como acontece nas cardiopatias congênitas. A cianose pode ser devida também a uma lentidão da corrente sangüínea, de maior redução local do oxigênio transportado pelo sangue arterial, como acontece quando há uma diminuição do débito cardíaco. Deve ser observada na língua, lábios, lóbulo da orelha, mãos e pés.

h) SINAIS AUSCULTATÓRIOS

O enfermeiro, na sua avaliação do paciente cardíaco, deve utilizar-se da ausculta. Ela pode ser feita com o paciente em diversas posições (sentado, deitado ou em pé), devendo manter respiração tranqüila e, às vezes, parar por algum tempo de respirar para melhor percepção dos fenômenos acústicos do coração.

Na região precordial, encontramos alguns pontos onde melhor se ouvem os ruídos produzidos no coração, constituindo os focos de ausculta: 1º) foco mitral, na região do *ictus cordis*; 2º) foco tricúspide, na região inferior do esterno, junto à base do apêndice xifóide; 3º) foco aórtico, no segundo espaço intercostal direito, junto ao esterno; 4º) foco pulmonar, no segundo espaço intercostal esquerdo, junto ao esterno.

Nas arritmias, é necessária uma comparação de pulso periférico com a freqüência cardíaca obtida através da ausculta da região apical. Além da freqüência cardíaca, é importante a ausculta dos ruídos decorrentes da atividade cardíaca. As bulhas cardíacas, primeira e segunda, correspondem, respectivamente, ao início da sístole ventricular e início da diástole (fechamento das válvulas semilunares). Em alguns casos, pode aparecer uma terceira bulha, produzida pelas vibrações decorrentes do contato das estruturas valvulares com a corrente sangüínea. É encontrada em crianças e jovens, sobretudo depois de exercícios físicos e na inspiração.

Esses ruídos podem alterar-se em intensidade, timbre e número. Nos casos de hiperatividade cardíaca (esforço muscular, emoções, estados febris), ocorre uma hiperfonese (aumento da intensidade das bulhas). A diminuição (hipofonese) ocorre em condições em que a parede do tórax tem espessura exagerada, abafando as bulhas, ou quando ocorre um enfraquecimento da contratilidade do miocárdio.

Além disso, na estenose mitral percebe-se no foco correspondente um reforço da primeira bulha, como também um reforço da segunda bulha na hipertensão arterial (foco aórtico) e hipertensão pulmonar (foco pulmonar).

Os sopros cardíacos também são dados importantes porque informam sobre a presença de lesões valvulares ou comunicação anômala entre as cavidades cardíacas. Quando o sangue, ao atravessar um orifício que tenha o seu diâmetro alterado, atinge uma velocidade crítica, produz um movimento turbulento e vibrações, resultando o sopro.

Portanto, na assistência ao paciente cardíaco, o enfermeiro pode utilizar-se desse importante recurso para identificar as possíveis alterações dos ruídos cardíacos.

6.1.2. Sintomas

Os sintomas das enfermidades cardíacas variam consideravelmente com as cardiopatias e com os transtornos circulatórios resultantes. Todo e qualquer sintoma que o paciente apresente deve ser avaliado e valorizado pelo enfermeiro, pois quanto mais precocemente for detectado, maior a possibilidade de se evitar o agravamento do quadro.

a) DOR

Em geral, a dor é de origem isquêmica, sendo conseqüente à estimulação das terminações nervosas do miocárdio pelos metabólitos resultantes da oxigenação deficiente. A dor isquêmica aparece, portanto, em indivíduos com uma irrigação miocárdica deficiente ou inexistente, como na insuficiência coronariana e no infarto do miocárdio. É referida como uma dor em aperto na região precordial ou retroesternal, podendo irradiar-se para os braços, pescoço, mandíbula e dorso.

Já a dor pericárdica é descrita como mais picante, lateral e à esquerda, podendo ser referida no colo e costas. É relativamente duradoura, independe de esforço e pode aumentar com a respiração, deglutição e mudança de posição. A dor do aneurisma acontece pela pressão erosiva do saco aneurismático.

b) DISPNÉIA

É o mais freqüente sintoma relacionado com as cardiopatias. Na insuficiência ventricular esquerda e estenose mitral, a dispnéia é diretamente associada à congestão venosa pulmonar, onde a dificuldade respiratória é atribuída ao aumento da resistência na inspiração e expiração, pelo engurgitamento do parênquima pulmonar. Já nas cardiopatias congênitas com circuito intracardíaco veno-arterial, como na Tetralogia de Fallot, aparece a dispnéia hipóxica. Esse sintoma pode ser avaliado através da observação da freqüência respiratória e dos movimentos respiratórios do paciente, associados ou não a esforços ou outras atividades.

c) FADIGA

No paciente cardíaco, a fadiga está relacionada à diminuição do volume/minuto. Os pacientes queixam-se de peso nas extremidades, debilidade, falta de energia, cansaço geral e esgotamento. A fadiga cardíaca está ligada a esforços e acompanha sinais de insuficiência cardíaca congestiva.

d) SÍNCOPE

É a perda transitória da consciência, de começo brusco, devido a uma irrigação cerebral deficiente. No cardíaco, aparece quando o coração, por alterações próprias ou dos grandes vasos, não é capaz de manter uma circulação cerebral adequada.

e) PALPITAÇÃO

Queixa comum de pacientes cardíacos, principalmente aqueles com taquicardia paroxística, fibrilação atrial e extra-sistólica. A palpitação pode ser rápida ou regular, desordenada, passageira ou repetida, de começo e término bruscos. No estado hipercinético circulatório, patológico ou fisiológico, pode aparecer essa sensação. Como a palpitação atrai a atenção do paciente para o seu coração, este fica duvidoso de sua integridade, com conseqüente estado de ansiedade. Sendo o distúrbio emocional a causa mais freqüente desse sintoma, cria-se, então, um círculo vicioso.

f) HEMOPTISE

Pode aparecer em uma grande variedade de enfermidades cardiovasculares. É conseqüente à ruptura de pequenas veias broncopulmonares; como resultado do aumento brusco da pressão no átrio direito. É de grande valia a observação desse sintoma para avaliação da gravidade da doença.

g) EMBOLIAS SISTÊMICAS

Nas afecções cardíacas com estases sangüíneas nas cavidades esquerdas do coração, podem-se formar coágulos que, migrando para o território cerebral, visceral ou periférico, ocasionam embolia arterial. A causa mais comum de embolia é a enfermidade mitral, com fibrilação atrial.

h) INSÔNIA

Geralmente, este sintoma surge em conseqüência da dispnéia paroxística. A insônia pode, muitas vezes, ser manifestação física de estados de ansiedade ou ser conseqüente a fatores externos, como o excesso de luz, ruídos e cenas desagradáveis. O enfermeiro deve intervir no sentido de eliminá-la, seja qual for sua causa.

i) SINTOMAS EMOCIONAIS

Na avaliação do paciente cardíaco, é importante a observação de sua resposta emocional diante da doença. A moléstia e os seus sintomas, bem como o tratamento, são precipitadores de ansiedade. Ela é definida como "uma reação emocional à percepção do perigo, real ou imaginário, que se experimenta fisiológica, psicológica e comportamentalmente". É comum encontrarmos pacientes que, devido a essa ansiedade, tornam-se tensos, podendo reagir de diversas formas à hospitalização.

O ambiente de uma Unidade de Terapia Intensiva pode aumentar ainda mais a ansiedade. O enfermeiro deve estar preparado para detectar suas diversas manifestações e assisti-las da melhor forma possível.

6.1.3. Assistência de enfermagem — Aspectos clínicos e cirúrgicos

Em se tratando de assistência a pacientes cardíacos, onde a ansiedade é uma constante, o enfermeiro deve utilizar-se tanto de suas qualidades pessoais quanto das habilidades técnicas. A sua interação com o paciente e a família deve dirigir-se no sentido de auxiliá-los a expor suas expectativas para, assim, poder assisti-los de forma global e individualizada, minimizando o impacto da doença e da hospitalização.

Um paciente apreensivo e temeroso, sujeito a um grande número de dolorosas e desconhecidas experiências, é o que encontramos, freqüentemente, no ato da internação. Através do diálogo ou da simples observação, o enfermeiro perspicaz identifica os fatores causadores de estresse emocional, sejam eles advindos da própria doença ou do ambiente onde o paciente se encontra.

Após a hospitalização, a maior parte do tempo é utilizada em vários procedimentos diagnósticos e exames laboratoriais, para um estudo mais apurado da afecção que o paciente apresenta. É um período que requer do paciente uma solicitação intensa. O enfermeiro deve promover um ambiente terapêutico tal que possibilite o máximo de participação do paciente, ajudando-o a integrar-se nas diversas etapas do seu tratamento. As orientações e os esclarecimentos dados pelo enfermeiro quanto aos equipamentos, procedimentos técnicos e tratamento torná-lo-ão mais familiarizado com tudo, contribuindo grandemente para diminuir a tensão.

A maioria dos pacientes com patologia cardíaca clínica internados em UTI precisa ter sua atividade física limitada; porém, não é necessário que fiquem restritos exclusivamente ao leito. Devem constar do planejamento de cuidados de enfermagem, desde que permitido, pequenos períodos fora do leito, algumas vezes ao dia, com o objetivo de manter uma boa função pulmonar e também conservar, em nível satisfatório, a auto-imagem do paciente.

A possibilidade de complicações tromboembólicas decorrentes da cardiopatia não deve ser esquecida. Assim, a fisioterapia e o uso de bandagens elásticas nos membros inferiores podem contribuir para promover um retorno venoso adequado.

Uma das importantes funções do enfermeiro é a observação e o controle freqüentes dos sinais vitais, principalmente quando se trata de pacientes em estado de choque, com insuficiência aguda ou portadores de arritmias.

Esclarecimentos quanto ao tratamento dietético e medicamentoso também devem ser dados. A administração de alimentos hipossódicos, hipocalóricos e hipogordurosos deve ser controlada pelo enfermeiro, a fim de evitar um aumento de retenção hídrica e do trabalho cardíaco.

Certas patologias cardíacas são eminentemente cirúrgicas e muitos pacientes são internados para serem submetidos à cirurgia cardíaca. No período pré-operatório, os cuidados dispensados ao paciente visam a promover as melhores condições possíveis para a cirurgia e a obter uma boa recuperação pós-operatória. Os vários exames aos quais será submetido avaliarão as condições gerais do organismo, já que uma redução na função cardíaca leva, freqüentemente, a comprometimentos em outros órgãos, tais como rins, fígado e pulmões. Assim, todos os esforços são empreendidos no sentido de promover o funcionamento adequado destes órgãos antes da cirurgia, pois isto pode significar a diferença entre o sucesso e o fracasso do tratamento.

A educação do paciente para a fase pós-operatória deve iniciar-se no período pré-operatório, através de um planejamento de cuidados individualizados. Uma explanação geral, antes da cirurgia, prepara o paciente quanto aos procedimentos a que será submetido após a mesma e como deverá participar a fim de conseguir uma melhor recuperação. O paciente deverá ser orientado quanto à importância do preparo da pele (banhos diários, tricotomia), do preparo intestinal (lavagens, enemas), da necessidade de repouso, de uma dieta e de um tratamento medicamentoso adequados às suas condições.

O preparo pulmonar é um dos itens mais importantes da fase pré-operatória e o enfermeiro deve participar dele ativamente, ensinando o paciente a tossir e respirar profundamente, instruindo-o no uso do respirador (ventilador) durante os exercícios respiratórios. Deve ser dada também ênfase especial quanto à importância da movimentação precoce, especialmente das extremidades, para prevenir complicações circulatórias. O paciente deverá se familiarizar com os exercícios de flexão e extensão dos membros inferiores e superiores já no período anterior à cirurgia.

É importante que o paciente saiba que, após a cirurgia, será transferido para a Unidade de Terapia Intensiva e, se desejar, deve-se dar a ele a oportunidade de conhecer o ambiente e o pessoal que irá atendê-lo. Tanto o paciente como sua família precisam ser orientados com relação à rotina de visitas, à possibilidade de informações telefônicas e ao tempo provável de permanência nessa unidade.

Outras orientações incluem o uso do respirador (ventilador) com a cânula endotraqueal, os cateteres arteriais e venosos, a sonda vesical, a monitorização eletrocardiográfica, os tubos de drenagem torácica, os exames clínicos e laboratoriais, assim como os controles de sinais vitais freqüentes, que serão necessários no pós-operatório imediato. Certos pacientes não desejam saber, com detalhes, o que lhes acontecerá. Assim, a profundidade das informações variará de indivíduo para indivíduo; porém, todos deverão ser informados dos aspectos básicos, para que possam encarar os procedimentos e equipamentos utilizados na UTI como meios de auxílio, e não como agentes agressores.

O medo da dor é uma das preocupações freqüentes do paciente. Por isso, deve ele saber que receberá toda a atenção por parte da equipe no sentido de aliviá-la, recebendo medicação analgésica a intervalos prescritos, ou sempre que for necessário.

A assistência espiritual não deve ser relegada, dentro do planejamento individualizado de cuidados. De acordo com o credo do paciente, o enfermeiro deverá providenciar meios para que receba o apoio espiritual desejado.

Após a cirurgia cardíaca, o objetivo primordial da assistência de enfermagem é a prevenção e a detecção precoce de possíveis complicações, assim como a atuação pronta e eficaz frente às emergências. Nas primeiras horas após a cirurgia, é absolutamente indispensável que o paciente seja observado contínua e rigorosamente por uma equipe especializada, razão pela qual é assistido em UTI.

O enfermeiro é, em geral, o primeiro a detectar qualquer alteração nas condições do paciente. Através de cuidados como controles rigorosos dos parâmetros vitais, dos fluidos administrados, observação contínua do traçado eletrocardiográfico, avaliação freqüente do nível de consciência, atuação na prevenção de complicações respiratórias e circulatórias, torna-se possível uma assistência no sentido de dar o máximo de segurança ao paciente durante o período crítico pós-operatório.

Além de uma observação intensiva de enfermagem, o paciente depende também de cuidadosa monitoragem clínica e laboratorial, tratamento medicamentoso efetivo e utilização de recursos técnicos específicos, medidas estas que visam a evitar a instalação de complicações. Os problemas pós-operatórios podem, freqüentemente, ser evitados através de um preparo adequado no período pré-operatório. Entretanto, a maioria das complicações está relacionada, direta ou indiretamente, ao próprio trauma cirúrgico, não dependendo das condições prévias do paciente.

Algumas das complicações possíveis são: hemorragia, tamponamento cardíaco, arritmias, insuficiências cardíaca, renal e respiratória, embolização e aquelas que afetam o sistema nervoso central. Detectadas a tempo, elas, geralmente, são passíveis de correção, devolvendo-se o equilíbrio ao paciente. Eis por que é tão importante o papel do enfermeiro em relação ao paciente em estado crítico pós-cirúrgico.

6.1.4. Complicações hemorrágicas

A perda sangüínea pós-operatória pode estar relacionada a anormalidades preexistentes nos fatores de coagulação, a problemas de hemostasia cirúrgica ou a fatores desencadeados pela técnica de circulação extracorpórea. Independente da causa, a hemorragia pode afetar diretamente o estado hemodinâmico do paciente. É importante, pois, o controle rigoroso das perdas sangüíneas e a instalação imediata de tratamento apropriado, mantendo, ao mesmo tempo, estrita vigilância sobre a pressão arterial, pressão venosa e o pulso. Persistindo a hemorragia, a despeito de todas as medidas convenientes, deve-se preparar o paciente para a reexploração da área cirúrgica.

6.1.5. Tamponamento cardíaco

A causa mais freqüente desta complicação é o acúmulo de sangue no espaço mediastinal, comprimindo o coração e impedindo o enchimento adequado dos ventrículos. Pressão venosa central elevada com distensão das jugulares ao nível do pescoço, hipotensão, pulso fraco e filiforme, ruídos cardíacos abafados e diminuição da voltagem no traçado eletrocardiográfico — eis alguns dos sinais e sintomas que revelam o tamponamento cardíaco. A observação de enfermagem deve estar dirigida no sentido de detectar imediatamente qualquer um deles.

6.1.6. Arritmias cardíacas

O trauma cirúrgico pode ser o causador ou contribuir para o aparecimento de arritmias pós-operatórias. Os efeitos da anestesia prolongada, as transfusões sangüíneas múltiplas, a circulação extracorpórea são alguns dos fatores que podem levar ao aparecimento desta complicação. Traumatismos mais específicos incluem incisões, suturas e retrações da parede atrial ou ventricular, levando a defeitos na condução elétrica. Além disso, fatores ditos extracardíacos, como a hipotensão, a hipoxemia, os distúrbios eletrolíticos e ácido-básicos e o uso indiscriminado de certos medicamentos, como digitálicos, diuréticos e catecolaminas, podem desencadear as referidas alterações.

Diante da multiplicidade de fatores desritmizantes e do conhecimento de que as arritmias, em geral, põem em risco a vida do paciente, a sua prevenção e eliminação imediata devem ser um dos cuidados prioritários no pós-operatório. A observação contínua de enfermagem deve abranger não só a função cardíaca, mas também todos os demais parâmetros que mantêm a integridade do binômio excitação-contração, fundamental para um bom desempenho cardíaco.

6.1.7. Insuficiência cardíaca

É o termo usado para descrever a falência do coração como bomba, resultando no acúmulo de sangue nas cavidades cardíacas, no sistema pulmonar e nas veias que levam o sangue ao coração. Nestas condições, ocorre aumento da pressão hidrostática, forçando o líquido para o espaço extracelular nos pulmões, abdome, membros inferiores e outras áreas. A insuficiência cardíaca pode ser decorrente tanto da falência do ventrículo direito como do esquerdo. Alguns dos sinais a serem observados são: taquicardia, dificuldade respiratória, diminuição da pressão arterial média, elevação da pressão venosa central, cianose periférica, edema tissular e ascite. Será necessária terapêutica imediata, com diuréticos, digitálicos, anticoagulantes e broncodilatadores, além de medidas como restrição de sódio e fluidos e torniquetes rotativos.

6.1.8. Insuficiência renal

Após a cirurgia cardíaca, a instalação de insuficiência renal, em pacientes que não apresentavam lesão prévia, pode resultar de vários fatores: diminuição do débito cardíaco, reposição hídrica inadequada durante e após a cirurgia, necrose tubular aguda, resultante de isquemia renal por embolização, hemólise, hipotensão prolongada etc.

Os principais aspectos da atuação de enfermagem se referem ao controle rigoroso da diurese, cujo volume horário não deve ser inferior a 20 ml; se isto ocorrer, deve-se: investigar, primeiro, a possibilidade de obstrução mecânica da sonda vesical; controlar o peso para detectar ganhos excessivos ou administração deficiente de fluidos; acompanhar os níveis séricos de uréia e creatinina, assim como dos eletrólitos séricos e urinários; controlar a densidade ou a osmolaridade urinária para avaliação da capacidade renal de concentrar a urina nos túbulos renais. O enfermeiro participa, ainda, no tratamento dialítico, quando indicado.

6.1.9. Insuficiência respiratória

Apesar do preparo pulmonar anterior à cirurgia, uma grande porcentagem de pacientes apresenta esta complicação. Decorrente da cardiopatia crônica, o paciente é, quase sempre, portador de hipertensão pulmonar, infecções sucessivas e outras anormalidades que limitam uma boa função respiratória. Além disso, condições intra-operatórias predispõem ainda mais ao aparecimento deste problema no pós-operatório: a compressão dos pulmões às estruturas mediastinais, para melhor exposição do campo operatório, o acúmulo de secreção na árvore traqueobrônquica durante longo período anestésico, o uso de gases anestésicos secos e irritantes da mucosa respiratória etc.

A prevenção de complicações respiratórias é uma importante tarefa do enfermeiro. A primeira consideração a ser feita é a manutenção da permeabilidade das vias aéreas — aspirações freqüentes das secreções previnem a obstrução do tubo endotraqueal, e a estimulação de tosse e respiração profunda, bem como a tapotagem e massagem vibratória, auxiliam na remoção de secreções. É indispensável o uso de técnica asséptica para a aspiração endotraqueal a fim de prevenir infecção pulmonar.

O enfermeiro deve manter criteriosa vigilância quanto à oxigenoterapia. A quantidade de oxigênio fornecida ao paciente baseia-se na gasimetria arterial, ajustando-se a oferta à necessidade do paciente. A monitoragem gasimétrica é essencial no cuidado respiratório e o enfermeiro deve estar apto a interpretar os seus valores, em correlação com a observação clínica.

A ausculta pulmonar também faz parte das responsabilidades do enfermeiro, que deve saber identificar os ruídos pulmonares, os quais serão úteis no cuidado respiratório dispensado ao paciente.

A dor na incisão cirúrgica é um dos fatores que diminuem a capacidade respiratória do paciente, contribuindo para o aumento da incidência de atelectasias. O enfermeiro deve fazer uma avaliação criteriosa da necessidade de sedação. O alívio da dor e da ansiedade é desejável, mas deve-se evitar sedação excessiva, que elimina a cooperação ativa do paciente e pode provocar depressão respiratória.

6.1.10. Embolização

Os êmbolos são materiais anormais na corrente circulatória, que vão localizar-se em vasos de calibre tão pequeno que não permitem sua passagem. Eles podem ser causados por pequenos coágulos sangüíneos, ar, glóbulos de gordura, fragmentos de tecidos ou placas calcificadas. Os locais embólicos mais freqüentes são: pulmões, cérebro, artérias coronárias, mesentério, rins, extremidades e baço. A atuação de enfermagem, em relação à observação dos sinais de embolização, inclui os seguintes itens: avaliação do nível de consciência, tamanho das pupilas e sua reação à luz, capacidade de movimentação, coloração e temperatura de todas as extremidades, presença de pulsos periféricos, sinais de insuficiência respiratória, como dispnéia, tosse e taquipnéia.

Como medidas preventivas, o enfermeiro deve observar os seguintes cuidados: movimentação ativa e passiva dos membros, deambulação precoce, aplicação de meias antiembólicas e evitar compressão do espaço poplíteo.

6.1.11. Complicações do sistema nervoso central

Apesar de não ser fatal, na maioria dos casos, a ocorrência de complicações cerebrais é freqüente. Às vezes, manifesta-se como uma deficiência localizada (hemiparesia ou hemiplegia), podendo, entretanto, assumir proporções de depressão generalizada. Ocorrem em conseqüência de embolismos por coágulos sangüíneos, ar ou formações calcificadas, podendo resultar também da perfusão extracorpórea e da hipotermia intra-operatória. Inúmeros casos de recuperação completa após comprometimento cerebral revelam que os esforços empenhados nunca devem ser inibidos por sentimentos negativos, mesmo nos casos mais graves.

As complicações psicológicas, como delírio, desorientação, alucinações e mudança de comportamento, são encontradas mais freqüentemente do que as afecções cerebrais orgânicas. A problemática do paciente em uma UTI, incluindo fatores como privação de sono e repouso, ruídos estranhos, controles a curtos intervalos, ausência de familiares, pode levar ao aparecimento dos sintomas citados. O tratamento específico desta síndrome psicológica envolve um relacionamento enfermeiro-paciente voltado para as suas necessidades emocionais. Freqüentemente, o simples fato de remover o indivíduo do ambiente confuso, não familiar e agressivo da UTI é capaz de eliminar os sintomas que apresenta.

6.2. Infarto agudo do miocárdio

Grande parte dos pacientes com infarto agudo do miocárdio morre repentinamente. A morte é devido principalmente ao estabelecimento de um distúrbio de ritmo cardíaco fatal: parada ventricular ou fibrilação ventricular. Nestes dois eventos, há uma perda total da função cardíaca como bomba.

Após um infarto do miocárdio, alguns pacientes apresentam dor torácica e desconforto por um período de 24 horas, mais ou menos. Outros, experimentam uma dor severa por 2 ou 3 dias, requerendo doses freqüentes de analgésicos. A dor depende, pelo menos em parte, da extensão da lesão do miocárdio e da quantidade de circulação colateral disponível para a área infartada.

Existe atualmente um consenso geral de que a UTI tem sido capaz de quase eliminar mortes, através de uma vigilância preventiva. Sabe-se que a incidência de fibrilação ventricular pode ser extraordinariamente reduzida, exceto nos episódios que ocorrem nas primeiras horas após o estabelecimento dos sintomas agudos.

A monitorização eletrocardiográfica contínua permite identificar precocemente distúrbios do ritmo cardíaco, freqüentemente precedidos de arritmias menores.

É recomendado que pacientes com um diagnóstico de infarto do miocárdio sejam admitidos em uma UTI. Estes pacientes são de alto risco e potencialmente estão sujeitos a uma taquicardia ventricular e a uma fibrilação ventricular.

Dos pacientes que não resistem a um infarto do miocárdio, 5% morrem nas primeiras 48 horas, e a maioria destas mortes ocorre em conseqüência de uma arritmia.

Três principais mecanismos resultam na oclusão coronariana aguda, responsável por uma isquemia temporária e reversível do músculo cardíaco ou por uma necrose progressiva e irreversível daquele músculo:

1. o desenvolvimento primário de um trombo no interior da luz de um vaso;
2. coagulação provocada por hemorragia no interior de uma placa aterosclerótica;
3. obstrução pelo crescimento ou desalojamento de uma placa.

6.2.1. Diagnóstico

O diagnóstico definitivo do infarto agudo do miocárdio é feito quando as anormalidades características da necrose estão presentes no eletrocardiograma (aproximadamente 24 horas após o início do sintoma).

Os achados físicos do infarto agudo são quase sempre relacionados a complicações fisiopatológicas: distúrbios no ritmo cardíaco, insuficiência cardíaca congestiva ou choque.

Enzimas séricas: TGO, DHL, CPK e DHB.

— TGO (transaminase glutâmico-oxalacética): aumenta rapidamente, logo no início do curso do infarto agudo do miocárdio. Atinge o pico no segundo ou terceiro dia, retornando aos níveis normais por volta do quarto ao sétimo dia.
— CPK (creatina-fosfoquinase sérica): começa a se elevar dentro de 3 a 6 horas após o infarto. Atinge o máximo entre 12 e 24 horas e volta ao normal juntamente com a TGO.
— DHL (desidrogenase láctica): atinge seu pico do segundo ao quarto dia, retornando ao normal entre o oitavo e o décimo quarto dia.
— DHB (desidrogenase alfahidroxibutírica): similar à elevação do DHL, mas talvez mais rápida, atingindo níveis mais altos, que persistem por períodos de tempo mais longos.

6.2.2. Sinais e sintomas

O paciente com um infarto agudo do miocárdio pode ter experimentado previamente uma pressão de curta duração no peito (ou dor à movimentação ou à excitação), ou outros sintomas de fluxo coronariano insuficiente.

Na vigência do infarto, há o aparecimento abrupto de dor e opressão subesternal ou precordial. Tal dor resulta de um suprimento sangüíneo inadequado pelas artérias coronárias ocluídas a uma área de músculo cardíaco que elas suprem.

Alguns pacientes descrevem o desconforto como uma sensação de peso ou pressão sobre o peito.

Em adição a esse desconforto, pode haver uma irradiação para os ombros, braços e dedos, mais comumente no lado esquerdo.

Um desconforto epigástrico pode ser a manifestação de uma isquemia miocárdica ou infarto, e pode às vezes ser interpretada como indigestão. Por outro lado, desconforto em braços, ombros, pescoço, mandícula ou costas, sem manifestação retroesternal, pode ser sinal de isquemia miocárdica.

A importância de um pronto atendimento aos sintomas que sugerem uma isquemia miocárdica é enfatizada, uma vez que a fibrilação ventricular, causa freqüente de morte, pode instalar-se precocemente.

Outros sinais e sintomas, resultantes de respostas do sistema nervoso autônomo, incluem: palidez, suor, hipotensão, tontura e desmaio.

6.2.3. Condutas gerais

a) MONITORIZAÇÃO ELETROCARDIOGRÁFICA

Para identificar precocemente eventuais arritmias. É alta a incidência de fibrilação ventricular e outras arritmias potencialmente sérias durante a primeira hora de sintomas do infarto agudo do miocárdio. A monitorização eletrocardiográfica (em um osciloscópio) propicia a identificação de alterações significativas do ritmo cardíaco.

b) OXIGENAÇÃO

A hipoxemia é usualmente secundária à ventilação-perfusão anormal e ocorre comumente como uma seqüela da falência ventricular esquerda. A administração de oxigênio é recomendada, através de máscara ou cateter nasal, num fluxo de 4 a 6 L min. Há evidência de que a elevação da tensão arterial de oxigênio (PaO_2) reduz a área do infarto.

c) CONTROLE DA DOR

Deve ter alta prioridade. Se a pressão sistólica for maior que 100 mm Hg, nitroglicerina sublingual pode ser utilizada. Esta droga pode reduzir significativamente a pressão sangüínea arterial (com uma resultante queda na perfusão coronariana) e causa uma taquicardia reflexa (o que ocasiona um aumento na demanda de oxigênio pelo miocárdio). Assim, a pressão sangüínea deve ser monitorizada durante seu uso.

Estudos em infarto do miocárdio experimental sugerem que a nitroglicerina pode diminuir a suscetibilidade do infartado à fibrilação ventricular.

Se a nitroglicerina não controla a dor, ou se a mesma é severa, morfina deve ser administrada em pequenas doses (2 a 5 mg). Esta terapia pode ser repetida em intervalos de cinco minutos, diversas vezes.

A morfina exerce efeito hemodinâmico favorável, aumentando a capacidade venosa (reduz o retorno venoso) e reduzindo a resistência vascular sistêmica (facilita o esvaziamento ventricular esquerdo). O resultado de ambos os efeitos é a redução da demanda miocárdica de oxigênio.

Adicionalmente, o controle da dor serve para aliviar a ansiedade do paciente e, desta forma, limita a atividade de catecolaminas. Ocasionalmente, ocorre hipotensão após a administração de morfina. Nesta fase, a elevação dos braços e a colocação do paciente em decúbito baixo resolve o problema. Em circunstâncias raras, torna-se necessário o emprego de agente pressor, como a dopamina junto com a morfina, se a hipotensão persiste.

Houve mudanças no tratamento dos pacientes com Infarto Agudo no Miocárdio nas últimas décadas.

Hoje, pacientes com suspeita de doença coronariana, são submetidos à cateterização cardíaca e, se confirmada, podem sofrer um processo terapêutico como a angioplastia coronariana percutânea transluminal, a arterectomia ou a colocação cirúrgica de um “bypass” (“stent”) na artéria coronariana, antes que o Infarto do Miocárdio ocorra.

Paciente que chega ao hospital ainda poucas horas após episódio de dor torácica, evidenciando Infarto do Miocárdio, deve receber agentes trombolíticos como terapia.

Os cuidados de enfermagem têm mudado. Algumas precauções são deixadas de lado: ausência de esforços, permanência prolongada no leito, atividades diárias com assistência, restrições à cafeína, limitações a bebidas quentes e geladas. Entre 5 e 7 dias, o paciente pode ter alta.

Angiografia coronariana é recomendada após um Infarto do Miocárdio. Ela fornece informações sobre eventuais estenoses coronarianas, frações de ejeção, segmentos de riscos etc. Estes dados amparam a necessidade de eventuais intervenções para prevenir complicações.

Agentes farmacológicos utilizados no tratamento do IM

Os agentes farmacológicos (trombolíticos, nitratos e beta bloqueadores) têm sido efetivos no tratamento, mas devem ser utilizados preferencialmente nas 4 a 6 horas após o evento, para limitar o infarto.

— Trombólise (80 a 90% dos infartos são resultados de obstrução por trombos).

Os resultados do uso dos agentes trombolíticos são inquestionáveis, mas, as pesquisas continuam para que sejam plenamente definidos: o fármaco ideal, a melhor dosagem, o tempo ("timing") apropriado de administração, o critério desejável de seleção do paciente e o tratamento após o uso do agente.

Agentes:

— Estreptoquinase et-PA ("tissue plasminogen acivator). Alguns estudos sugerem que o t-PA abre uma artéria ocluída mais rapidamente que a Estreptoquinase.

— Nitratos: São potentes vasodilatadores; a dilatação venosa ocorre em baixas concentrações plasmáticas e, a arterial e arteriolar ou resistência vascular em altas concentrações. Os nitratos têm sido apontados como agentes de diminuição das arritmias e morte em pacientes com falência cardíaca.

— Beta bloquadores: Recomendados para pacientes com tanquicardia e hipertensão. São contra-indicados em pacientes com falência cardíaca, hipotensão, bradicardia e bloqueio A-V.

— Aspirina: potente agente antiplaquetário; reduz a reoclusão coronariana e a isquemia, que podem acompanhar a terapia trombolítica. Contra-indicada a pacientes que apresentam hipersensibilidade e sangramento ativo.

Existem várias contra-indicações para a terapia trombolítica. Podem ser absolutas e relativas.

Contra-indicações absolutas:

— sangramento interno ativo
— história de acidente vascular cerebral hemorrágico
— acidente vascular cerebral isquêmico há menos de um ano
— grande cirurgia ou trauma com menos de 02 semanas
— neoplasia cerebral
— gravidez
— conhecida hipersensibilidade à droga
— recente trauma craniano
— PA > 200 / 20 mmhg

Contra-indicações relativas:

— hipertensão incontrolável
— história de severa hipertensão
— idade acima de 80 anos
— significativa disfunção hepática
— tratamento com trombolítico há 6-9 meses
— úlcera péptica ativa
— uso corrente de anticoagulantes

6.2.4. Complicações do infarto do miocárdio

a) ARRITMIAS

— Fibrilação ventricular: A fibrilação ventricular (atividade elétrica desordenada do coração, com alterações irreversíveis da perfusão tecidual) é freqüentemente precedida de arritmias mais leves.
— **Tratamento:** lidocaína.

— Bradiarritmias: Favorecem o desenvolvimento de fibrilação ventricular. As mais comuns são:
- Bradicardia sinusal: ritmo sinusal com freqüência menor que 60/min;
- Ritmo juncional;
- Bloqueio A-V de 2º ou 3º grau: os estímulos oriundos do átrio não são conduzidos adequadamente para os ventrículos.

Estes ritmos são usualmente o resultado do aumento do tono parassimpático e estão, quase sempre, associados ao infarto do miocárdio ínfero-posterior.

Tratamento: atropina (se a arritmia estiver associada à hipotensão).

— Taquicardia sinusal: A taquicardia sinusal (ritmo sinusal com freqüência maior que 100/min) é conseqüência da dor ou ansiedade num grande número de pacientes. Geralmente, respondem à analgesia e sedação.

— Flütter atrial: O flütter atrial (freqüência atrial de 250-350/min) pode ser secundário à dilatação atrial esquerda e é mais comum no infarto de parede anterior extenso.

— Taquicardia ventricular: A taquicardia ventricular (sucessão rápida de uma série de impulsos originários de foco ectópico ventricular) deve ser tratada prontamente. Se o paciente estiver hemodinamicamente estável, o uso de lidocaína pode ser efetivo.

— Bloqueio átrio-ventricular: O bloqueio A-V de 1º grau não requer tratamento. Se estiver associado a uma bradicardia sinusal e hipotensão, pode ser tratado com atropina.

b) INSUFICIÊNCIA CARDÍACA CONGESTIVA

Depleção de suprimento sangüíneo, de oxigênio e de substratos metabólicos para uma porção do ventrículo esquerdo, com alterações da função normal de bomba do coração.

c) CHOQUE CARDIOGÊNICO

Débito cardíaco insuficiente a despeito da taquicardia compensatória para aumentá-lo e da intensa vasoconstrição periférica para manter a pressão arterial sistêmica.

Características do choque cardiogênico:

— pressão sangüínea baixa ou não mensurável;
— pulso rápido, fino ou imperceptível;
— palidez ou cianose;
— pele fria e pegajosa;
— vasoconstrição periférica;
— oligúria ou anúria;
— torpor, agitação, confusão ou coma.

d) EMBOLISMO PULMONAR

Coágulos em artérias pulmonares, com obstrução do fluxo e aumento conseqüente da pressão arterial pulmonar.

e) RUTURA DO MIOCÁRDIO

Como parte do processo de cicatrização, por volta da quarta ou quinta semana, o músculo cardíaco necrosado foi parcialmente substituído por tecido conetivo. Antes que ocorra uma remoção significativa do tecido necrosado e sua substituição por tecido cicatricial, às vezes o sangue intracavitário pode dissecar a área infartada do miocárdio ventricular, produzindo uma rutura do coração.

O local mais comum da rutura é através da parede do ventrículo esquerdo, próximo ao septo.

6.2.5. Cuidados de enfermagem

— Procedimentos admissionais:
- eletrocardiograma (registro do traçado de entrada);
- monitorização;
- controle de sinais vitais;
- avaliação do paciente e planejamento de cuidados.

— Atividade:
- permanência no leito durante os primeiros dias. Se não houve complicação, sentar em poltrona ao lado do leito.
- pacientes com falência cardíaca, hipotensão ou com arritmia severa permanecem com atividade "zero" até estarem estáveis.
- em cada nova atividade, observar as condições do paciente quanto a ritmo cardíaco, pressão sanguínea etc.

— Dieta:
Hipossódica, de líquidos e alimentos pastosos, para ajudar a manter o trabalho cardíaco num nível mínimo, durante as primeiras 48 horas.

— Condições de risco:
- ausência de consciência por mais de 15 segundos;
- alterações no ritmo cardíaco de 20 batimentos por minuto ou mais;
- convulsões;
- movimento respiratório modificado, usando musculatura acessória ou apnéia com 15 segundos de duração;
- fibrilação ventricular;
- taquicardia ventricular.

6.3. Principais arritmias cardíacas

Os métodos de monitorização de fenômenos fisiológicos possibilitam o diagnóstico precoce das arritmias cardíacas e tornam praticamente nula a mortalidade, em conseqüência delas. A identificação da arritmia através da monitorização da atividade elétrica do coração propicia um tratamento imediato e a eficácia dos métodos terapêuticos.

Dois tipos de pacientes, internados em UTI, podem apresentar arritmias cardíacas: os portadores de cardiopatias e os que têm outras moléstias de base (apresentam arritmias durante a evolução). Neste grupo de pacientes, geralmente as arritmias são desencadeadas por alterações metabólicas e/ou hemodinâmicas (hipotensão arterial, febre, hipoxia, hipercapnia, acidose, alcalose, hiperpotassemia etc.).

Particularmente, alterações em eletrólitos, equilíbrio ácido-básico ou anoxia exercem um profundo efeito sobre a condução normal e a propagação de impulsos no coração, e muito freqüentemente, como resultado disto, ocorre o ritmo ectópico.

6.3.1. Ritmo sinusal

— Freqüência entre 60 e 100 batimentos por minuto (fig. 6.1).

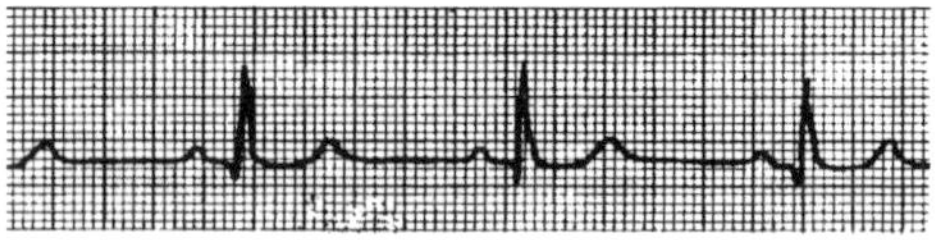

Figura 6.1

6.3.2. Bradicardia sinusal

— Freqüência menor que 60 batimentos por minuto.

— **Tratamento:** não necessita de tratamento, quando não há manifestações de baixo débito. Na presença deste: atropina ou isoproterenol. Recomenda-se o uso de marca-passo de demanda, quando a biadicadia for persistente e o paciente sintomático (fig. 6.2).

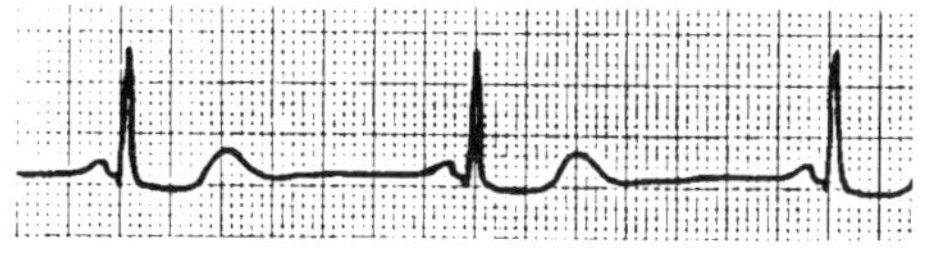

Figura 6.2

6.3.3. Taquicardia sinusal

— Freqüência maior que 100 batimentos por minuto.

— **Tratamento:** da causa — geralmente é secundária (fig. 6.3).

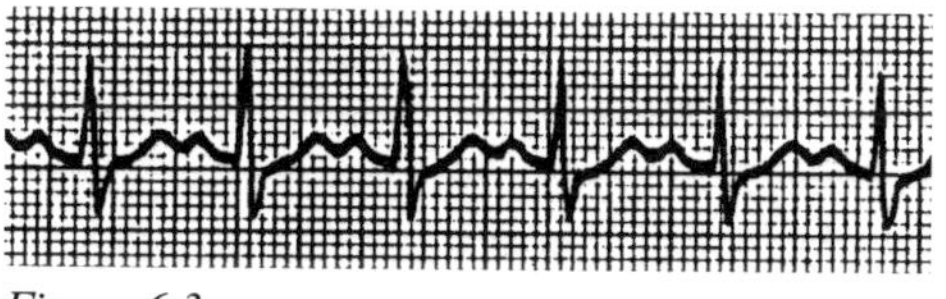

Figura 6.3

6.3.4. Arritmia sinusal

É resultado de uma freqüência variável na formação do impulso no nó sinusal.

— Freqüência cardíaca: depende do mecanismo sinusal básico.

— **Tratamento:** não necessário se o paciente for assintomático. Com o aparecimento de baixo débito, podem ser usados: tranqüilizantes, atropina ou isoproterenol (fig. 6.4).

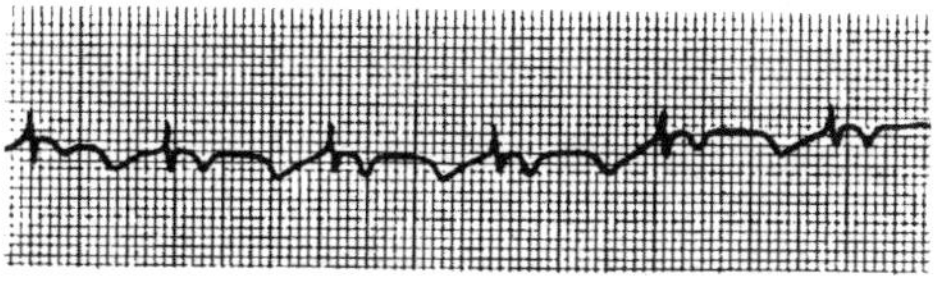

Figura 6.4

6.3.5. Taquicardia atrial paroxística

— Freqüência: em torno de 150-240 batimentos por minuto.

— **Tratamento:** responde à pressão do seio carotídeo (fig. 6.5).

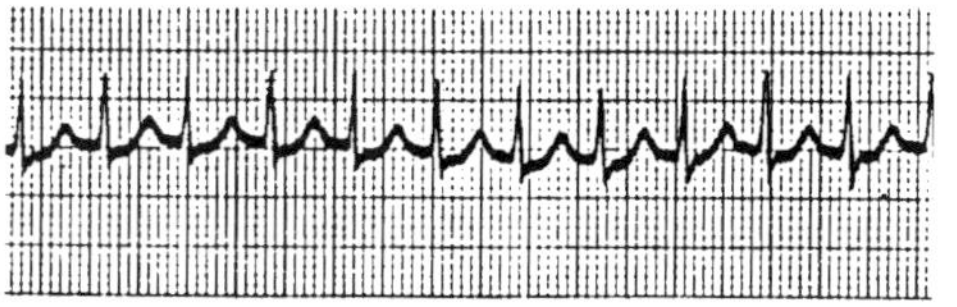

Figura 6.5

6.3.6. Taquicardia atrial com bloqueio

— Freqüência: entre 150 e 200 batimentos por minuto. Geralmente está associada com a intoxicação digitálica.

— **Tratamento:** retirada do digital e administração de potássio (fig. 6.6).

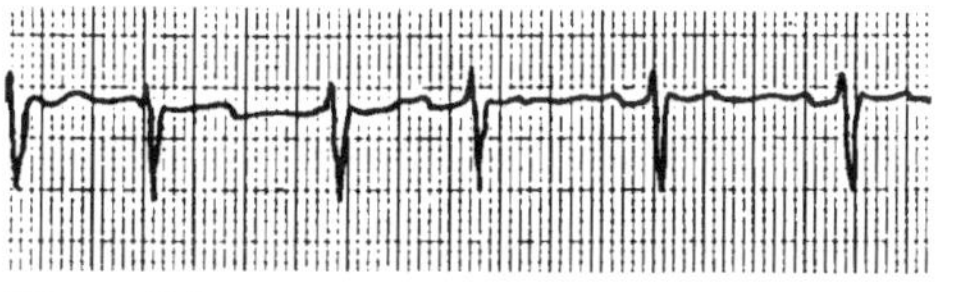

Figura 6.6

6.3.7. Fibrilação atrial

Contrações atriais totalmente irregulares e descoordenadas (desorganização da atividade elétrica do átrio).

— Freqüência: 350-600 batimentos por minuto (aparente).

— **Tratamento:** cardioversão através de agentes antiarrítmicos (doses moderadas de quinidina ou procainamida) ou com choque elétrico (fig. 6.7).

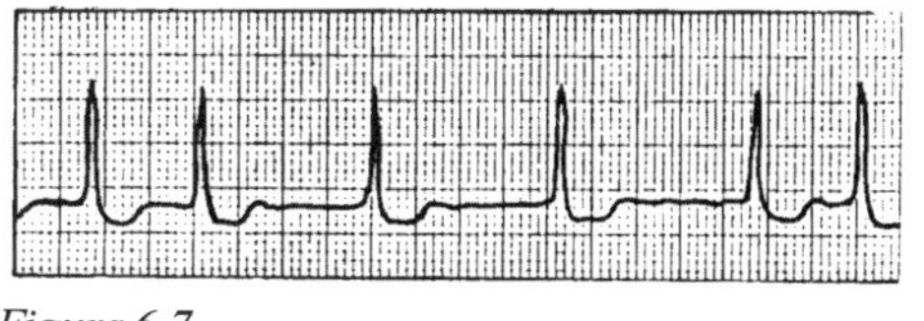

Figura 6.7

6.3.8. Flütter atrial

— Freqüência: aproximadamente 250 a 350 batimentos atriais por minuto (a freqüência ventricular é aproximadamente metade da atrial). Há algum grau de bloqueio A-V.

— **Tratamento:** cardioversão com choque elétrico. A manutenção do ritmo sinusal é feita com quinidina e digital (fig. 6.8).

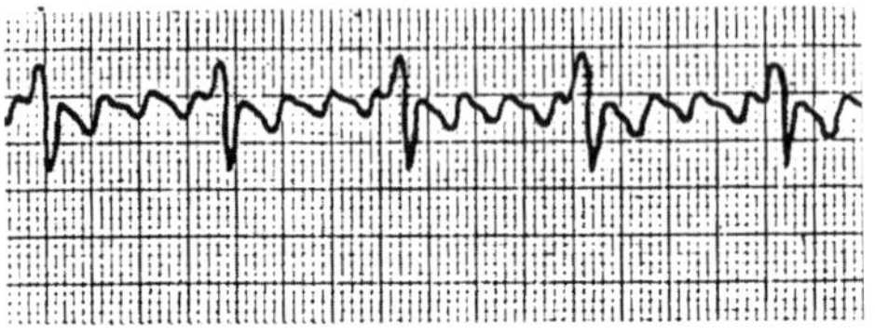

Figura 6.8

6.3.9. Taquicardia ventricular

— Freqüência: sucessão de extra-sístoles ventriculares de aproximadamente 100 a 250 por minuto (fig. 6.9).

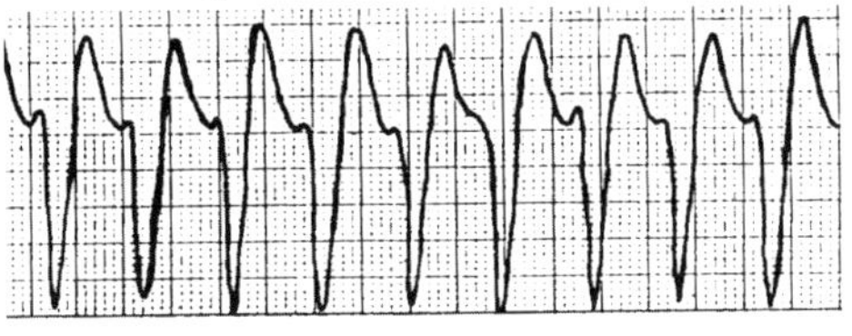

Figura 6.9

6.3.10. Fibrilação ventricular

Atividade elétrica desordenada do coração (termina em alterações irreversíveis da perfusão tecidual). Deve ser removida dentro de aproximadamente quatro minutos (fig. 6.10.).

— **Tratamento:** cardioversão.

— **Tratamento profilático:** xilocaína endovenosa, procamide ou hidantal.

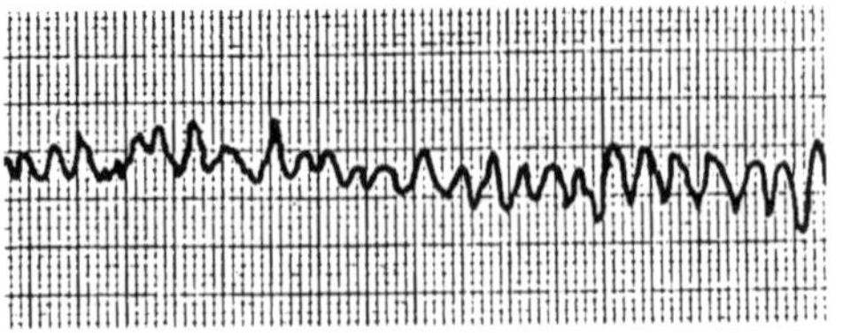

Figura 6.10

6.3.11. Bloqueio átrio-ventricular (BAV)

Interferência na transmissão de um estímulo atrial ao ventrículo.

1. BAV de 1º grau (retardamento da condução através dos trajetos especializados de condução atrial, o nó A-V ou o feixe de His) (fig. 6.11)

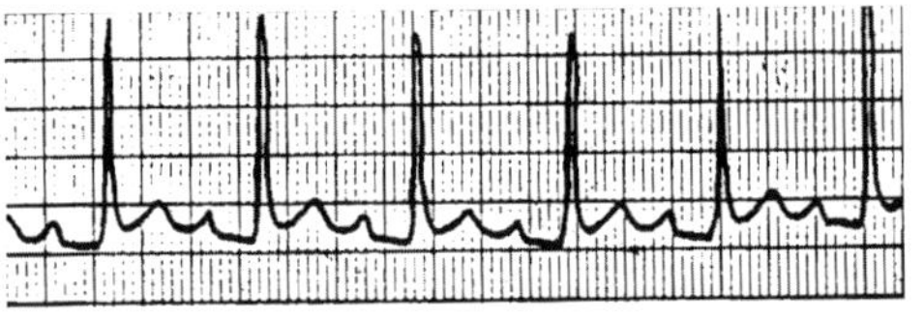

Figura 6.11

2. BAV de 2º grau: Mobitz I — algumas ondas P são bloqueadas (fig. 6.12).

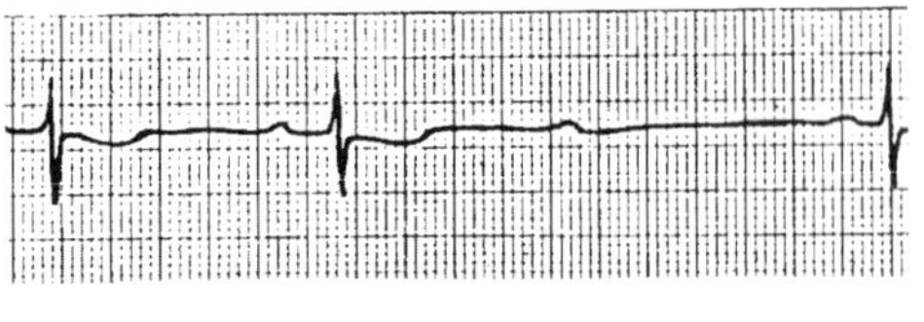

Figura 6.12

3. BAV de 3º grau: há dissociação AV (fig. 6.13).

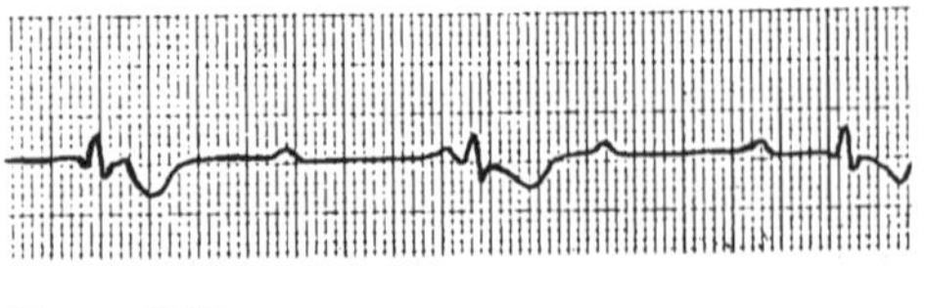

Figura 6.13

— **Tratamento:** quando sintomático, marca-passo externo.

6.3.12. Assistolia cardíaca (fig. 6.14).

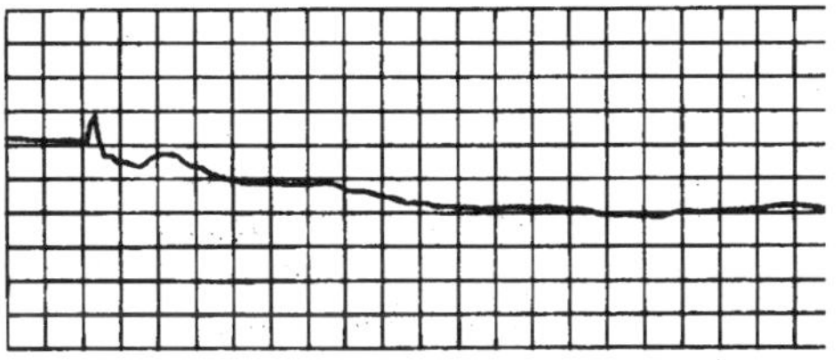

Figura 6.14

6.3.13. Extra-sístoles ventriculares (fig. 6.15.).

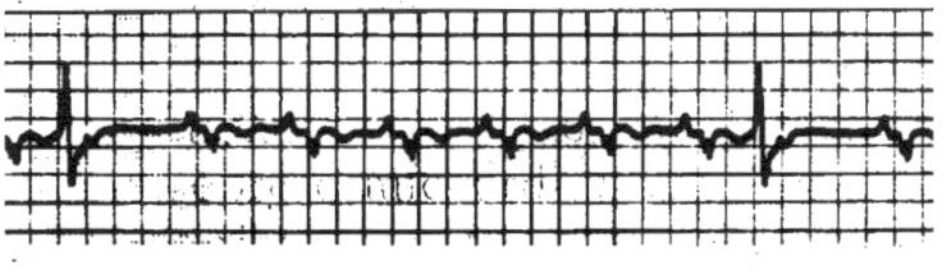

Figura 6.15

6.3.14. Tratamento das arritmias cardíacas

a) DROGAS

1. *Atropina:* efeito antivagal. Tem pequena ação cronotrópica positiva sobre o miocárdio e pode melhorar a condução através do nó A-V.

— *Indicações:* bradicardia sinusal; bloqueio A-V.

— *Dosagem e administração:* EV — 0,4 a 1 mg.

— *Efeitos colaterais:* boca seca, taquicardia sinusal, alucinações, confusão em pacientes idosos.

2. *Isoproterenol (Isuprel):* ação cronotrópica positiva sobre o miocárdio; não causa constrição dos vasos sangüíneos periféricos (agente quase que estimulante beta adrenérgico).

— *Indicações:* bradicardia sinusal; bloqueio AN; assistolia cardíaca.

— *Dosagem e administração*: EV — 1 mg em 250 ml de soro glicosado a 5%; controle do gotejamento de acordo com a resposta.

— *Efeitos colaterais:* aumenta o fluxo sangüíneo coronariano, mas aumenta as necessidades de oxigênio do miocárdio; aumenta a irritabilidade do miocárdio; dispnéia; palidez; taquicardia sinusal; cefaléia.

3. *Lidocaína (xilocaína):* ação inotrópica negativa sobre o miocárdio; deprime focos de marca-passos ectópicos atriais e ventriculares e o sistema de condução.

— *Indicações:* taquicardia; fibrilação ventricular.

— *Dosagem e administração:* injeções endovenosas rápidas com 50 a 100 mg; 1 a 2g em 500 a 1.000 ml de SG a 5%, com uma velocidade de 1 a 4 mg/minuto.

— *Efeitos colaterais:* anormalidades do SNC (euforia, sonolência, convulsões); disfagia; anorexia, náuseas, vômitos; hipotensão.

4. *Quinidina:* ação inotrópica negativa sobre o miocárdio; deprime focos ectópicos atriais e ventriculares e o sistema de condução.

— *Indicações:* taquicardia ventricular; prevenção de flütter atrial e fibrilação atrial.

— *Dosagem e administração:* IM e VO — 1,2 a 2,4 g/24 horas.
— *Efeitos colaterais:* hipotensão; anorexia, náuseas, vômitos, diarréia; trombocitopenia.

5. *Propranolol (Inderal):* agente bloqueador beta adrenérgico; deprime focos ectópicos e o sistema de condução; tem forte ação inotrópica negativa sobre o miocárdio. Controla os episódios recorrentes de fibrilação ventricular ou de taquicardia ventricular.
— *Indicações:* fibrilação atrial; taquicardia ventricular.
— *Dosagem e administração:* VO — 40 a 120 mg/dia.
— *Efeitos colaterais:* hipotensão; contra-indicado em BAV e em pacientes com insuficiência cardíaca congestiva; contra-indicado em bradicardia.

6. *Digitálicos:* ação inotrópica positiva; deprimem o nó S-A e suprimem a irritabilidade atrial; deprimem a condução A-V.
— *Indicações:* fibrilação atrial; flütter atrial; taquicardia atrial paroxística.
— *Dosagem e administração:*
- digitalização inicial (durante 24 h): Digitoxina VO — 1,0 a 1,5 mg; Cedilanide EV, IM — 1,2 a 2 mg.
- manutenção: Digitoxina VO — 0,1 a 0,3 mg/dia.

— *Efeitos colaterais:* náuseas, vômitos, anorexia; diarréia; arritmia cardíaca.

7. *Procainamida:* ação inotrópica negativa sobre o miocárdio; deprime os focos ectópicos atriais e ventriculares e o sistema de condução.
— *Indicações:* taquicardia e flütter ventricular; flütter atrial; fibrilação atrial.
— *Dosagem:* 40 a 120 mg/dia.
— *Efeitos colaterais:* hipotensão; anorexia, náuseas, vômitos; agranulocitose; hipersensibilidade à droga ("rash" cutâneo, febre, prurido).

8. *Difenilidantoína:* ação inotrópica negativa sobre o miocárdio; deprime focos ectópicos; mas tem pouco efeito sobre o sistema de condução.
— *Indicações:* flütter atrial; fibrilação atrial; taquicardia ventricular. É ideal para as arritmias da intoxicação digitálica (não prolonga a condução A-V).
— *Dosagem e administração: EV* — 100 a 250 mg/5 a 15 minutos.
— *Efeitos colaterais:* hipotensão; nervosismo; ataxia; tremor; nistagmo; "rash" cutâneo.

b) CARDIOVERSÃO

Método para interromper bruscamente uma taquiarritmia, mediante a administração de choque elétrico no coração. A cardioversão é a medida de escolha para o tratamento de várias arritmias cardíacas clinicamente refratárias (taquicardia atrial paroxística, flütter atrial e fibrilação atrial). O choque é aplicado por meio de cabos com eletrodos na superfície torácica do paciente.

No preparo do paciente para a cardioversão, algumas precauções são tomadas:

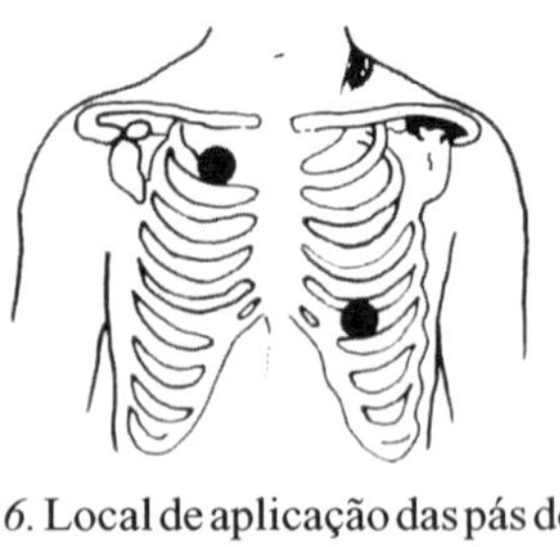

Figura 6.16. Local de aplicação das pás do cardioversor/desfibrilador.

— retirada de digitálicos (um ou mais dias antes da cardioversão), para protegê-lo de arritmias pós-cardioversão induzidas pelos mesmos;
— administração de agentes antiarrítmicos (a quinidina, em particular);
— jejum de pelo menos 8 horas, para que seja eliminado o risco de regurgitação e aspiração durante a sedação.

Antes do procedimento, alguns cuidados de enfermagem são dispensados ao paciente:
— tricotomia e limpeza do tórax;
— controle dos sinais vitais, incluindo pressão sangüínea;
— execução de um eletrocardiograma completo;
— monitorização do ritmo cardíaco;
— retirada de eventuais próteses dentárias.

O equipamento de cardioversão, acrescido do material para ressuscitação cardiopulmonar, deve ser colocado junto ao paciente, em condições de uso imediato.

Na cardioversão, é administrada uma pequena dose de diazepan (ou outro tipo de droga) para apenas induzir uma inconsciência transitória. A quantidade de energia elétrica é cuidadosamente ajustada (um mínimo eficaz) e, após a cardioversão, é feito um registro completo eletrocardiográfico. Durante pelo menos duas horas, o paciente deve estar sob vigilância contínua (pode nesse período receber drogas, como digitálicos e antiarrítmicos), tendo registros periódicos do ritmo cardíaco. As áreas do tórax onde os eletrodos foram aplicados podem apresentar eritemas, que desaparecerão dentro de 6 a 24 horas.

c) MARCA-PASSO EXTERNO

Aparelho eletrônico que envia estímulos elétricos para batimentos cardíacos. Tais estímulos são aplicados ao coração por eletrodos que atingem uma de suas câmaras, através de uma veia periférica (fig. 6.17).

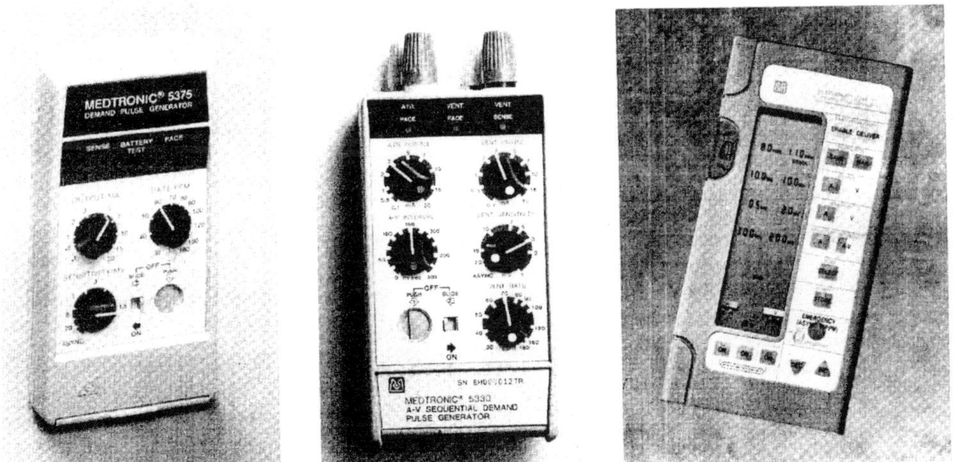

Figura 6.17. Marca-passo (fontes geradoras).

Indicações: pacientes com bloqueio A-V total ou de 2º grau (baixa freqüência ventricular).

O marca-passo externo que tem maior uso clínico é o de demanda (é equipado com detectores especiais de complexos QRS, que somente estimulam a contração dos ventrículos quando a freqüência cardíaca do paciente cai abaixo de um limite predeterminado).

Nas figuras. 6.18 e 6.19, pode-se observar traçados eletrocardiográficos de pacientes com marca-passo.

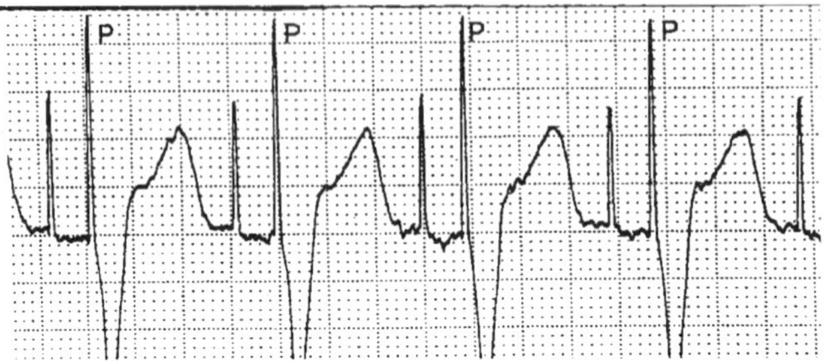

Figura 6.18

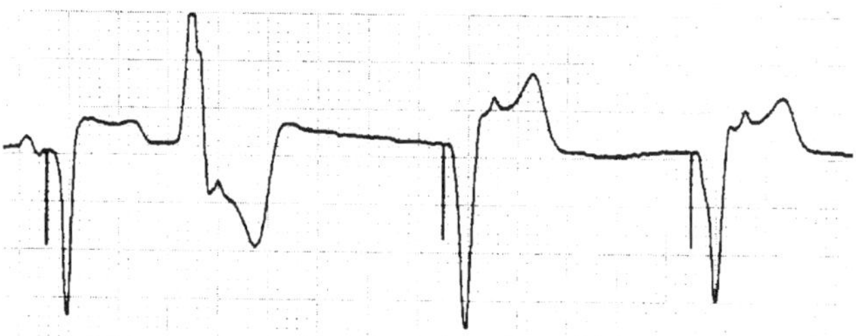

Figura 6.19

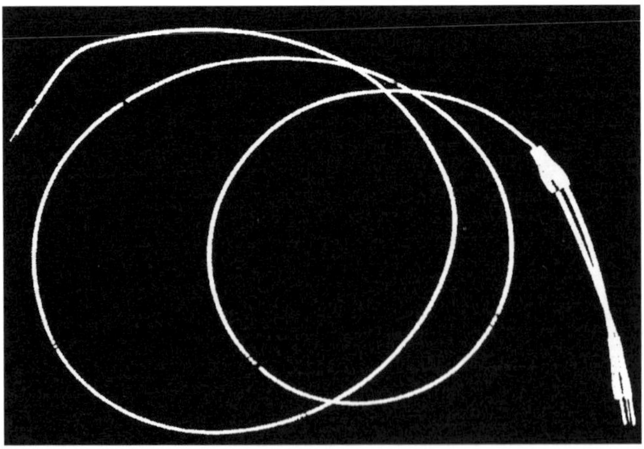

Figura 6.20. Eletrodo bipolar (marca-passo temporário).

Referências Bibliográficas

Ambrogi, A. M. T. P. *et al.* Padronização das Ações de Enfermagem na Parada Cardiorrespiratória, in: Knobel, E. Condutas no paciente grave, 3ª ed., cap. 124, p. 1525-1534, Rio de Janeiro, Atheneu, 2007.

Aspinall, M. J. *Nursing the Open-Heart Surgery Patient,* McGraw-Hill Book Company, 1973.

Beland, I. *Enfermagem Clínica,* São Paulo, E.P.U./EDUSP, *1978.*

Bevilacqua, F.; Bensoussan, E.; Silva, J. M. J. Castro, F. S. e Carvalhaes, L. P. *Manual de Fisiopatologia Clínica,* Rio de Janeiro, Atheneu, *1974.*

Brunner, L. S. e Suddarth, D. S. *Enfermagem Médico-Cirúrgica, 3ª* ed., Rio de Janeiro, Interamericana, *1977.*

Bushnell, S. S. *Respiratory Intensive Care Nursing,* Boston, Little, Brown and Company, *1973,* in: Knobel, E Condutas no paciente grave, 3ª ed., Rio de Janeiro, Atheneu, 2007.

Chesne, R. B. *Management of Coronary Care Unit,* Hospital of the Good Samaritan, Los Angeles, Califórnia, EUA.

Cintra, E. A. *et al.*, Assistência de Enfermagem ao paciente gravemente enfermo, 2ª ed., São Paulo, Atheneu, 2003.

Jones, M. C. Pace Makers, in: Clochesy, J. M. Critical Care Nursing, 2ª ed., cap. 12, p. 167-200, W. B. Saunders Company, Philadelphia, Pensylvania, 1996.

Laselva, C. R. *et al.* Cuidados de Enfermagem na Monitorização do Paciente Grave, in: Knobel, E. Condutas no paciente Grave, 3ª ed., cap. 123, p. 1513-1524, Rio de Janeiro, Atheneu, 2007.

McIntyre, K. M. *Advanced Cardiac Life Support,* American Heart Association.

Menzel, L. K. *et al.* Eletrocardiogram Intrerpretation, in: Clochesy, J. M. Critical Care Nursing, 2ª ed., cap. 11, p. 127-165, W. B. Souders Company, Philadelphia, Pensylvania, 1996.

Miller, L. R. Hemodynamic Monitoring, in: Clochesy, J. M. Critical Care Nursing, 2ª ed., cap. 13, p. 203-231, W. B. Saunders Company, Philadelphia, Pensylvania, 1996.

Moser, D. K. *et al.* Heart Failure, in: Clochesy, J. M. Critical Care Nursing, 2ª ed., cap. 21, p. 380-403. W. B. Saunders Company, Philadelphia, Pensylvania, 1996.

Riegel, B. Myocardial Infarction, in: Clochesy, J. M. Critical Care Nursing, 2ª ed., cap. 20, p. 354-370. W. B. Saunders Company, Philadelphia, Pensylvania, 1996. Sanderson, R. G. *The Cardiac Patient — A Comprehensive Approach,* Filadélfia, W. B. Saunders Company, 1972.

Vaidotas, M. *et al.* Cuidados de Enfermagem na Assistância Cardiocirculatória, in: Knobel, E. Condutas no paciente grave, 3ª ed., cap. 125, p. 1535-1544, Rio de Janeiro, Atheneu, 2007.

Vaska, D. L. Cardiovascular Anatomy and Physiology, in: Clochesy, J. M. Critical Care Nursing, 2ª ed., cap. 18, p. 311-334, W. B. Saunders Company, Philadelphia, Pensylvania, 1996.

Vieira e Romeiro. *Semiologia Médica,* 11ª ed., vols. I e II, Rio de Janeiro, Guanabara-Koogan, 1968.

Walker, W. F. *Intensive Care,* Londres, Churchill Livingstone, *1975.*

Whipple, G. H. *Insuficiência Coronariana: Assistência e Tratamento,* São Paulo, E.P.U., 1980.

Capítulo 7

Parada cardiorrespiratória

Entende-se por parada cardíaca a "cessação súbita do batimento cardíaco efetivo, que representa a função normal do coração como bomba. Resulta em inadequado aporte de sangue oxigenado aos órgãos vitais".

Não basta simplesmente uma orientação para que se considere o pessoal da UTI apto a exercer o conjunto de medidas de emergência para o tratamento da parada cardíaca. É necessário um contínuo treinamento e atualização de conhecimentos e técnicas, sob a responsabilidade do enfermeiro.

O cuidado intensivo inclui o atendimento de emergência e a prevenção da parada cardiorrespiratória. Se ocorre uma parada cardiorrespiratória, uma ação rápida e eficaz é esperada: consiste em um pronto diagnóstico, no estabelecimento de uma via para ventilação e oxigenação, no estabelecimento de uma circulação pela compressão cardíaca externa e na terapia definitiva.

7.1. Causas da parada cardiorrespiratória

7.1.1. Respiratórias

— Obstrução de vias aéreas superiores.
— Falência respiratória (hipoxia e hipercapnia).
— Maciça aspiração ou regurgitação.

7.1.2. Circulatórias

— Oclusão coronariana.
— Arritmias.
— Episódios tromboembólicos.
— Estimulação vagal em pacientes hipóxicos.
— Sepsis.

7.1.3. Distúrbios metabólicos

— Hipercalemia secundária à falência renal, maciça transfusão de sangue etc.
— Desequilíbrio eletrolítico.
— Hipocalcemia.
— Alterações do pH (acidose ou alcalose).

7.1.4. Drogas e anestésicos

— Administração rápida de drogas por via endovenosa.
— Dose excessiva de anestésicos.
— Reações de sensibilização a drogas.

As principais características da parada cardiorrespiratória são a perda de consciência, cessação da respiração e desaparecimento de evidências de contração cardíaca. A dilatação das pupilas (midríase) é um dado significativo na parada cardiorrespiratória. Começa aproximadamente 30 a 45 segundos após a parada e é completa em cerca de 2 minutos sem circulação efetiva.

O diâmetro pupilar é usado como "guia" durante as manobras de ressuscitação; pupilas pequenas indicam que a compressão cardíaca e a ventilação artificial estão sendo adequadas na oxigenação sangüínea cerebral.

7.2. Treinamento, preparo e avaliação periódica do pessoal de enfermagem da UTI

O treinamento da equipe de enfermagem da UTI na recuperação de um quadro de parada cardiorrespiratória tem como objetivo primordial reduzir ao mínimo a duração da mesma, através de medidas que permitam atuação rápida, eficiente e sistematizada, atingindo automatização total, mas consciente, das diversas etapas de atendimento.

Esse treinamento é feito em etapas que facilitam a avaliação periódica da atuação da equipe de enfermagem.

Primeira etapa — Abrange a identificação prévia de uma parada cardiopulmonar, através de vigilância e observação atenta dos sinais vitais, traçado eletrocardiográfico, temperatura, coloração da pele e mucosas, estado de consciência do paciente.

Segunda etapa — Consiste na familiarização da equipe com todos os equipamentos, material e medicamentos comumente utilizados no atendimento de uma parada cardiorrespiratória.

Terceira etapa — Treinamento propriamente dito, para sistematização de medidas que contribuem para reduzir ao mínimo o prazo de estagnação sangüínea e de baixa oxigenação dos tecidos, que ocorrem numa parada cardiorrespiratória.

Para facilitar a execução correta das diversas etapas da recuperação cardíaca, existem algumas medidas, expostas a seguir:

a) *Medidas mecânicas.* Compreendem as medidas relacionadas com a recuperação imediata do paciente, onde o fator ou elemento *tempo* é de fundamental importância. Nesta etapa, são feitas avaliações relacionadas com o tempo útil gasto no reconhecimento, identificação e localização de cada equipamento, material e medicamentos usados na recuperação, bem como com a destreza ou habilidade no manejo de monitores e respiradores.
b) *Medidas farmacológicas.* Abrangem o reconhecimento, preparo e aplicação de medicamentos usados no processo de recuperação cardiopulmonar.
c) *Medidas eletrônicas.* Incluem o conhecimento para monitorização imediata do paciente, identificação e preparo do desfibrilador e cuidados relativos à aplicação de choque elétrico.

Para facilitar e metodizar a execução das ações na recuperação cardiorrespiratória, dentro dos princípios e medidas supracitados, a unidade deve dispor de equipamento e material centralizados em carros móveis.

A revisão e a reposição do material nesses carros devem ser feitas rotineiramente em cada plantão e imediatamente após seu uso.

A avaliação da atuação da equipe de enfermagem deve ser efetuada após treinamento individual e coletivo, com situações simuladas, e também após a vigência de uma situação real.

7.3. Material e equipamento

Em um local onde os pacientes em estado grave foram centralizados para receber melhor atendimento, não se justifica o método de reanimação boca a boca, devendo fazer parte da unidade o mais elementar equipamento de recuperação cardiopulmonar, pelo menos.

O uso das chamadas "caixas de entubação" não atinge os objetivos do cuidado intensivo. O conjunto de lâminas e os vários números de sonda são guardados em caixas de tamanho médio ou grande, o que impossibilita a separação numérica das mesmas. Isto dificulta a rápida localização de determinada lâmina e determinado número de sonda de entubação, em uma situação em que os segundos são preciosos na recuperação do paciente. Além disso, as pilhas para o laringoscópio são quase sempre guardadas à parte, para não "descarregarem". Já nos referimos ao fato de que a situação em UTI deve ser encarada como emergência, dado o grande número de pacientes com alto risco de vida. Conseqüentemente, o atendimento na unidade deve ser o mais rápido possível. Assim, a simples colocação de pilhas no laringoscópio pode representar uma desnecessária e prejudicial perda de tempo. Os cabos dos laringoscópios devem ser mantidos com as pilhas (testados em cada plantão).

Um carro (tipo carro de anestesia) pode ser preparado para conter exclusivamente o material para entubação orotraqueal, a fim de atender à prioridade no estabelecimento de uma via aérea livre no paciente.

Modelo e descrição do carro

O carro contém duas gavetas, com a seguinte disposição de material:

Primeira gaveta: — jogo de lâminas curvas e retas para laringoscópio, dispostas em ordem numérica decrescente;

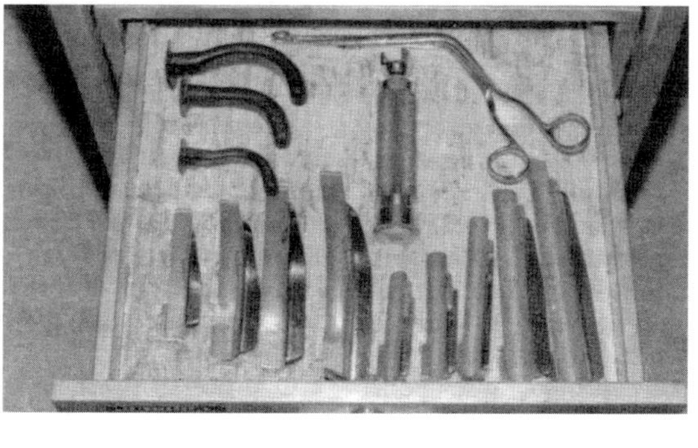

Figura 7.1. 1ª gaveta do carro.

— cabo de laringoscópio com pilhas;
— pinça Magill;
— mandril;
— jogo de cânulas de Guedel (chupetas), em ordem decrescente de tamanho (fig. 7.1).

A separação do material é possível graças a uma forração de isopor na gaveta, com sulcos especiais para cada elemento.

Segunda gaveta: está dividida em dois compartimentos. No superior, estão:
— Xylocaína *spray* e Xylocaína geléia (2%);
— seringa (para insuflação do "cuff");
— gaze (um pacote);
— material para fixação da sonda (cadarço de algodão de 1 cm de largura);
— luvas (um par).

No compartimento inferior, situam-se as sondas endotraqueais descartáveis, com diâmetros que variam de 3 mm a 10 mm, com balonete ("cuff") de baixa pressão.

Sobre o tampo do carro, fica o equipamento para ventilação de emergência: uma maleta contendo bolsa do tipo Ambu, intermediários de vários calibres e extensão de borracha (para conectar a bolsa à fonte de oxigênio). Ainda são colocadas, nessa maleta, máscaras faciais de três tamanhos (pequena, média e grande). A bolsa tipo "Ambu" já pode ser mantida no "box" do paciente (um "Ambu" para cada paciente)

O equipamento para reanimação cardíaca deve constar de unidade móvel contendo: módulo para registro eletrocardiográfico, módulo osciloscópico, módulo para freqüência cardíaca e sistema de alarme para detectar situações de alerta. Na parte inferior da mesma, está localizado um desfibrilador de corrente contínua, que pode funcionar independentemente ou sincronizado com o monitor.

Completando a unidade, existem cabos para desfibrilação externa e interna, com placas próprias, e, ainda, tábua medindo 55 cm x 45 cm x 01 cm, para sustentar o paciente durante a massagem cardíaca. Na gaveta, são colocados eletrodos descartáveis e um tubo de pasta eletrolítica.

Essa unidade móvel é facilmente deslocada para qualquer ponto da unidade e é de rápida localização. Deve existir na unidade um local preestabelecido para o estacionamento da mesma (fig. 7.2).

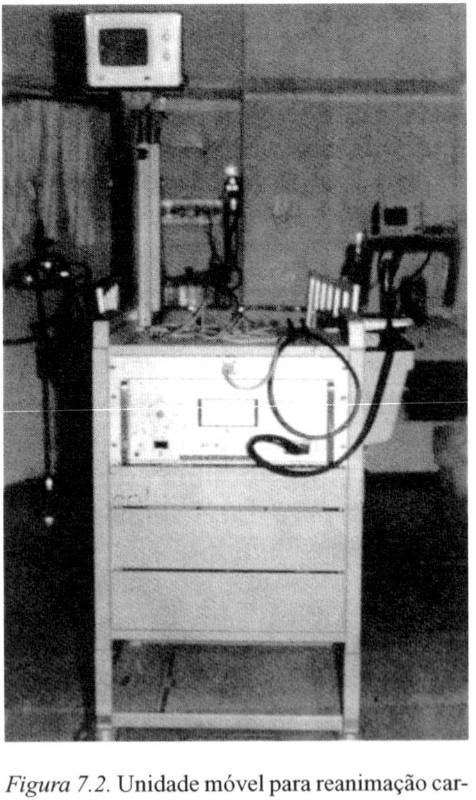

Figura 7.2. Unidade móvel para reanimação cardíaca.

7.4. Medidas de emergência

Reconhecida a parada cardiorrespiratória, a decisão de iniciar o processo de reanimação deve ser tomada pelo enfermeiro, sem ordens específicas: oxigenoterapia, preparo antecipado das drogas a serem eventualmente utilizadas e início das atividades de ressuscitação.

O processo se inicia com um rápido golpear do precórdio, uma ou duas vezes, com o punho fechado (o choque mecânico pode ocasionalmente reverter um coração em parada) e a colocação do paciente em decúbito dorsal horizontal, sobre uma superfície resistente (tábua).

7.4.1. Ressuscitação cardiopulmonar

As fases da ressuscitação cardiopulmonar são:

a) vias aéreas livres;
b) restabelecimento da respiração;
c) restabelecimento da circulação;
d) terapêutica definitiva.

a) VIAS AÉREAS LIVRES

A parada cardíaca ocasiona a perda do tono muscular da língua, do palato mole e da epiglote, provocando um colapso obstrutivo das vias aéreas superiores. Com a hiperextensão do pescoço e deslocamento da mandíbula para a frente, a obstrução pode ser aliviada.

Se houver vômito, a cabeça do paciente deve ser virada para um lado e a boca aspirada. Próteses dentárias devem ser retiradas.

b) RESTABELECIMENTO DA RESPIRAÇÃO

A ventilação é iniciada imediatamente, junto com a compressão cardíaca.

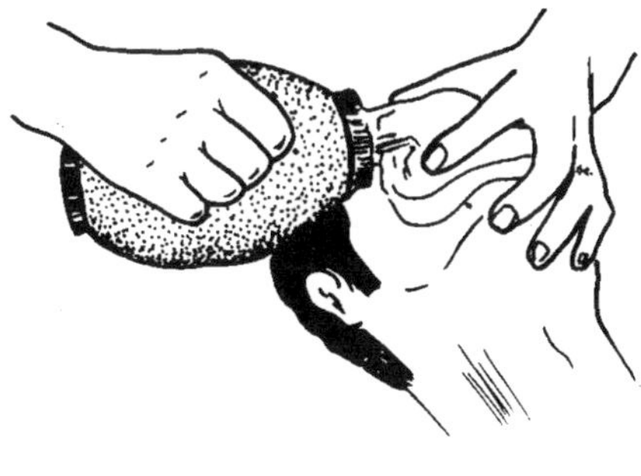

Figura 7.3. Aplicação do "ambu".

Uma máscara facial acoplada a um "ambu" é utilizada nesta fase, com a administração de oxigênio a 100% (15 l/min.). Com o pescoço em hiperextensão, a máscara é aplicada sobre a face do paciente, moldando boca e nariz.

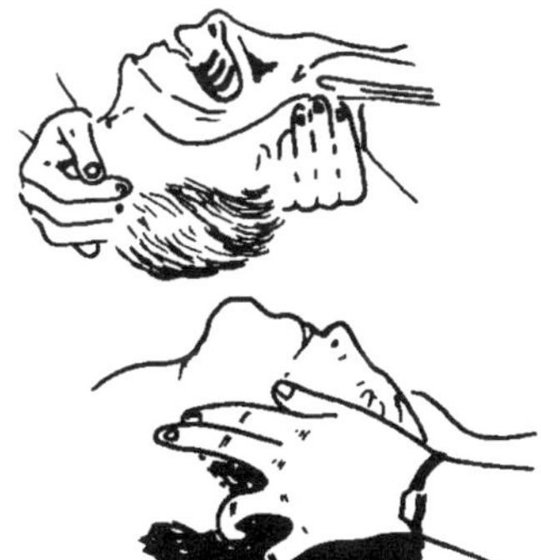

Figura 7.4. Posição da cabeça.

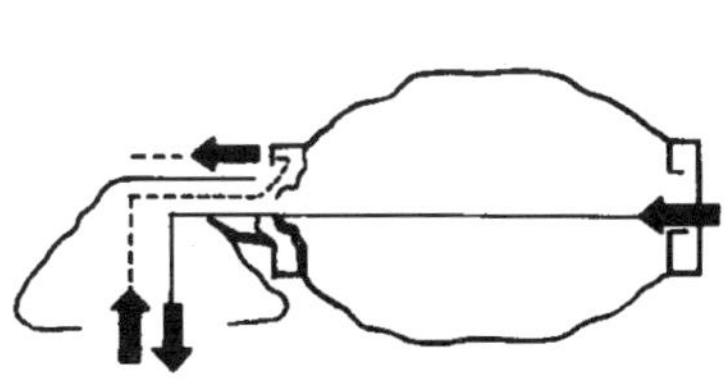

Figura 7.5. Ventilação com o "ambu".

A traquéia deve ser entubada logo que possível, o que proporciona uma ventilação controlada. Durante a ressuscitação cardiopulmonar, deve-se continuar com a ventilação manual.

c) RESTABELECIMENTO DA CIRCULAÇÃO

O coração é comprimido entre o esterno e a coluna vertebral, forçando o sangue aos sistemas circulatórios sistêmico e pulmonar. A técnica correta é importante para assegurar bons resultados e evitar sérias complicações (fraturas de costelas, de esterno, laceração de órgãos etc.).

A compressão deve ser rápida e deprimir o esterno cerca de 4 a 5 cm.

Uma freqüência de 60 a 70 compressões por minuto é desejada. A massagem é efetiva quando o fluxo sangüíneo ejetado do coração atinge os sistemas circulatórios (sistêmico e pulmonar). Aparecem, então, os pulsos carotídeos e femorais, há contração das pupilas e, espontaneamente, se restabelecem os reflexos.

A relação compressão — ventilação é 5:1, com uma pausa de 1 a 1½ segundos para a ventilação.

Compreensão torácica e ventilação podem também ser usadas simultaneamente (é a técnica da hiperventilação,

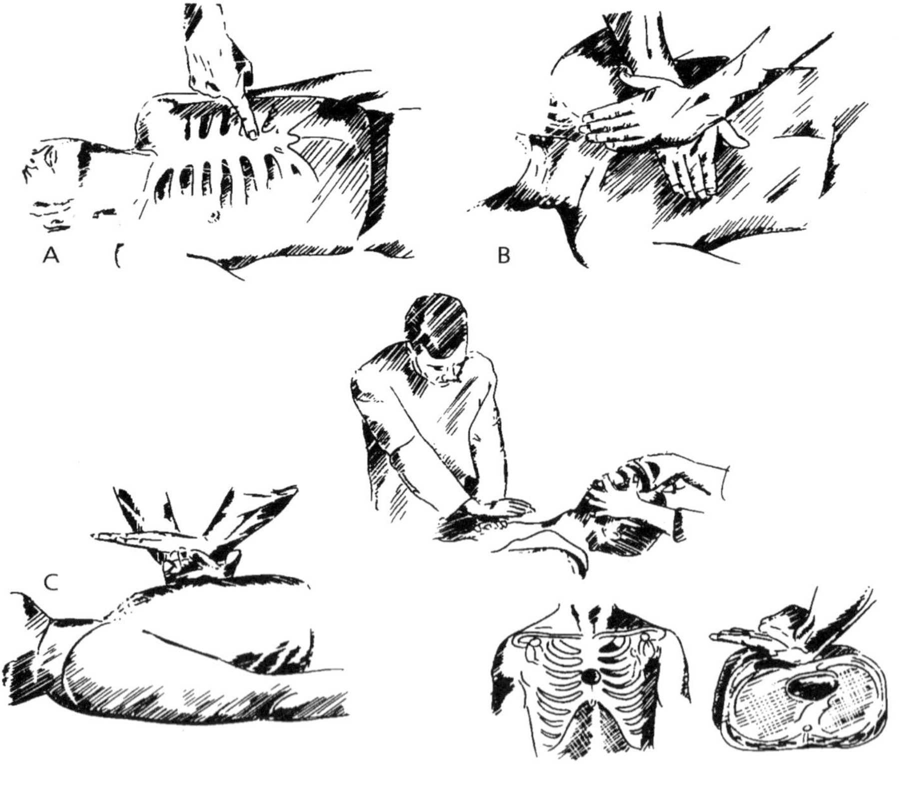

Figura 7.6. Técnica correta para o restabelecimento da circulação.

recomendada na correção da acidose respiratória aguda, pela remoção do dióxido de carbono).

d) TERAPÊUTICA DEFINITIVA

Constitui-se no passo final da reanimação cardiorrespiratória.

Enquanto a reanimação tem continuidade, drogas são utilizadas, até que haja um bom pulso e fique mantida uma oxigenação cerebral eficiente.

As drogas utilizadas visam: à correção da hipóxia, à correção da acidose metabólica, ao aumento da perfusão durante a compressão torácica, ao estímulo da contração miocárdica, à aceleração do ritmo cardíaco e à supressão das atividades ventriculares ectópicas.

As drogas mais comumente usadas na recuperação cardiorrespiratória são:

1. Bicarbonato de sódio

— *Ação:* alcalinização (eleva o pH sangüíneo).

A acidose metabólica que pode ocorrer durante a parada cardíaca deprime o efeito das catecolaminas e diminui a contratilidade miocárdica; deve ser corrigida.

A acidose acompanha os estados de hipoperfusão e é uma das causas de manutenção da parada cardíaca e da fibrilação. O bicarbonato de sódio provoca uma reação ácido-básica (o íon HCO^-_3 combina com o íon H^+ no sangue e eleva o seu pH):

$$HCO_3 + H^+ \rightleftarrows H_2CO_3 \rightleftarrows CO_2 + H_2O$$

O dióxido de carbono é produzido na reação, enfatizando a necessidade de uma adequada ventilação alveolar durante a reanimação.

— *Dosagem e administração:* aproximadamente 1 a 2 mEq por quilograma de peso, por via endovenosa. O cálculo da quantidade aproximada de bicarbonato de sódio para a correção da acidose se faz através da fórmula:

$$mEq\ HCO_3 = \text{peso do indivíduo} \times BE \times 0{,}3$$

BE = diferença de base (encontrada pela gasimetria arterial).

A administração do bicarbonato de sódio, se realizada, deve abranger um período de 10 a 15 minutos (50 ml de uma solução a 8,4% = 50 mEq).

— *Efeitos colaterais:* sobrecarga de sódio, provocando insuficiência cardíaca congestiva; alcalose metabólica (dosagem excessiva); hipernatremia, com um estado de hiperosmolalidade.

Ao lado da acidose metabólica, aparece a acidose respiratória, que só pode ser corrigida com uma via aérea permeável e adequada ventilação.

Tem sido recomendada uma hiperventilação na correção da acidose respiratória, produzindo uma adequada ventilação alveolar. Esta hiperventilação concorre para que haja remoção do dióxido de carbono, responsável pela acidose respiratória, sem que o bicarbonato de sódio seja usado.

2. Isoproterenol (Isuprel)

É uma amina simpatomimética sintética que estimula os receptores β-adrenérgicos.

Aumenta o débito cardíaco pelo aumento da freqüência ventricular. Estimula a contratilidade cardíaca.

É indicado quando há constrição periférica e hipotensão, conseqüentes a um débito cardíaco baixo. É usado por via endovenosa (2 mg/500 ml de soro glicosado a 5%).

Deve-se observar se não há aparecimento de taquicardia durante a infusão.

O Isoproterenol é um agente adrenérgico, pois:

— aumenta o débito cardíaco;
— aumenta o ritmo cardíaco (é cronotrópico);
— aumenta a contratilidade cardíaca (é inotrópico): por esta ação, também a pressão arterial sangüínea será aumentada;
— dilata os sistemas arterial e venoso periférico e, assim, promove melhor perfusão ao nível dos tecidos.

O uso do Isoproterenol é preconizado até que:

— diminua a vasoconstrição periférica;
— aumente ou estabilize a pressão sangüínea;
— haja fluxo urinário constante e eficaz.

Há interrupção da administração da referida droga quando:

— o ritmo cardíaco se eleve até 120-130 batimentos por minuto;
— há aparecimento de alguma arritmia.

— *Efeitos colaterais:* aumenta as necessidades de oxigênio do miocárdio; aumenta a irritabilidade do miocárdio; dispnéia; palidez; taquicardia sinusal; arritmias.

3. Noradrenalina

— *Ação:* agente estimulante alfa-adrenérgico (constrição dos vasos sangüíneos periféricos, aumento da pressão sangüínea).

É um potente agente vasopressor. Age como um estimulante alfa e beta, respectivamente como vasoconstritor periférico e estimulante da fibra cardíaca (ação semelhante àquela exercida pelo Isoproterenol).

— *Dosagem e administração:* 16 µg/ml, por via endovenosa, em solução glicosada a 5%, com uma infusão inicial de 2 a 3 ml/minuto (2 a 8 ampolas em 1000 ml — 0,4 a 1,6%), controlada com a pressão sangüínea.

— *Efeitos colaterais:* irritabilidade ventricular; necrose de pele quando há extravasamento; vasoconstrição renal e mesentérica; severa hipotensão na interrupção brusca.

4. Gluconato de cálcio a 10%

— Ação inotrópica positiva sobre o miocárdio (produz aumento da excitabilidade e da força de contração do coração). É usado para restaurar a contração cardíaca, mas com limitações.

Seu uso não é muito recomendado, a não ser naquelas situações em que existam hipercalemia ou hipocalcemia.

— *Dosagem e administração:* 10 a 15 ml de uma solução a 10% (4,8 a 7,2 mEq). *Não deve ser administrado na presença de bicarbonato de sódio*, pois precipita como carbonato ($CaCO_3$).

— *Efeitos colaterais:* provoca distúrbios da condução elétrica e irritabilidade ventricular; em pacientes digitalizados pode favorecer a intoxicação digitálica.

5. Epinefrina (Adrenalina)

É uma catecolamina endógena, que estimula os receptores α e β:

— aumenta o ritmo cardíaco;
— aumenta a força de contração do miocárdio;
— aumenta a resistência vascular sistêmica;
— aumenta a pressão arterial sangüínea;
— aumenta a necessidade miocárdica de oxigênio;
— aumenta o automatismo da fibra cardíaca.

Clinicamente, a epinefrina eleva a pressão de perfusão criada durante a compressão torácica, implementa o estado de contratilidade miocárdica, estimula a contração espontânea e aumenta a força de fibrilação ventricular. Esta ação torna a fibrilação ventricular mais suscetível à desfibrilação elétrica.

— *Dosagem:* 0,5 a 1,0 mg (5 a 10 ml de uma solução a 1:1000), EV, durante a ressuscitação.

Pode ser necessário repetir esta dosagem com intervalos de 5 minutos, pela curta duração do efeito da epinefrina.

A droga pode ainda ser instilada diretamente na árvore brônquica, através do tubo endotraqueal (10 ml de uma solução a 1:1000), com uma interrupção momentânea da compressão torácica, seguida de uma ventilação com pressão positiva.

A administração direta no coração pode também ser utilizada. Eventuais complicações desse método de reanimação favorecem o seu abandono: laceração da artéria coronária, tamponamento cardíaco, pneumotórax, injeção intramiocárdica, produzindo fibrilação ventricular não tratável, interrupção da compressão torácica e da ventilação.

As catecolaminas podem ser inativadas por soluções alcalinas e, por isso, a *epinefrina não deve ser administrada com o bicarbonato de sódio.*

6. Oxigênio

Em pacientes com hipoxemia, a administração de oxigênio (previamente umidificado) aumenta a tensão do gás arterial, aumenta o conteúdo arterial e implementa a oxigenação dos tecidos.

7. Atropina (sulfato de atropina)

É uma droga parassimpatolítica. Sua ação vagolítica reduz o tono vagal cardíaco e acelera o ritmo de descarga do nó sinusal; estimula a condução atrioventricular.

É usada no tratamento da bradicardia sinusal, acompanhada de hipotensão ou sinais de hipoperfusão periférica, na presença de bloqueio atrioventricular e na presença de assistolia ventricular.

— *Dosagem:* 0,5 mg, EV, repetida com intervalos de 5 minutos, até se obter o ritmo desejado (usualmente, 60 batimentos por minuto).

— *Efeitos colaterais*: Fibrilação ventricular e taquicardia.

8. Lidocaína (xylocaína)

Clinicamente, usada na supressão de arritmias de origem ventricular; é efetiva no controle de atividades ventriculares ectópicas.

— *Dosagem:* O uso mais comum consiste de uma administração em "bolus" de 50 a 100 mg (ou 1 mg/Kg), seguida de uma infusão de 1 a 4 mg/min. (20 a 50 μg/Kg/min.), com o objetivo de manter a concentração da lidocaína na área terapêutica.

— *Efeitos colaterais:* A dose excessiva provoca:

- depressão circulatória e miocárdica;
- alterações no Sistema Nervoso Central: sonolência, desorientação, diminuição da capacidade auditiva, parestesias, contrações musculares, agitação, convulsões.

9. Fluidos

Os fluidos intravenosos são empregados para manter as vias endovenosas durante a reanimação. Geralmente, são utilizadas soluções glicosadas a 5%, com controle do volume administrado.

Pacientes em parada cardiorrespiratória, conseqüente à depleção sangüínea (rutura de aneurisma aórtico abdominal, hemorragia gastrointestinal, choque hemorrágico por trauma), devem receber, como expansores, sangue e seus constituintes, soluções cristalóides (como Ringer lactato) ou soluções coloidais (como albumina humana) em grandes volumes, para que não haja esvaziamento das câmaras cardíacas.

10. Desfibrilação

O aparecimento de fibrilação ventricular (provavelmente devido a uma combinação de desordens na formação do impulso e na sua condução) durante o processo de reanimação indica a rápida desfibrilação através de descarga elétrica. (fig. 7.7)

A desfibrilação elétrica pode ser descrita como o processo de passar uma corrente através do coração em fibrilação, para depolarizar as células e conduzi-las a uma repolarização uniforme, organizando a contração. A força do desfibrilador é expressa em energia: Joules ou watt/segundo.

É recomendada uma desfibrilação inicial de aproximadamente 200 J; na evidência de insucesso, usar um segundo choque com 200 a 300 J, imediatamente. Se este ainda não reverteu o coração em fibrilação, epinefrina e bicarbonato de sódio podem ser administrados e, após a adequada circulação dessas drogas, mais uma carga elétrica de aproximadamente 360 Joules deve ser aplicada.

A descarga elétrica é aplicada por meio de dois eletrodos de pá, previamente preparados com pasta eletrolítica (as superfícies das pás recebem profusa quantidade da pasta, para cobri-las totalmente).

Comparando-se as diversas posições das duas pás sobre o tórax, verifica-se que a melhor é a ântero-posterior, com uma pá aplicada ao nível inferior da escápula esquerda e outra sobre o precórdio, pois é a que necessita de menor quantidade de energia para se obter a remoção da arritmia (figs. 7.8 e 7.9).

Uma vez restabelecida a função cardíaca, é instalada a terapêutica definitiva.

Comumente, o paciente pós-parada cardíaca é dependente de drogas vasoativas, de drogas antiarrítmicas e de assistência ventilatória mecânica. As drogas mais utilizadas são:

a) Norepinefrina (Noradrenalina)

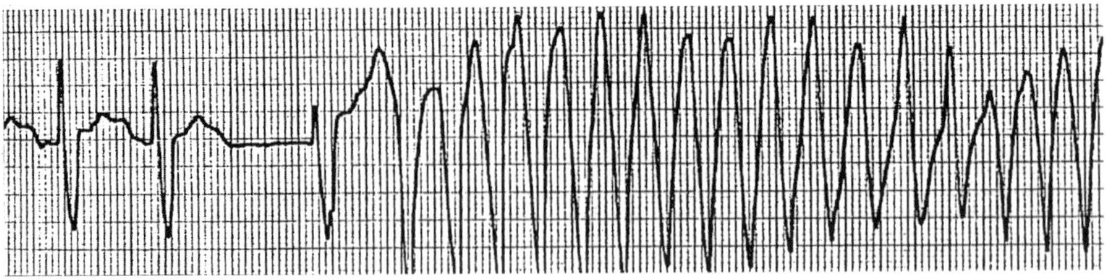

Figura 7.7. Fibrilação ventricular.

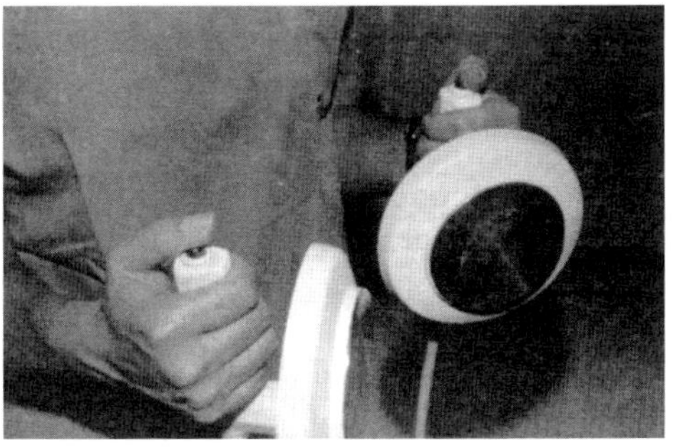

Figura 7.8. Eletrodos de pá.

b) Dopamina

É o precursor químico da noradrenalina. Produz vasodilatação renal e mesentérica em doses que podem não aumentar a freqüência cardíaca ou a pressão sangüínea (1 a 2 μg/Kg/min.).

Nas doses de 2 a 10 μg/Kg/min., a dopamina geralmente tem uma ação estimulante de β-receptor, que se manifesta no aumento de débito cardíaco.

Em doses acima de 10 μg/Kg/min., é um estimulante do receptor que provoca vasoconstrição periférica e pode causar constrição da artéria renal.

Em doses próximas a 20 μg/Kg/min., a ação estimulante sobre receptores α pode reverter a dilatação dos vasos renal e mesentérico, ocasionando o declínio do fluxo sangüíneo. As diferentes respostas vasculares, bem como as alterações específicas em relação à dosagem de dopamina no leito renal e mesentérico são atribuídas a receptores especiais, denominados dopaminérgicos.

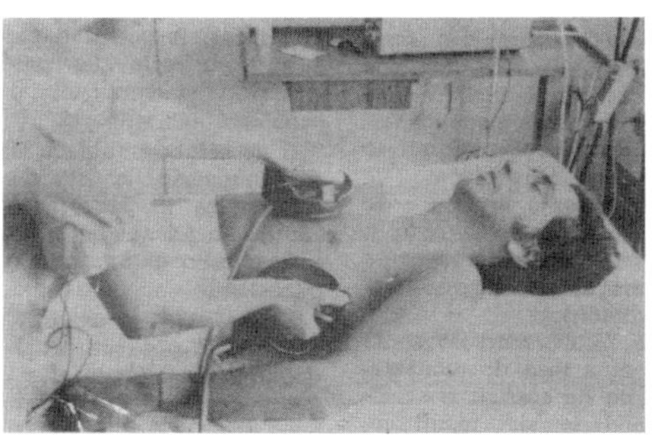

Figura 7.9. Aplicação de eletrodos

— *Dosagem:* Inicialmente de 2 a 5 μg/Kg/min., aumentada até que a pressão sangüínea, o débito urinário e a perfusão estejam presentes.

Tem sido usada até um nível de 50 μg/Kg/min., visando a uma perfusão satisfatória.

Usa-se uma solução glicosada a 5%, EV, 500 ml com 5 ampolas de Dopamina de 200 mg (400 μg/ml).

— *Efeitos colaterais:*

- taquiarritmia;
- vasoconstrição (dosagem alta);
- vasodilatação (dosagem baixa);
- batimentos cardíacos ectópicos;
- náusea e vômito;
- "angina pectoris";
- necrose de tecido cutâneo ao extravasamento.

c) Dobutamina

É uma catecolamina sintética, estimulante de receptor β-adrenérgico, que aumenta diretamente a contratilidade miocárdica.

Usualmente, aumenta o fluxo sangüíneo renal e mesentérico, bem como o débito cardíaco, por exercer um efeito direto sobre o suprimento arterial dessas áreas.

Pode ser utilizada com o Nitroprussiato de Sódio, favorecendo o débito cardíaco (o uso de Nitroprussiato provoca uma diminuição da resistência arterial periférica, enquanto a pressão de perfusão coronariana pode ser mantida pela dobutamina), numa dosagem de até 10,0 μg/Kg/min.

A dobutamina não deve ser usada em casos de falência cardíaca congestiva refratária.

Dosagem: Usualmente, 2,5 a 10 µg/Kg/min., EV, de uma solução de 1000 ml de glicose a 5%, com 200 mg de dobutamina (1 ampola); concentração de 250 µg/ml.

• *Efeitos colaterais:*

Dobutamina: taquicardia e arritmias com doses maiores que 20 µg/Kg/min.

Nitroprussiato de sódio: intoxicação por cianide (thiocianato), zumbido no ouvido, perturbação visual e delírio. Hipotensão.

d) Drogas antiarrítmicas

Podem ser usadas para reduzir a irritabilidade do miocárdio quando a fibrilação ventricular e a taquicardia ventricular forem acompanhadas de desfibrilação. São elas: xilocaína, procainamide e quinidina.

7.5. Medidas de manutenção do paciente

Uma vez recuperadas as funções respiratória e circulatória do paciente em tempo hábil, a situação deverá evoluir para uma estabilidade clínica. É importante, entretanto, que se determine a causa original da parada cardiorrespiratória e que se diagnostiquem as complicações da mesma, tomando-se medidas corretivas neste sentido. De outro modo, a recuperação do paciente tornar-se-á impossível ou, se conseguida, poderá ser de curta duração.

A responsabilidade do enfermeiro para com esse paciente continua, mesmo após passada a fase mais crítica, quando a sua observação rigorosa e contínua não deverá ser substituída pela aparelhagem que está auxiliando no seu cuidado.

Apesar de se saber que cada paciente deve ser considerado individualmente, certas necessidades comuns a todos eles nos permitem traçar, em linhas gerais, as condutas de manutenção do indivíduo pós-recuperado.

Uma avaliação clínica e laboratorial completa deve ser feita após a reanimação, enquanto se mantém observação constante, especialmente das funções vitais. A avaliação de enfermagem, através da qual se levantarão as áreas e o grau de dependência do paciente, possibilitará um cuidado mais objetivo e eficiente.

A monitorização eletrocardiográfica contínua, no mínimo por 24 horas, é de suma importância para a observação do comportamento cardíaco após a parada, pois permitirá que se institua rapidamente o tratamento adequado, caso haja outro episódio de assistolia ou de fibrilação. O enfermeiro deve estar seguro de que todos os eletrodos estão conectados corretamente, pois um eletrodo mal colocado pode produzir ondas que não são representativas do verdadeiro estado do paciente.

O controle de pressão arterial e de freqüência cardíaca deve ser feito a intervalos curtos, concomitantemente com a administração de drogas vasopressoras e cardiotônicas.

O volume de bicarbonato de sódio infundido durante a fase de recuperação, com o intuito de corrigir a acidose metabólica, pode ter sido insuficiente ou excessivo. O controle deste distúrbio ácido-básico é feito através de mensurações do pH sangüíneo em amostras de sangue arterial. O enfermeiro deve acompanhar este controle atentamente, já que da estabilidade dele depende grande parte do esforço empregado.

Dependendo do período de hipofluxo ou isquemia na parada cardíaca, sérias lesões podem instalar-se. É importante observar sinais e sintomas de lesão cerebral, tais como tamanho das pupilas, reflexos, estado de consciência. Pode instalar-se também uma insuficiência renal aguda, razão pela qual deve-se estar atento à diurese horária, a ser mantida em níveis de 30 ml a 50 ml por hora. Para melhor controle, é quase sempre necessária a colocação de uma sonda vesical.

Em situações de choque, o controle da pressão venosa central, da freqüência cardíaca e da pressão arterial dará bases para a reposição correta de volume, de drogas vasopressoras e cardiotônicas. A perfusão capilar e a coloração da pele são parâmetros que indicarão as condições de circulação periférica do paciente.

O aquecimento do paciente é indispensável. A hipotermia perpetua as condições de arritmia e instabilidade cardíaca (o quadro de hipotermia é caracterizado por temperatura corporal abaixo de 35 °C, medida com um termômetro de máxima e mínima, via retal) e é comum nos pacientes que apresentam sinais de estado de choque.

É de responsabilidade do enfermeiro a manutenção de vias aéreas permeáveis, livres de secreção e com uma ventilação adequada, esteja o paciente com o tubo endotraqueal ou com traqueostomia.

Sendo também um dos objetivos do tratamento pós-recuperação o diagnóstico e o tratamento das complicações que podem ter ocorrido durante a fase mais crítica, o enfermeiro deve observar o aparecimento de sinais e sintomas que as indiquem. As complicações incluem, principalmente, lesões de pleura e pulmões, em geral decorrentes de fraturas de costelas. Outra complicação é a instalação de uma lesão cerebral permanente, que faz do paciente um ser vivo totalmente dependente.

Tão logo as condições hemodinâmicas tenham-se estabilizado, deve-se iniciar a mudança freqüente de decúbito, a fim de impedir complicações pulmonares e escaras de decúbito.

O aspecto psicológico não deve ser esquecido para o paciente que acaba de ser reanimado. O sofrimento e o desconforto físico podem ser intensos para o paciente, ao recobrar a consciência, vendo-se preso a inúmeros fios e aparelhos desconhecidos. O enfermeiro deve compreender o estado psicológico do paciente, procurar confortá-lo e atendê-lo também em suas necessidades emocionais.

Referências Bibliográficas

Ambrogi, A. M. T. P. *et al.* Padronização das Ações de Enfermagem na Parada Cardiorrespiratória, in: Knobel, E. *et al.* Condutas no paciente grave, 3ª ed., cap. 124, p. 1525-1534, Rio de Janeiro, 2007.

Burrel, L. O. *Intensive Nursing Care,* Saint Louis, The C. V. Mosby Company, 1973.

Bushnell, S. S. *Respiratory Intensive Care Nursing,* Boston, Little, Brown and Company, 1973.

Chesne, R. B. *Management of Coronary Care Unit,* Hospital of the Good Samaritan, Los Angeles, Califórnia, EUA.

Cintra, E. A. *et al.*, Assistência de Enfermagem ao paciente gravemente enfermo, 2ª ed., São Paulo, Atheneu, 2003.

Cirenza, C. *et al.* Ressuscitação Cardiorrespiratória Cerebral, in: Knobel, E. *et al.*, Condutas no paciente grave, 3ª ed., cap. 16, p. 255-270, Rio de Janeiro, Atheneu, 2007.

Clarke, D. B. *Intensive Care for Nurses,* Oxford, Blackwell Scientific Publications, 1971.

Gerson, G. *Intensive Care,* Londres, Willian Heinemann Medical Books Ltd., 1973.

Gomes, A. M. Emergência, Planejamento e Organização da Unidade. Assistência de Enfermagem. São Paulo, E.P.U., 1994.

Haworth, F. B. "Accident and Emergency Ressuscitation Trolley", in: *Nursing Tirnes,* 9:707, maio 1974.

Hudak, C. M. *Critical Care Nursing,* Filadélfia, J. B. Lippincott Company, 1973.

Infante, C. *Terapia Intensiva y Unidad Coronaria,* Buenos Aires, Panamericana, 1973.

McIntyre, K. M. *Advanced Cardiac Life Support,* American Heart Association.

Modell. *Manual de Cardiología para Enfermeras,* México, La Prensa Medica Mexicana.

Muniz, M. *Cardiologia de Urgência,* v. 2, Rio de Janeiro, Muniz Gráfica Editora, 1967.

Sommers, M. S. The shettering consequences of CPR how to asses and prevent complicatons. Nursing, v. 22, nº 7, p. 34-41, 1992.

Textbook of advanced cardiac life support. *Am. Heart Assoc.*, 1986.

Walker, W. F. *Intensive Care,* Londres, Churchill Livingstone, 1975.

Whipple, G. H. *Insuficiência Coronariana: Assistência e Tratamento,* São Paulo, E.P.U., 1980.

Whipple, J. *et al.* Selected vasoative drugs: a readily available chart reference. *Crit. Care Nurse*, v.12, nº 3 p. 23-9, 1992.

Capítulo 8

Eletrocardiografia. Monitorização cardíaca

8.1. Eletrocardiografia

A monitorização cardíaca é rotineiramente aplicada no cuidado a pacientes críticos.

Eletrodos cutâneos colocados sobre o tórax detectam ondas elétricas de despolarização e repolarização do coração, transmitindo-as a um osciloscópio ou a um gravador.

O coração é uma bomba que envia sangue para o resto do corpo, pela sua contração (sístole). A uma contração atrial segue-se uma contração ventricular, segundo um sistema de condução própria do coração. O impulso inicial começa no nó sino-atrial e propaga-se através do nó atrioventricular, do feixe de His, dos ramos direito e esquerdo do sistema de Purkinje (fig. 8.1).

Localizado na parede posterior do átrio direito, diretamente abaixo da abertura da veia cava superior, o nó sino-atrial constitui-se no marca-passo cardíaco normal. Seu ritmo de impulsos determina a freqüência cardíaca.

Os impulsos do nó sino-atrial são conduzidos através da musculatura atrial ao nó atrioventricular e atingem o feixe de His. A transmissão do impulso dá-se num período de aproximadamente 0,15 segundos, tempo este suficiente para que o sangue saia do átrio e atinja o ventrículo, antes da sua contração.

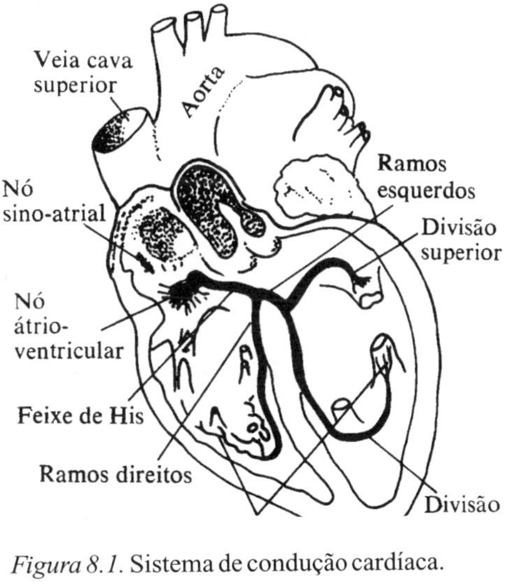

Figura 8.1. Sistema de condução cardíaca.

O impulso atravessa, então, o septo intraventricular e é dirigido para os ramos direito e esquerdo do sistema de Purkinje. Este conduz o impulso cardíaco para a musculatura ventricular.

A primeira parte da musculatura ventricular a ser estimulada é o septo, seguido da excitação das superfícies endocárdicas do ápice e das paredes laterais dos ventrículos. Em uma última fase, são estimuladas as superfícies epicárdicas dos ventrículos.

Um ritmo sinusal normal significa que os impulsos originários no nó sinoatrial e conduzidos através do mecanismo descrito geraram uma freqüência de 60 a 100 batimentos cardíacos por minuto.

8.2. Ondas eletrocardiográficas

— *Onda P:* produzida pela despolarização atrial; não deve exceder a 0,11 segundos.

— *Segmento P-R:* representa o período de transmissão do impulso para o nó atrioventricular.

— *Intervalo P-R:* vai do início da onda P ao início do complexo QRS, com um tempo limite de 0,20 segundos.

— *Complexo QRS:* produzido pela despolarização ventricular; não deve exceder a 0,10 segundos.

— *Segmento S-T:* significa o estado de despolarização dos ventrículos.

— *Onda T:* significa a repolarização ventricular.

— *Onda U:* produzida pela baixa repolarização da musculatura papilar; geralmente tem baixa amplitude (não detectada facilmente). (fig. 8.2).

O ciclo completo de despolarização e repolarização do coração é representado eletrocardiograficamente pela seqüência P-QRS-T. O eletrocardiograma

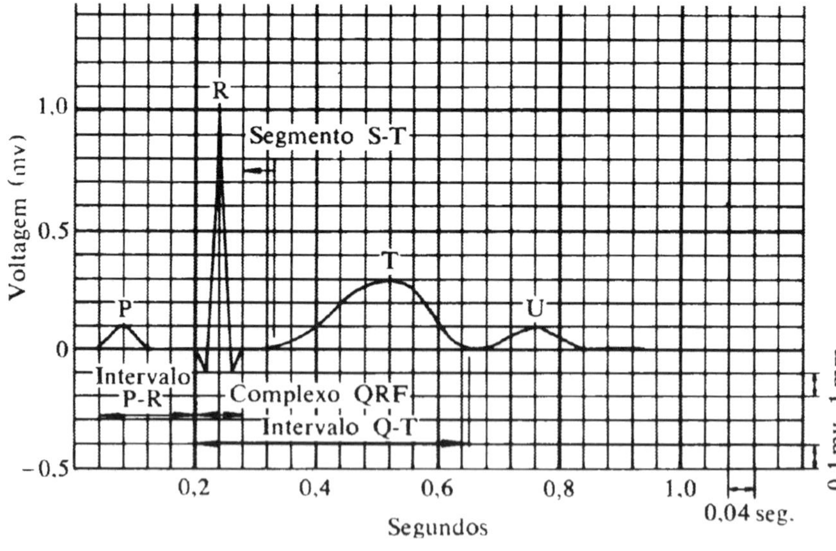

Figura 8.2. Traçado eletrocardiográfico.

representa, pois, uma série de batimentos cardíacos, cada um deles representado por uma unidade **P-QRS-T.**

O eletrocardiógrafo (ou galvanômetro) é um dispositivo que mede a variação com o tempo da diferença de potencial entre dois locais sob a superfície corpórea. É um simples registrador das forças elétricas produzidas pelo coração. (fig. 8.3).

O traçado eletrocardiográfico padrão compreende:

1. *Derivações bipolares* (D_I, D_{II} e D_{III}): obtidas pela aplicação de eletrodos ao braço direito (RA), braço esquerdo (LA) e perna esquerda (LL). Registram as diferenças de potencial entre dois locais, sem qualquer rede de resistência (fig. 8.4).

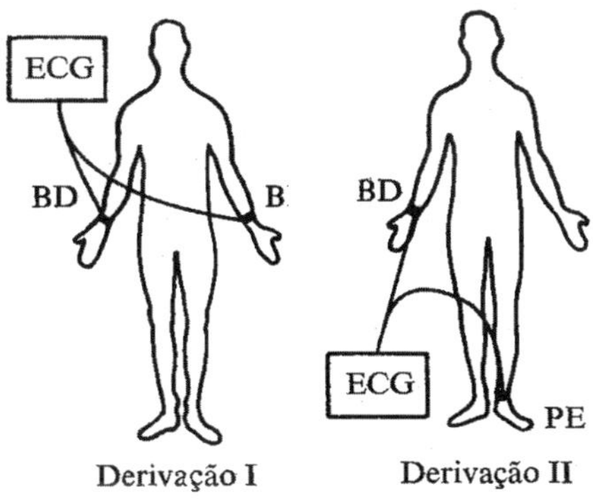

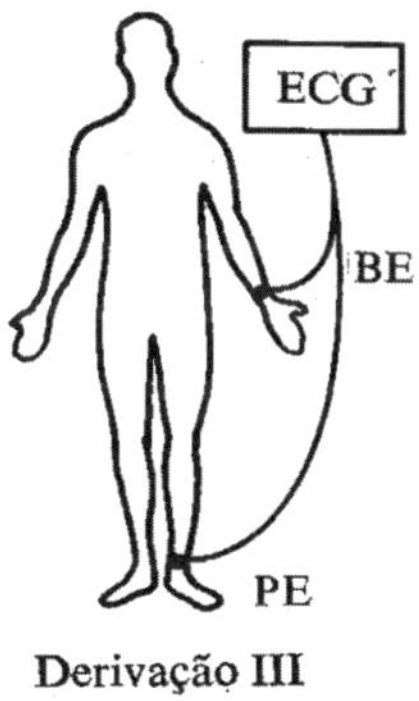

Figura 8.4. Derivações bipolares

— Derivação I: registrada do braço direito para o esquerdo.
— Derivação II: registrada do braço direito para a perna esquerda.
— Derivação III: registrada do braço esquerdo para a perna esquerda.

2. *Derivações unipolares* (AVR, AVL, AVF): obtidas pela aplicação de eletrodos a três extremidades

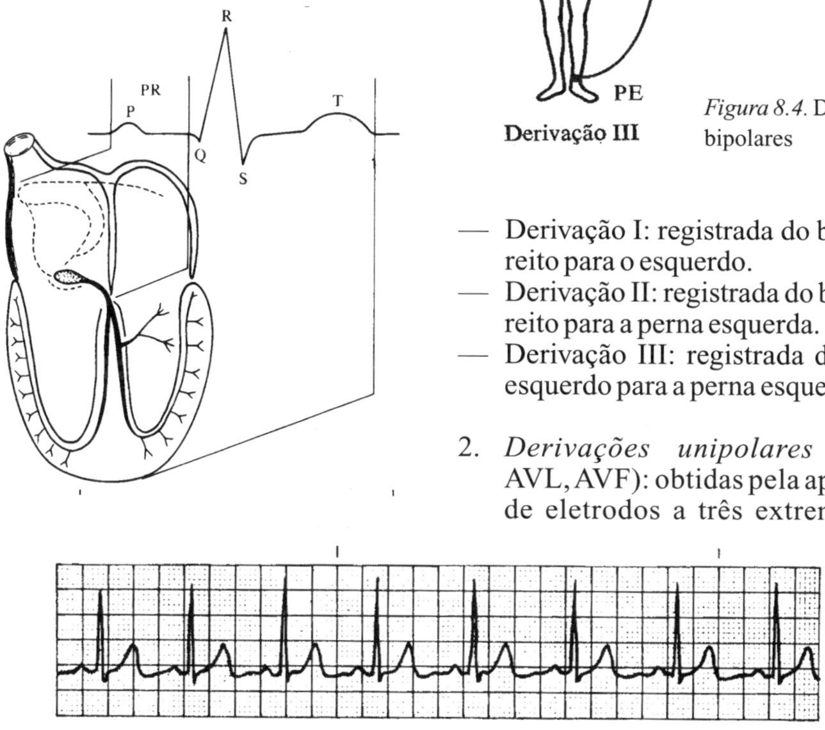

Figura 8.3. Relação do eletrocardiograma com o sistema de condução.

(braço direito, braço esquerdo e perna esquerda), designadas como eletrodo explorador. Teoricamente, uma derivação unipolar registra o potencial elétrico de somente um local (fig. 8.5).

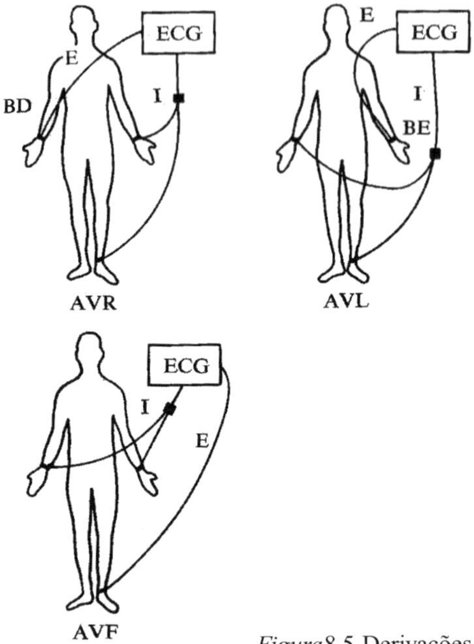

Figura 8.5. Derivações unipolares.

— AVR: eletrodo do braço direito é o explorador e os demais são indiferentes.
— AVL: eletrodo do braço esquerdo é o explorador e os demais são indiferentes.
— AVF: eletrodo da perna esquerda é o explorador e os demais são indiferentes. (fig. 8.6).

3. *Derivações-unipolares precordiais (V_1 a V_6):* obtidas com o eletrodo explorador colocado diretamente sobre o coração (precórdio anterior), em seis locais diferentes.

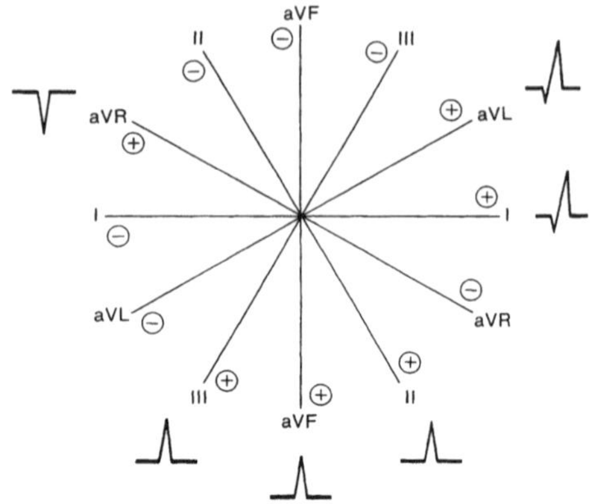

Figura 8.6. QRS em cada derivação.

— V_1: quarto espaço intercostal, à margem direita do esterno.
— V_2: quarto espaço intercostal, à margem esquerda do esterno.
— V_3: eqüidistante de V_1 e V_4 (entre as duas posições).
— V_4: quinto espaço intercostal, na linha hemiclavicular.
— V_5: linha anterior axilar, no mesmo plano horizontal de V_4.
— V_6: linha axilar média, no mesmo plano horizontal de V_4.

Cada registro eletrocardiográfico deve ser analisado sistematicamente, considerando-se:
— ritmo;
— freqüência e amplitude das ondas;
— mensuração e duração das ondas e dos intervalos;
— regularidades nos intervalos e complexos.

Exemplo: características da onda P normal:
— está presente;
— freqüência de 60 a 100/minuto;

— ritmo regular;
— forma constante;
— amplitude de 2,5 mm aproximadamente;
— duração de 0,11 segundo;
— positiva (para cima) em D_I, D_{II}, AVF, V_5 e V_6;
— invertida em AVR.

É muito importante que os achados eletrocardiográficos sejam correlacionados com a observação clínica do paciente; algumas anormalidades podem estar ligadas à má condução dos eletrodos, interferências no circuito, movimentação do doente, posição dos eletrodos etc.

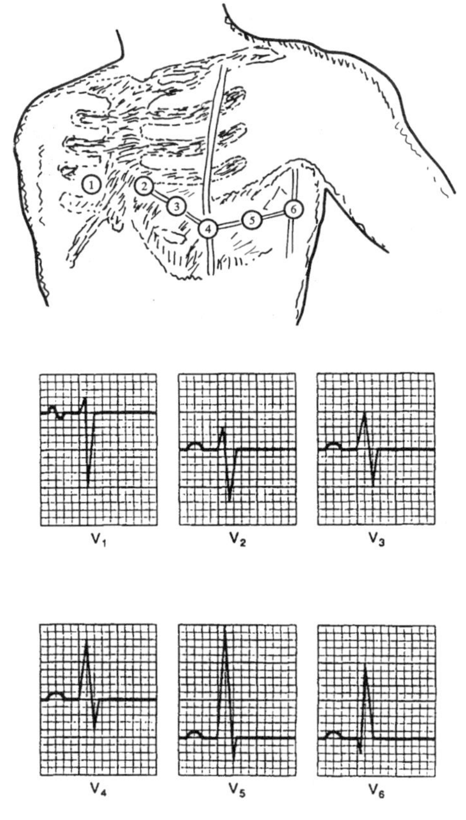

Figura 8.7. Derivações unipolares precordiais.

8.3. Monitorização cardíaca

Os sistemas de monitorização cardíaca são de vários tipos, mas geralmente consistem em um monitor onde o traçado eletrocardiográfico é visualizado e registrado. Luzes e sons podem propiciar uma sinalização apropriada para a identificação do ritmo cardíaco.

Os monitores cardíacos mais desejáveis são os que:

a) indicam o complexo QRS de maneira audível e visual;
b) possuem um sistema de alarme integrado à sonorização, que é acionado quando o coração apresenta alterações no traçado eletrocardiográfico de base;
c) têm um sistema de registro contínuo do número de batimentos cardíacos por minuto.

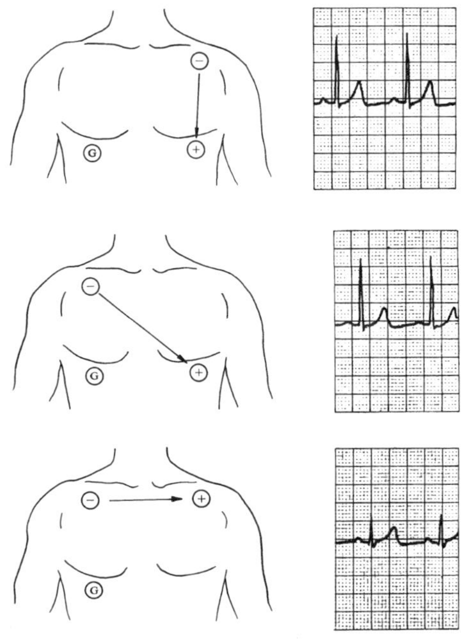

Figura 8.8. Locais para eletrodos torácicos.

Os eletrodos usados para a monitorização cardíaca podem ser fixados ao tórax do paciente ou às suas extremidades.

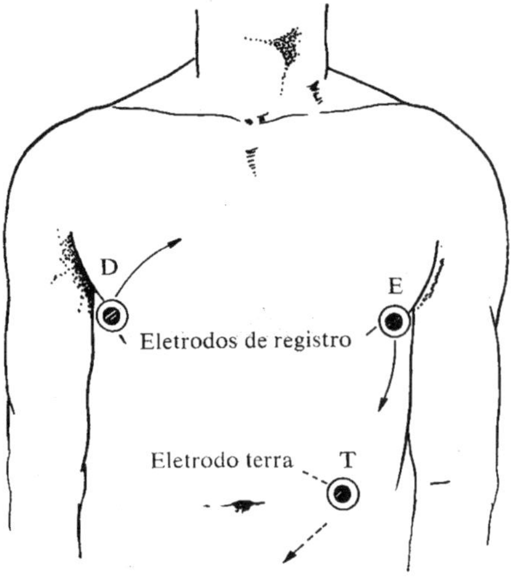

Figura 8.9. Disposição dos eletrodos.

Geralmente, são fixos ao tórax através de discos adesivos e às extremidades por meio de pequenas placas metálicas. É especialmente importante que os eletrodos sejam bem fixados; para que se obtenha um traçado claro de ondas e complexos no monitor cardíaco.

Existem vários tipos de eletrodos, mas quase todos tendem a apresentar em comum algumas características: tamanho pequeno, boa flexibilidade, com auto-adesivo e leve. Os locais de aplicação dos eletrodos são convencionais.

Geralmente, é usada uma derivação bipolar torácica, como a da fig. 8.8. A seta indica a direção da polarização do negativo para o positivo.

Alguns pontos devem ser considerados na monitorização do paciente.

— Uma onda P deve ser identificada com nitidez, se houver uma atividade atrial organizada. Eletrodos devem ser trocados ou mobilizados se a onda P não estiver presente.

— A amplitude do complexo QRS deve ser suficiente para uma avaliação precisa.

— O precórdio do paciente deve estar exposto para a aplicação dos eletrodos de pá, se uma desfibrilação for necessária.

— O traçado deve representar efetivamente o ritmo cardíaco, sem que interferências o modifiquem. Uma perfeita colocação dos eletrodos reduz sinais falsos. Se o traçado não for efetivo, deslocam-se os eletrodos no sentido horário. (fig. 8.9)

8.4. Cuidados na monitorização

O posicionamento dos eletrodos deve ser tal que propicie uma movimentação livre para o paciente: não devem ser colocados sabre músculos (geralmente geram sua própria atividade elétrica, causando interferências), ou, na mulher, sobre as mamas (reduzem a amplitude do sinal eletrocardiográfico).

A preparação do paciente do sexo masculino para a monitorização deve incluir uma tricotomia da porção anterior do tórax.

Uma limpeza da pele, com gaze embebida em álcool, nas regiões que receberão os eletrodos, é recomendável, com o objetivo de eliminar a oleosidade (alta resistência elétrica) e aumentar a transmissão dos impulsos elétricos.

Os fios dos eletrodos devem ser dirigidos para o monitor (para diminuir a tração sobre os eletrodos) e fixados à roupa de cama, com folga suficiente para permitir a movimentação.

A troca dos eletrodos está condicionada à necessidade: é comum só trocá-los quando surgem alterações ou dificuldades no padrão de monitorização. Quando são trocados, há limpeza da pele com água e sabão, removendo toda a pasta eletrolítica. Os eletrodos são, então, reaplicados, com os cuidados anteriores.

Na vigência de alterações de traçado identificadas no monitor, e sustadas as eventuais causas de monitorização inadequada, é recomendável o registro completo das atividades elétricas do coração (eletrocardiograma).

Referências Bibliográficas

Bushnell, S. S. *Resriratory Intensive Care Nursing,* Boston, Little, Brown and Company, 1973.

Chesne, R. B. *Management of Coronary Care Unit,* Hospital of the Good Samaritan, Los Angeles, Califórnia, EUA.

McIntyre, K. M. *Advanced Cardiac Life Support,* American Heart Association.

Menzel, L. *et al.* Eletrocardiogram Interpretation, in: Clochesy, J. M. Critical Care Nursing, 2ª ed., cap. 11, p. 127-165, W. B. Saunders Company, Plifadelphia, Pennsylvania, 1996.

Walker, W. F. *Intensive Care,* Londres, Churchill Livingstone, 1975.

Whipple, G. H. *Insuficiência Coronariana: Assistência e Tratamento,* São Paulo, E.P.U, 1980.

Capítulo 9

Insuficiência renal aguda

Um dos graves problemas apresentados por pacientes internados em UTI é o aparecimento de insuficiência renal.

O paciente com insuficiência renal aguda tem uma história recente de oligúria, que pode progredir para anúria. Isto pode acontecer após algum evento conhecido, como transfusões de sangue, severa septicemia, pós-operatório, procedimentos diagnósticos e terapêuticos. Seu diagnóstico nos primeiros estágios pode ser difícil, ainda que haja aumento da uréia no plasma e uma diminuição do volume urinário, pois estas manifestações podem estar presentes em outros quadros que não o da insuficiência renal.

Às vezes, uma simples correção da hipovolemia implica o restabelecimjnto da função renal. Diante de um quadro de oligúria e uremia, procura-se afastar a possibilidade de hipoperfusão renal, através de algumas práticas como:

— dosagem de sódio urinário;
— verificação da osmolaridade urinária;
— medida da uréia urinária.

Um sódio urinário baixo (20-30 mEq/1), uma osmolaridade urinária elevada (acima de 400 mOs/1), uma densidade urinária elevada e altas concentrações de uréia urinária (3.000 mg/100 ml) são evidências de que não há hipoperfusão renal.

Em decorrência da hipoperfusão renal (queda do fluxo sangüíneo renal), há oligúria hipertônica com baixas concentrações de sódio (os néfrons reabsorvem sódio e água de um pequeno volume filtrado).

Os rins recebem um grande fluxo sangüíneo; aproximadamente um quarto do débito cardíaco. Suas funções são importantes na preservação da vida e são: a manutenção do balanço hídrico e da composição dos fluidos corporais; a manutenção, juntamente com os pulmões, do equilíbrio ácido-básico; a eliminação de produtos residuais do metabolismo.

Para a identificação de uma insuficiência renal aguda, alguns dados devem ser avaliados:

— dosagem de sódio urinário (deve ser normal ou alta);
— osmolaridade urinária (igual ou inferior à do plasma; até 300 mOs/1);
— uréia urinária (inferior a 800 mg/100 ml);
— depuração de creatinina (reduzida).

Na insuficiência renal aguda (IRA), os néfrons (unidades funcionais dos rins) são lesados e perdem a capacidade de reabsorver sódio e água do filtrado, em quantidades adequadas; há oligúria iso-osmótica e concentração urinária de sódio elevada.

O poder do rim de concentrar a urina é reduzido pela deterioração estrutural dos néfrons, pela dissipação do gradiente hiperosmolar na medula e pela resistência osmótica presente nas unidades ainda funcionantes. Alterações para mais nos valores da creatinina e da uréia séricas denotam insuficiência renal (valores normais: creatinina: 1,4 mg/100 ml e uréia: 8-20 mg/100 MI).

Na vigência de uma insuficiência renal aguda, há anúria e/ou oligúria quase sempre, mas em alguns casos pode não haver redução do volume urinário. É a chamada insuficiência renal de alto débito, onde a urina excretada é diluída (baixo teor de uréia). Segundo alguns autores, a insuficiência renal com diurese representa a resposta renal a uma agressão de menor gravidade do que aquela que ocasionou uma insuficiência renal aguda anúrica ou oligúrica.

Duas ou mais semanas decorrerão entre o estabelecimento de uma insuficiência renal aguda e o aparecimento de diurese. Nesse intervalo de tempo, medidas terapêuticas são imprescindíveis a fim de impedir o catabolismo excessivo e manter o paciente com vida. Ocasionalmente, o período de anúria (ou oligúria) torna-se mais curto graças a procedimentos terapêuticos que modificam o quadro de isquemia renal (exemplo: uso de Manitol ou Furosemide, que exerce ação protetora sobre o néfron).

Na fase de anúria (ou oligúria), a maior preocupação é a manutenção das funções vitais e dar aos rins a oportunidade de restaurar sua atividade.

De maneira geral, na insuficiência renal aguda pós-traumática, com altas taxas de mortalidade, ocorrem alterações significativas e de alta gravidade, fazendo-se necessário um programa terapêutico para interromper o ciclo de fenômenos fisiopatológicos que podem levar à morte.

Embora haja uma série de recursos e medidas específicas para assistência ao portador de insuficiência renal aguda, continua alta a margem de insucesso no tratamento. Tal situação se torna mais grave quando o paciente apresenta outras afecções ou pertence aos grupos etários compreendidos abaixo de dez anos e acima de sessenta anos.

A presença de infecção é fator limitante no tratamento, mas outras causas têm levado o paciente com insuficiência renal aguda à morte: insuficiência cardíaca, sangramentos urêmicos, embolia pulmonar, edema agudo do pulmão.

9.1. Causas da insuficiência renal aguda

Um número grande de condições clínicas é capaz de levar o paciente a uma insuficiência renal aguda, que pode ser classificada em: pré-renal, renal e pós-renal.

Os pacientes críticos estão mais sujeitos às insuficiências de causas pré-renal e renal.

— *Insuficiência de causa pré-renal:* conseqüente a uma pobre ação renal, secundária a um baixo débito cardíaco. Há uma queda do fluxo sangüíneo e "déficit" na filtração glomerular, ocasionando oligúria.

Algumas condições geram um baixo débito cardíaco:

- hipovolemia causada por hemorragias, diarréia, vômitos e queimaduras;
- choque cardiogênico; choque toxêmico.

— *Insuficiência de causa renal:* quando há necrose tubular aguda. Alguns fatores contribuem para essa disfunção:

- uso de drogas nefrotóxicas; coagulação intravascular disseminada (oclusão dos capilares glomerulares);
- hemólise intravascular (transfusão sangüínea incompatível);
- icterícia obstrutiva (síndrome hepato-renal).

9.2. Sinais clínicos da insuficiência renal aguda

A maioria dos sintomas da insuficiência renal aguda é secundária aos distúrbios hidroeletrolíticos. Podem afetar alguns sistemas:

a) Gastrintestinal: anorexia, náuseas e vômitos.
b) Respiratório: dispnéia associada à acidose metabólica e hiper-hidratação, causando edema pulmonar.
c) Circulatório: níveis elevados de fluidos e sódio, causando a hipertensão e falência ventricular esquerda.
d) Neuromuscular: letargia e irritabilidade.
e) Imunológico: os pacientes ficam mais propensos a septicemias secundárias.
f) Distúrbios bioquímicos: catabolismo elevado, com rápida elevação da uréia sérica.
g) Distúrbios eletrolíticos:
   — hipercalemia, que causa arritmias cardíacas;
   — hiponatremia, usualmente atribuída à diluição;
   — hiperfosfatemia, com conseqüente alteração no metabolismo do cálcio.

9.3. Condutas diante da insuficiência renal aguda e assistência de enfermagem

A insuficiência renal aguda de causa pré-renal é reversível, e sua causa deve ser tratada pronta e corretamente. As medidas terapêuticas são dirigidas para a correção do débito cardíaco (reposição de sangue, plasma ou água e eletrólitos e/ou uso de agentes inotrópicos no choque cardiogênico).

Confirmado o estabelecimento de uma falência renal, o tratamento é conservador, até que os rins funcionem espontaneamente. Especial atenção é dada à administração de fluidos e à manutenção dos balanços calórico e eletrolítico.

9.3.1. Balanço calórico

O portador de insuficiência renal aguda apresenta-se em balanço nitrogenado negativo, com desequilíbrios hidroeletrolítico e ácido-básico. É potencialmente um indivíduo suscetível a infecções, com resposta inadequada às agressões e que facilmente tem o seu estado nutricional deteriorado. Sua condição propicia um estado catabólico e uma oferta alta de calorias é essencial.

Uma alta ingestão de carboidratos ou gorduras é preconizada com o objetivo de fornecer calorias ao paciente, ao mesmo tempo que dietas ricas em proteínas de alto valor biológico são indicadas na prevenção de queda do seu estado nutricional. A ingestão de tais nutrientes por via oral implica a programação de diálises freqüentes, para que sejam evitados os riscos decorrentes de um catabolismo excessivo e a incapacidade de eliminação de escórias.

Quando o paciente não possui a via digestiva livre para o recebimento de alimento, é indicada a Nutrição Parenteral Prolongada, com resultados satisfatórios. Aminoácidos essenciais, glicose hipertônica, eletrólitos e vitaminas compõem a solução indicada para nutrir parenteralmente o portador de insuficiência renal aguda.

O balanço nitrogenado é estabelecido, juntamente com a diminuição do nível de uréia circulante, pois esta passa a ser usada como precursora dos aminoácidos. Desde que as quantidades injetadas de aminoácidos não ultrapassem a necessidade anabólica do organismo, a uréia endógena é utilizada como fonte de nitrogênio.

A solução é administrada através de cateter introduzido na veia cava superior, por punção percutânea, não havendo contra-indicações.

Podem aparecer algumas complicações, tais como:

— hiper ou hipoglicemia;
— infecções associadas à cateterização prolongada e à administração da solução;
— acidose metabólica;
— distúrbios eletrolíticos;
— aparecimento de edema.

Cabe ao enfermeiro programar os cuidados a serem dispensados ao paciente que recebe a Nutrição Parenteral Prolongada (NPP), para evitar ou identificar precocemente as complicações.

1. MANUSEIO DO CATETER

É via exclusiva para a infusão da solução. Cabe ao enfermeiro a manutenção dessa via em condições ideais. A cada troca do frasco de solução é também trocado o equipo para a infusão.

No local da inserção do cateter, deve ser feito um curativo, diariamente (ou mais vezes, quando necessário), com o uso da seguinte técnica:

a) limpeza da pele a partir da inserção com um composto iodado ou clorexidina;
b) oclusão da área com adesivo impermeável.

A presença de hiperemia e/ou secreção na área de inserção do cateter é um indicador para a troca ou a retirada do mesmo, que deve ser acompanhada do encaminhamento da ponta para cultura e antibiograma. Na presença de hipertermia, sem que o paciente apresente razões que a justifiquem, também deve haver a retirada do cateter.

2. CONTROLE DIÁRIO DE PESO

Esse controle será lançado em gráfico que forneça uma curva ponderal e que propicie uma análise, juntamente com o balanço hídrico do paciente. Súbitas elevações ou quedas de peso podem significar retenção ou grande perda de água, ao invés de anabolismo ou catabolismo.

3. CONTROLE DIÁRIO DE GLICEMIA E OSMOLARIDADE PLASMÁTICA

As oscilações da glicemia podem ser freqüentes nos primeiros dias de Nutrição Parenteral Prolongada e há necessidade de identificar precocemente as complicações decorrentes das mesmas. A glicose sangüínea não deve exceder a 200 mg/100 ml.

Nos pacientes com insuficiência renal aguda, mesmo em presença de fluxo urinário, não se faz glicostiria (qualquer dado que se obtenha deixa de ser significativo, pela não capacidade de concentração do filtrado pelos rins).

A Nutrição Parenteral Prolongada é uma solução hiperosmolar e pode levar o paciente a distúrbios característicos das alterações da osmolaridade plasmática. Um aumento significativo no valor da osmolaridade plasmática leva o paciente a ter mudanças nas condições mentais e comportamentais (apatia, fraqueza, agitação e até mesmo convulsões), alterações na pele e mucosas. A conseqüência mais grave da hiperosmolaridade é o coma.

Valor normal da osmolaridade plasmática: 285 a 295 mOs/l.

4. DEAMBULAÇÃO

Indicada sempre que possível para facilitar a síntese protéica no músculo. Se o paciente estiver impossibilitado de deambular, submeter-se-á a movimentação passiva e/ou ativa no leito.

5. CONTROLE DA VELOCIDADE DE INFUSÃO DE SOLUÇÃO

A velocidade de infusão da solução deve ser mantida regularmente, através de bombas de infusão. De maneira geral, administra-se um total de 750 ml da solução nas 24 horas.

O excesso de administração da solução pode ocasionar coma hiperosmolar.

Os portadores de insuficiência renal aguda que recebem Nutrição Parenteral Prolongada apresentam-se freqüentemente em balanço nitrogenado positivo, com conseqüente aumento de peso. O nível de uréia sérico desses pacientes diminui ou se estabiliza, na vigência de diurese mantida ou oligúria, respectivamente; há menor necessidade de diálises e mais fácil cicatrização de eventuais feridas cirúrgicas.

O balanço calórico no paciente renal inclui, em resumo, uma oferta de 200 ou 300 g de glicose, fornecendo em torno de 800 a 1.200 quilocalorias. A oferta de proteínas deve partir de um mínimo e ser aumentada gradualmente, de acordo com o nível sérico de uréia.

6. VANTAGENS DO USO DA N P P

- Queda dos níveis séricos de uréia, se há oligúria, e estabilização, se há diurese.
- Balanço nitrogenado positivo, aumento do peso.
- Satisfatória cicatrização dos ferimentos.
- Permanência em níveis séricos baixos; magnésio, potássio e fósforo.
- Menor necessidade de diálise.

9.3.2. Balanços hídrico e eletrolítico. Manutenção do pH

Entre as complicações observadas em pacientes com insuficiência renal aguda, destaca-se a hipervolemia. Conseqüente à mesma há uma sobrecarga cardíaca e, eventualmente, pode ocorrer um edema agudo de pulmão, que leva o paciente a uma insuficiência respiratória. É uma preocupação constante a manutenção da volemia dentro da normalidade. A manutenção ou aumento do peso significam sobrecarga hídrica, quando na fase catabólica. As perdas obrigatórias (extra-renais) estão em torno de 1.000 ml nas 24 horas. O catabolismo nos tecidos produz de 400 a 600 ml de água endógena; logo, uma reposição de cerca de 400 ml, acrescida de outras eventuais perdas, é indicada por dia ao paciente com insuficiência renal aguda.

Os eletrólitos são repostos adequadamente, segundo as espoliações. Uma tendência à acidose metabólica está presente nesses pacientes e, quando não é corrigida com a administração de bicarbonato de sódio, o é em diálise.

O conhecimento das variações nos balanços hídrico e eletrolítico, além da tendência do paciente em apresentar acidose metabólica, leva o enfermeiro a observar e analisar alguns parâmetros que contribuem para o estabelecimento de medidas terapêuticas específicas. Algumas condutas são tomadas com o objetivo de fornecer dados para a efetiva manutenção do paciente em condições de equilíbrio:

— controle diário do peso (até duas vezes ao dia);
— balanço hídrico;
— mensurações da Pressão Venosa Central (PVC);
— determinação da osmolaridade plasmática;
— controle do hematócrito;
— encaminhamento das amostras de sangue para os exames laboratoriais requeridos.

9.3.3. Hiperpotassemia

A mais perigosa complicação da insuficiência renal aguda é a hiperpotassemia. Traz ela consigo o risco de uma parada cardíaca quando os níveis séricos são maiores que 7 mEQ/I. Medidas várias são tomadas para corrigir a hiperpotassemia; porém, as mais eficientes são a diálise peritoneal e a hemodiálise.

O paciente deve estar monitorizado e, quando há hiperpotassemia, as mudanças no traçado eletrocardiográfico tornam-se evidentes (fig. 9.1).

A administração de drogas e o estabelecimento de medidas de urgência, com a disponibilidade de pessoal e equipamento, devem estar presentes na assistência ao paciente com hiperpotassemia, para que o atendimento se faça em tempo hábil (monitorização cardíaca, material de entubação, aspiração e ventilação).

No tratamento medicamentoso da hiperpotassemia, podem ser utilizadas as seguintes drogas: **cálcio** sob a forma de gluconato ou cloreto, **soluções de bicarbonato ou lactato de sódio, glicose a 50%** com insulina (uma unidade de insulina para cada 5 g de glicose) e **resinas trocadoras de íons** (administradas por via oral ou retal). As resinas mais usadas são as que trocam potássio, por sódio e potássio por cálcio.

As soluções endovenosas com alta concentração de glicose e insulina (soluções polarizantes) são dadas para as trocas de potássio nas células, mas sua ação é pouco eficaz.

9.3.4. Diálise peritoneal

Indicada na insuficiência renal aguda, quando há necessidade de retirada de grande volume de líquido e quando há possibilidade de fácil acesso à cavidade peritoneal e dificuldade de acesso à circulação.

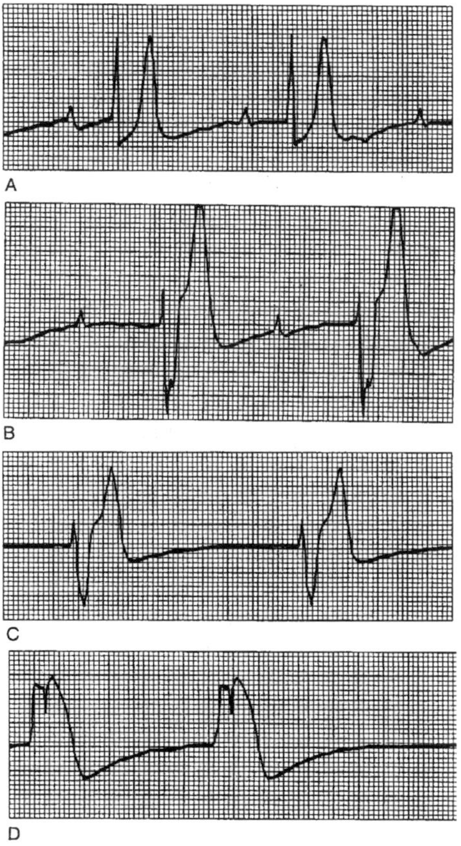

Figura 9.1. Mudanças eletrocardiográficas na hiperpotassemia.

A. Elevação da onda T e bloqueio AV (K = 5,5 – 6,5 mEq/l).0
B. Alargamento do complexo QRS (K = 7,0 – 7,5 mEq/l).
C. Parada atrial (K = 9,0 – 9,0 mEq/l).
D. Febrilação ventricular/assistolia (K > 9,0 mEql).

A morte do paciente renal é iminente quando:

— a uréia no sangue é maior que 400 mg/100 ml;
— o potássio sérico é maior que 7,0 mEq/1;
— o bicarbonato é menor que 10 mEq/l.

Em situações menos extremas, o paciente está sujeito a septicemias, hemorragias, difícil processo de restabelecimento, sobrecarga hídrica e estados de má nutrição. Nesse caso, a diálise é indicada como um meio de prevenir o aumento de uremia e outras complicações.

De modo geral, a diálise pode ser indicada quando os níveis séricos da uréia atingem 200 mg/100 ml, ao lado de alterações do potássio sérico e pH sangüíneo (acidose) e aumento significativo do balanço hídrico (sobrecarga hídrica).

A diálise peritoneal é um método de tratamento relativamente simples, usando o peritôneo do paciente como uma membrana semipermeável (separa a cavidade peritoneal dos fluidos corporais). Pequenas moléculas são difundidas de uma área de menor concentração para uma de maior concentração, através desta membrana semipermeável, pelo processo de osmose.

Na diálise peritoneal, os eletrólitos e a uréia movimentam-se de acordo com as concentrações gradientes, e a água, por osmose.

As soluções empregadas na diálise peritoneal são eletroliticamente equivalentes ao sangue, exceto pela ausência de potássio.

Procedimento: dois frascos da solução dialisante são sempre mantidos em processo de aquecimento ("banho-maria" ou outro recurso), para que a mesma seja infundida devidamente aquecida na cavidade abdominal.

— as primeiras infusões e drenagens são contínuas, não computadas como volumes efetivos, e visam à limpeza da cavidade peritoneal e do sistema de drenagem (eliminação de resíduos sanguinolentos);
— a infusão se faz com o equipo completamente aberto, isto é, não pinçado, enquanto é mantido fechado o ramo de drenagem;
— ao término da infusão, sem que estejam vazios os ramos do equipo, o mesmo é pinçado;
— os ramos de infusão e drenagem são mantidos fechados durante o tempo de permanência da solução de diálise na cavidade abdominal (de 30 minutos a 1 hora);

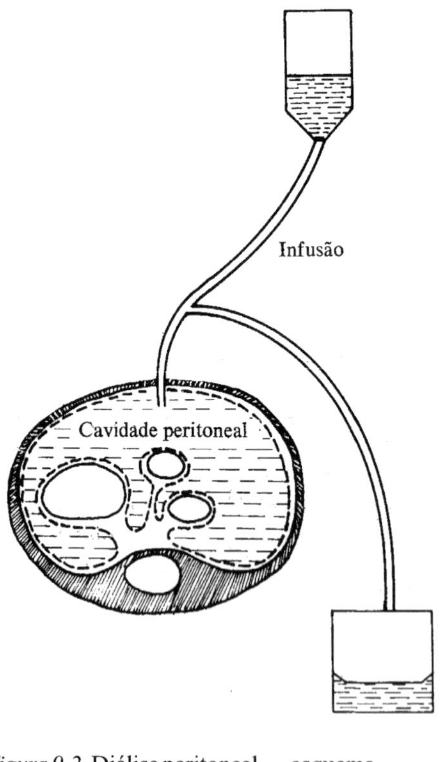

Figura 9.2. Diálise peritoneal — esquema.

— após a drenagem, é infundido o volume seguinte da solução, e assim sucessivamente.

2. CUIDADOS DE ENFERMAGEM

a) Utilizar máscara e gorro durante o preparo da solução dialisante. De maneira geral, 2 litros de solução de diálise são infundidos em cada banho e, em um deles, são adicionados medicamentos como heparina (uso de pequenas doses para manter o cateter permeável) e cloreto de potássio.

A heparina é usada contra a formação de depósitos de fibrina nos orifícios do cateter peritoneal.

b) Utilizar luva na mão direita na introdução dos gotejadores do equipo de diálise nos frascos. Se necessário, utilizar bolas de algodão embebidas em álcool etílico 70% para limpeza das tampas dos frascos.

c) Manter a extremidade livre do ramo de drenagem mergulhada em um recipiente (vidro pequeno), que contenha em seu interior um anti-séptico, durante a infusão e a permanência do dialisante na cavidade abdominal.

d) Verificar, ao final de cada banho, os sinais vitais do paciente, estando atento às variações significativas que podem levar à identificação precoce de algumas complicações como peritonite (temperatura elevada), hipotensão (conseqüente a alterações hemodinâmicas bruscas) e arritmias.

e) Ao final de cada drenagem, observar aspectos do líquido eliminado. O aparecimento de turvação no líquido drenado implica uma coleta de amostra do mesmo para exame bacterioscópico e cultura, seguido de infusões e drenagens contínuas para irrigação da cavidade abdominal. Em alguns banhos sucessivos, pode desaparecer a turvação do líquido drenado.

Quando se usa solução dialisante hipertônica (1 frasco a 1,5% + 1 frasco a 7%), a turbidez do líquido drenado pode aparecer mais precocemente, pela ação irritante que a mesma exerce sobre a membrana peritoneal.

A solução hipertônica pode drenar água da circulação do paciente para a cavidade peritoneal mais rapidamente, mas também pode causar algumas complicações: elevação do teor de glicose sérica e depleção do fluido extracelular, com sinais de hipovolemia.

f) Utilizar um impresso para anotar a progressão da diálise peritoneal.

Isso permitirá que se tenha um registro do balanço parcial a cada banho e um registro do balanço total cumulativo que retratem as condições e os efeitos da diálise.

g) Se a drenagem não fluir livremente, o cateter deve ser investigado e, até mesmo, reposicionado. A mudança de posição do paciente auxilia na drenagem e na prevenção de complicações pulmonares (estases) e úlceras de decúbito.

h) Oferecer ao paciente, durante a diálise, volumes pequenos de água por via oral ou cubos de gelo (este volume é facilmente removido no procedimento dialítico).

i) Ao final da diálise, quando se alcançou o objetivo proposto, alguns banhos contínuos devem ser feitos, antecedendo a remoção do cateter. Após a última infusão, a drenagem deve ser prolongada até que a cavidade abdominal esteja completamente livre de líquido. Após a retirada do cateter, manter na área um curativo compressivo. Se o paciente estiver sujeito a um programa de diálises peritoneais, poderá receber uma prótese (botão ou prótese de Deane), destinada a manter o pertuito abdominal, que facilitará a próxima colocação de cateter. De qualquer maneira, a área será protegida por curativo oclusivo.

j) Após a diálise:
- pesar o paciente nas mesmas condições do início do processo;
- fechar o balanço da folha de controles;
- colher amostra de sangue para dosagem de sódio, potássio, uréia e creatinina;
- comparar os dados obtidos.

Um período de 36 a 40 horas de diálise é usualmente necessário para manter a uréia em níveis mais baixos e o paciente em condições de equilíbrio metabólico. Cabe ao enfermeiro, nesse período, a manutenção do sistema de diálise em condições ideais, assim como a programação e realização de medidas assistenciais que propiciem bem-estar ao paciente.

3. COMPLICAÇÕES DA DIÁLISE PERITONEAL

A diálise peritoneal pode apresentar as seguintes complicações:
- traumatismos de vísceras abdominais;

— peritonites;
— desconforto respiratório;
— queda da proteína plasmática;
— desconforto do paciente.

Há algumas contra-indicações à diálise peritoneal:
— cirurgias abdominais recentes;
— presença de "lojas" abdominais (cavidades septadas);
— presença de drenos abdominais;
— aderências peritoneais extensas.

9.3.5. Hemodiálise

É o método de diálise através da circulação sangüínea, cujo acesso se obtém por cateter em subclávia, cateter femoral, fístula ou "shunt".

A membrana dialisadora é feita de celofane ou material similar, constituindo uma espiral de superfície plana, através da qual o sangue é bombeado. Tal membrana faz parte do rim artificial, que propicia as trocas químicas através de um líquido dialisante, por um circuito extracorpóreo.

A hemodiálise é o método mais empregado de assistência ao paciente em insuficiência renal aguda.

Um período de 6 horas de diálise é eficaz, com heparinização sistêmica ou regional (para evitar coagulação no circuito extracorpóreo), com fluxos sangüíneos de 250 cc a 300 cc por minuto. A freqüência de hemodiálise será proporcional ao estado catabólico do paciente.

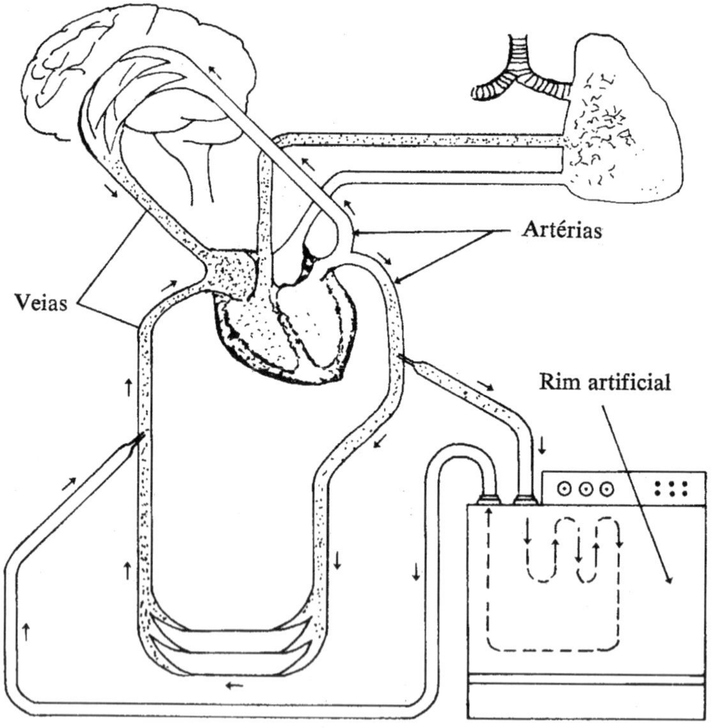

Figura 9.3. Hemodiálise: esquema paciente /hemodialisador.

1. CUIDADOS DE ENFERMAGEM

a) Controle dos sinais vitais. As hipotensões contribuem para a redução do fluxo sangüíneo nos vasos periféricos.
b) Se houver sangramento por desconexão do sistema ou qualquer outro tipo de acidente, pinçar imediatamente os ramos de acesso à circulação sangüínea do paciente, enquanto se providenciam recursos que combatam a causa do problema. **Desligar a máquina.**
c) Atenção à monitorização cardíaca. Há grande incidência de arritmias, que devem ser identificadas precocemente.
d) Pesar o paciente antes e após a hemodiálise, comparando os dados.

2. COMPLICAÇÕES DA HEMODIÁLISE

A hemodiálise pode apresentar as seguintes complicações:
— síndrome do desequilíbrio pós-diálise (tremores, confusão mental, convulsões);
— hipovolemia (queda do volume de sangue circulante) por rutura do circuito extracorpóreo;
— embolia gasosa;
— hemorragia pela heparinização.

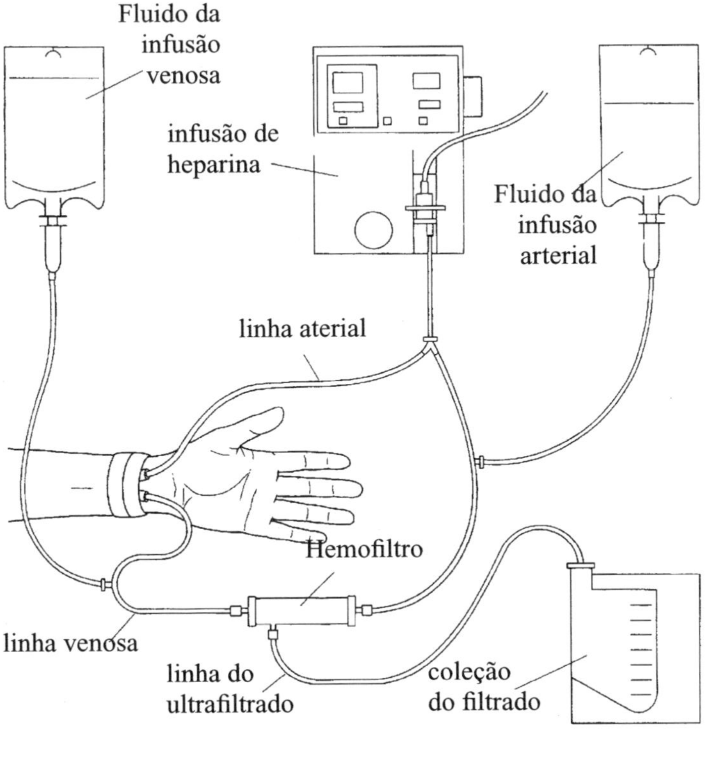

Figura 9.4. Terapia de Contínua Substituição Renal (CRRT).

9.3.6. Terapia de Contínua Substituição Renal (CRRT)

É um tratamento sanguíneo extracorpóreo usado para controlar os fluídos e o balanço eletrolítico em pacientes com insuficiência renal aguda. Não necessita do equipamento utilizado em hemodiálise. É um processo de ultrafiltração e seu sucesso depende da manutenção do fluxo sangüíneo no hemofiltro. Um fluxo de 200 ml/min. pode ser obtido por um cateter femoral (punção percutânea).

A Terapia de Contínua Substituição Renal remove do plasma água e eletrólitos e é um processo gradual que propicia a volta do rim à sua função normal. Não provoca uma rápida flutuação nas condições dos fluidos eletrólitos corporais. É indicada para pacientes com falência renal, portadores de instabilidade cardiovascular e edema cerebral.

Comparação entre a hemodiálise, a diálise peritoneal e a CRRT

Quadro comparativo dos métodos dialíticos

	Hemodiálise	Diálise peritoneal	CRRT
1. Equipamento	— Muito especializado	— Pouco especializado	— Moderada complexibilidade
2. Tempodoprocedimento	— 4 a 6 horas	— 36 a 48 horas	— Terapia contínua
3. Eficiência	— Alta	— Baixa	— Alta
4. Complicações	— Síndrome de desequilíbrio — Perda sangüínea por acidentes — Embolia gasosa — Hemorragia	— Traumatismo abdominal — Peritonite — Desconforto respiratório — Proteína plasmática — Desconforto do paciente	— Depleção do volume circulante
5. Contra-indicações	— Quando a heparinização é perigosa	— Incisões abdominais — Drenagens abdominais — Insuficiência respiratória	— Fluxo sangüíneo baixo — Necessidade de rápida remoção de líquidos e eletrólitos
6. Ritmo do líquido removido	— < 300 ml/hora	— 400-800 ml/hora	— 100 ml/hora

Referências Bibliográficas

Anção, M. S. *et al. Técnicas de diálise,* in: Knobel, E. *et al.* Condutas no paciente grave, 3ª ed., cap. 25, p. 417-432, Rio de Janeiro, Atheneu, 2007.

Barden, R. M. Patients Witch Hypertension, in: Clochesy, J. M. Critical Care Nursing, 2ª ed., cap. 25, p. 519-533, Philadelphia, W. B. Saunders Company, 1996.

Beland, I. *Enfermagem Clínica*, S. Paulo, E.P.U/EDUSP, 1978.

Bezerra, J. B. G. "Insuficiência Renal Aguda", in: Cutait, D. E., *Temas de Terapia Intensiva*, cap. XVII, pp. 165-188, Rio de Janeiro, Guanabara-Koogan, 1977.

Brunner, L. S. e col. *Enfermagem Médico-Cirúrgica*, 3ª ed., Rio de Janeiro, Interamericana, 1977.

Cintra, E. A. *et al.* Assitência de Enfermagem ao paciente gravemente enfermo, 2ª ed., São Paulo, Atheneu, 2003.

Finch, M. "Management of Acute Renal Failure", in: *Nursing Times*, *13*:631-635, abril, 1978.

Gerson, G. *Intensive Care*, Londres, Willian Heinemann Medical Books Ltd., 1973.

Miller, L. R. Patients With Fluid and Electrolyte Distubances, in: Clochesy, J. M. Critical Care Nursing, 2ª ed., cap. 43, p. 892-924, Philadelphia, W. B. Saunders Company, 1996.

Moidel, H. C. *Nursing Care of the Patient with Medical-surgical Disorders*, Saint Louis, McGraw-Hill, 1972.

Peschman, P. Renal Physicology, in: Clochesy, J. M. Critical Care Nursing, 2ª ed., cap. 42, p. 871-890, Philadelphia, W. B. Saunders Company, 1996.

Robson, J. S. "Acute Renal Failure", in: Walker, W. F. e Taylor, D. E. M. *Intensive Care*, pp. 144-57, Londres, Churchill-Livingstone, 1975.

Santos, O. F. P. *et al.* Insuficiência Renal Aguda, in: Knobel, E. Condutas no paciente grave, 3ª ed., cap. 24, p. 405-416, Rio de Janeiro, Atheneu, 2007.

Storlie, F. *Principles of Intensive Nursing Care*, Nova York, Appleton Century Crofts, 1972.

Vatticano, M. F. F. *et al.*Cuidados de Enfermagem na Assistência Nefrológica, in: Knobel, E. *et al.* Condutas no paciente grave, 3ª ed., cap. 127, p. 1551-1556, Rio de Janeiro, Atheneu, 2007.

Walker, W. F. *Intensive Care*, Londres, Churchill Livingstone, 1975.

Whittaker, A. A. Patients With Renal Failaure, in: Clochesy, J. M. Critical Care Nursing, 2ª ed., cap. 44, p. 926-940, Philadelphia, W. B. Saunders Company, 1996.

Capítulo 10

Insuficiência respiratória

10.1. Introdução

Seja qual for a patologia que leve o paciente à Unidade de Terapia Intensiva, ele estará sujeito à insuficiência no sistema respiratório. Isto se comprova pelo alto índice, nas Unidades de Terapia Intensiva, de pacientes com insuficiência respiratória como causa primária da internação, ou secundária em pacientes já internados devido a outras afecções.

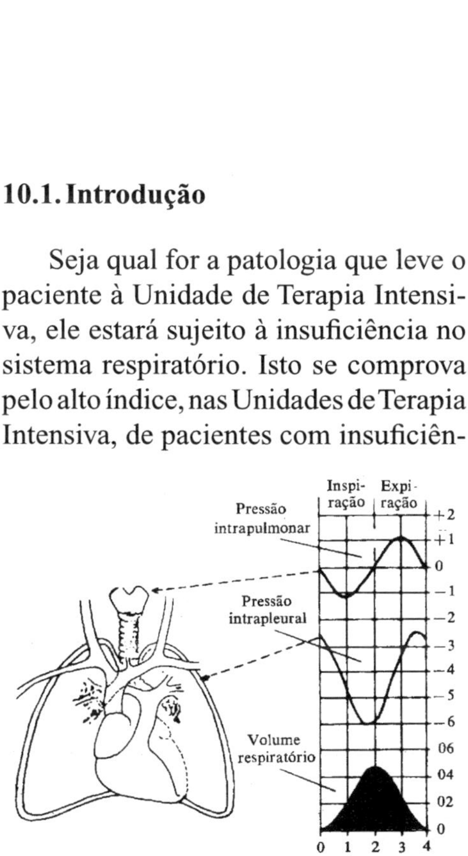

Figura 10.1. Alterações de pressão intrapleural e intrapulmonar durante a inspiração e a expiração.

A incidência e o tratamento da insuficiência respiratória assumiram tão grandes proporções que hospitais de grande porte têm pensado na instalação de Unidades de Assistência Respiratória, geralmente integradas a um Centro de Terapia Intensiva.

Ao elaborar um plano de assistência a pacientes portadores de insuficiência respiratória, é indispensável que o enfermeiro tenha em mente alguns conceitos básicos de fisiologia e patologia pulmonares, assim como a importância da sua atuação junto a esses pacientes, pois a ele cabe elaborar um plano de cuidados baseado na observação das alterações traduzidas por sinais clínicos, na análise e avaliação da situação.

10.2. Aspectos da fisiopatologia pulmonar

10.2.1. Mecânica ventilatória

A ventilação pulmonar é produzida pela contração rítmica dos músculos diafragma e intercostais externos, que causam a expansão do tórax e pulmões.

Com a contração dos músculos responsáveis pela inspiração e conseqüente expansão do tórax, a pressão intrapleural, que já era negativa, torna-se mais negativa ainda, gerando um gradiente de pressão. Este gradiente de pressão é o responsável pelo deslcamento de ar da atmosfera para os pulmões.

No início da fase inspiratória, a pressão intrapulmonar é menor que a pressão atmosférica e maior que a mesma durante a expiração. Quando as pressões se equilibram, cessa a entrada de ar — é o fim da fase inspiratória.

Na fase expiratória, a pressão intrapulmonar torna-se maior que a pressão atmosférica, pelo processo passivo de relaxamento muscular.

A fase expiratória termina quando desaparece o gradiente de pressão entre o pulmão e a cavidade pleural.

No sentido mais amplo, dá-se o nome de respiração aos processos que contribuem para as atividades metabólicas celulares e para a produção de energia.

A produção dessa energia ao nível celular está diretamente ligada ao sistema circulatório (transporte do oxigênio e do dióxido de carbono no corpo) e ao sistema ventilatório (transporte do oxigênio e do dióxido de carbono entre o corpo e a atmosfera).

A caixa torácica atua como uma "bomba" que transporta gases de e para os pulmões. A troca gasosa através da parede alveolar é possível pelo fornecimento de oxigênio e eliminação de dióxido de carbono em cada movimento respiratório.

A respiração pode ser definida como dois processos separados: respiração externa (o processo do gás trocado pelos pulmões, que inclui a absorção do O_2 e a eliminação do CO_2) e a respiração interna (a utilização do oxigênio em nível celular na mitocôndria).

As funções primárias do sistema respiratório são: regulação da pressão parcial do oxigênio, manutenção da pressão parcial do dióxido de carbono como uma constante e a manutenção da concentração do íon hidrogênio no plasma.

O processo respiratório inclui:

1) ventilação pulmonar (troca de ar entre o meio ambiente e os alvéolos);
2) a difusão do oxigênio e do dióxido de carbono entre os alvéolos e o sangue;
3) transporte do oxigênio e do dióxido de carbono no sangue até as células;
4) controle da ventilação.

10.2.2. Volumes e capacidades pulmonares

Na ventilação, são considerados os volumes e capacidades a seguir descritos.

Durante a inspiração, a pressão intrapleural fica negativa, produzindo a expansão dos pulmões. Como resultado disto, há entrada de ar para os pulmões. Durante a expiração, a retração elástica dos pulmões eleva a pressão intrapulmonar, provocando a saída do ar.

A pressão intrapleural é expressa como uma pressão negativa (-5 mm Hg), considerando-se arbitrariamente a pressão atmosférica como *zero*.

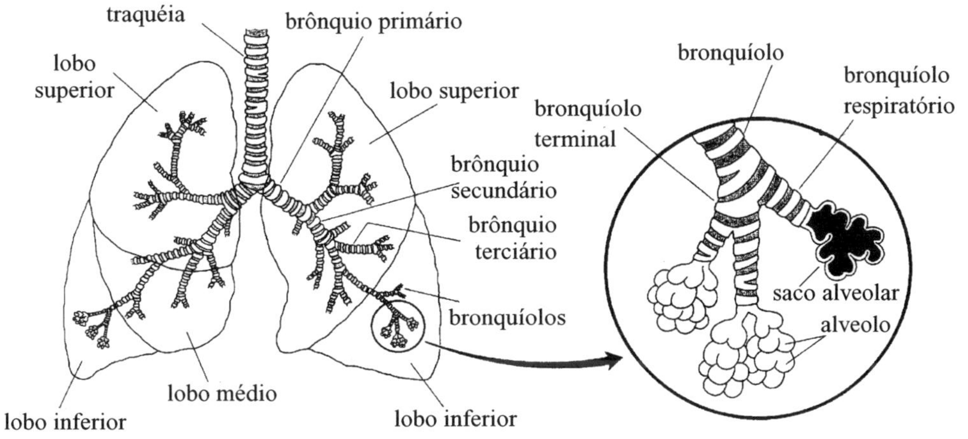

Figura 10.2. Trato respiratório inferior.

Volume Corrente (VC) — Corresponde ao ar que é inspirado e expirado normalmente em cada ciclo respiratório.

Volume/Minuto (VM) — Volume de ar inspirado e expirado durante um minuto; portanto, VM = VC x FR.

Volume Residual (VR) — Volume de ar que permanece nos pulmões após uma expiração forçada.

Volume de Reserva Inspiratória (VRI) — É a maior quantidade de ar que pode entrar nos pulmões após uma inspiração normal.

Volume de Reserva Expiratória (VRE) — É a maior quantidade de ar que pode sair dos pulmões após uma expiração normal.

Capacidade Pulmonar Total (CPT) — Somatório dos volumes: corrente, de reserva inspiratória, de reserva expiratória e residual.

Capacidade Vital (CV) — Somatório dos volumes corrente, de reserva inspiratória e de reserva expiratória. Corresponde à maior quantidade de ar que pode ser expirado após uma inspiração forçada.

Capacidade Inspiratória (CI) — Somatório do volume de reserva inspiratória e do volume corrente.

Capacidade Residual Funcional (CRF) — Somatório do volume de reserva expiratória e do volume residual. Corresponde à maior quantidade de ar que permanece nos pulmões após uma expiração normal.

10.2.3. Espaço morto e ventilação alveolar

A ventilação efetiva ou ventilação alveolar é constituída pelo volume de ar que chega aos alvéolos perfundidos por sangue venoso e participam do processo de trocas gasosas.

Aproximadamente, um terço do volume de ar inspirado não participa dessas trocas, porque permanece no *espaço morto anatômico.* Este é constituído pelas vias respiratórias, desde o nariz e a boca até os ductos alveolares onde não se processam trocas gasosas — são apenas vias de passagem do ar.

Do volume de ar que chega ao alvéolo, uma parte pode não participar das trocas gasosas, dando origem ao *espaço morto alveolar* (fig. 10.3).

O espaço morto alveolar não é delimitado anatomicamente, mas é conseqüente à má distribuição de ar e de sangue a nível alveolar. Deste modo, o chamado *espaço morto total ou fisiológico* é o resultado da soma entre espaço morto anatômico e espaço morto alveolar.

A ventilação alveolar normal é definida como aquele nível de ventilação alveolar que produz uma pressão normal de dióxido de carbono de 40 mm Hg.

10.2.4. Relação ventilação/perfusão

O quociente ventilação/perfusão normal é de 0,8. Sendo a ventilação alveolar de um pulmão igual a 4 litros e a perfusão alveolar igual a 2,5 litros, temos:

$$V/P = 0,8$$

Para que a respiração seja normal, é indispensável que essa relação se mantenha em cada alvéolo separadamente, isto é, que cada alvéolo receba um fluxo capilar e ventilação adequados; neste caso, a oxigenação do sangue seria perfeita.

O volume de sangue que não participa das trocas gasosas, retornando ao coração esquerdo e daí para a circulação sistêmica, não oxigenado, constitui o efeito **"shunt"**.

1. INTERPRETAÇÃO DA GASIMETRIA E CONCEITO DE "SHUNT"

Se a PO_2 está abaixo do normal, para a sua interpretação verifica-se a PCO_2. Se estiver elevada, diagnostica-se uma hipoventilação. Para uma PCO_2 normal ou baixa, há duas possibilidades: "shunt" ou bloqueio alvéolo-capilar.

No "shunt", existem alvéolos atelectasiados ou preenchidos com líquido, mas com perfusão sangüínea normal. O sangue que deveria ser arterializado

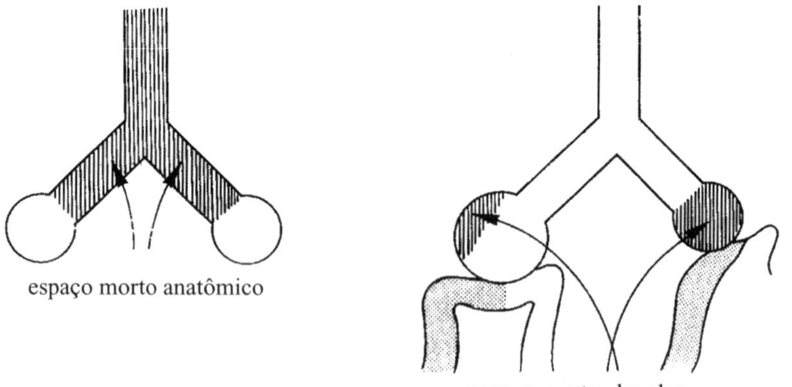

Figura 10.3. Componentes do estado fisiológico.

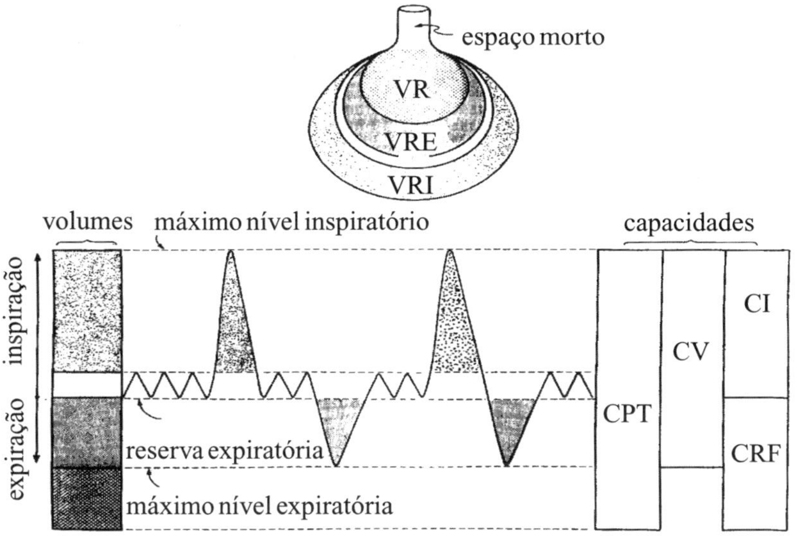

Figura 10.4. Volumes pulmonares e capacidades.

não o é. No bloqueio alvéolo-capilar há espessamento ou outra anormalidade na membrana que separa o alvéolo do capilar e o sangue não é oxigenado (o oxigênio não passa pela membrana).

Se é administrada ao paciente uma concentração de 100% de oxigênio e a PO_2 se eleva, fica diagnosticado um bloqueio alvéolo-capilar. Se a PO_2 continua baixa, há um "shunt".

2. CONDIÇÕES QUE LEVAM A UMA ALTERAÇÃO DA RELAÇÃO VENTILAÇÃO/PERFUSÃO

10.2.5. Difusão

É o processo que ocorre nos alvéolos através da membrana alvéolo-capilar, a qual é permeável ao oxigênio e gás carbônico. Qualquer alteração nas camadas da membrana alvéolo-capilar leva a uma

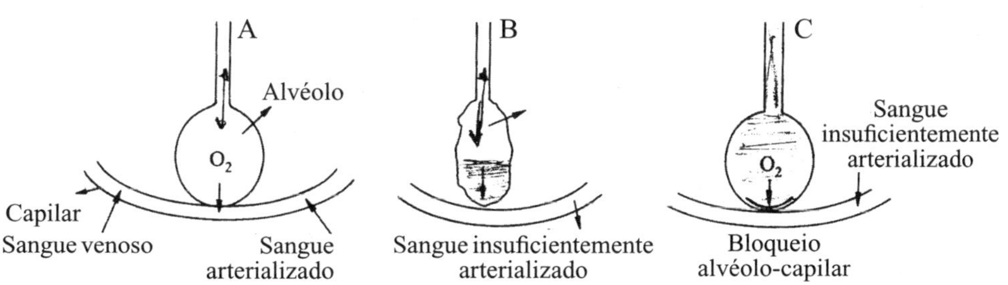

Figura 10.5. Ventilação. A- normal ventilação/perfusão — B- baixa ventilação/normal perfusão — C- sem ventilação/perfusão ("shunt")

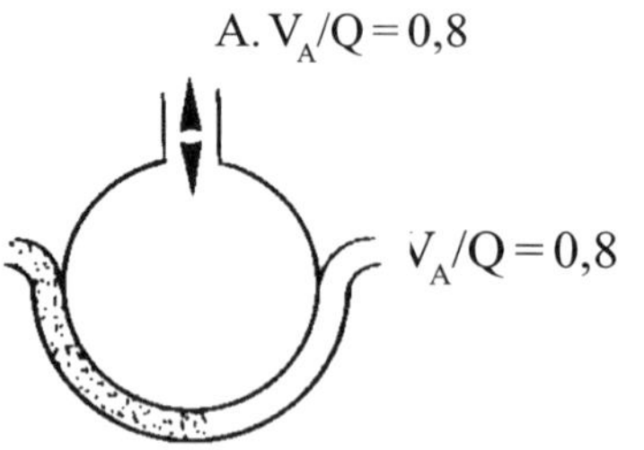

Figura 10.6. Perfusão e ventilação normais.

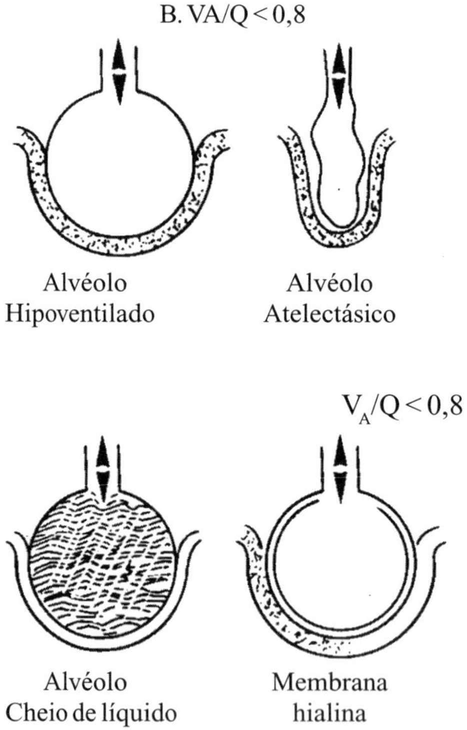

Figura 10.7. Ventilação alterada.

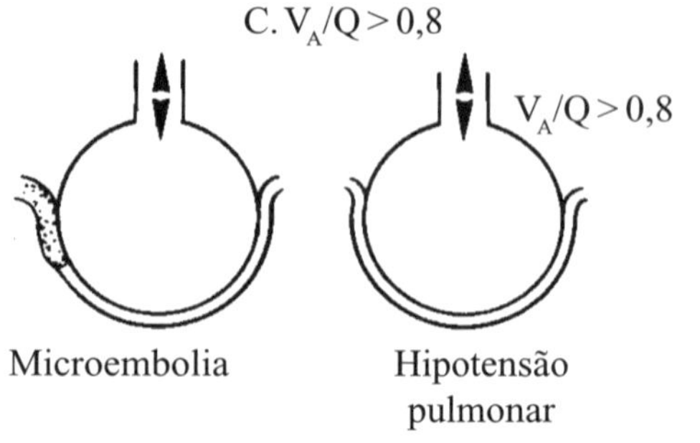

Figura 10.8. Pressão alterada.

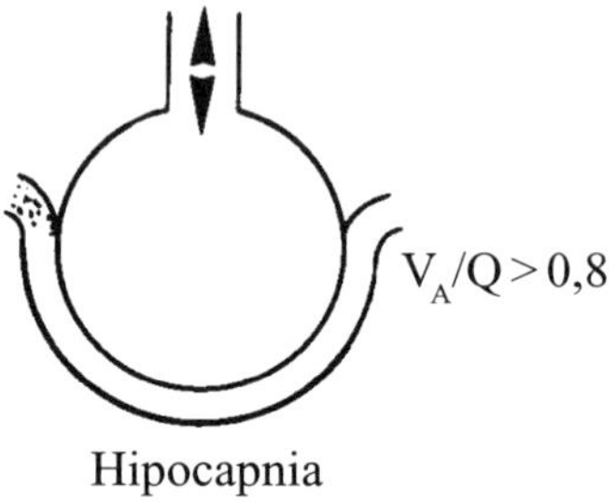

Figura 10.9. Hiperventilação.

alteração no mecanismo de difusão. Porém, a alta difusibilidade do CO_2 (vinte vezes maior que o oxigênio) faz com que as alterações resultem em modificações somente nas trocas de O_2.

A difusão do oxigênio do alvéolo para o capilar pulmonar e a difusão do dióxido de carbono do sangue para o alvéolo é o resultado do gradiente das pressões parciais dos gases.

10.2.6. Transporte de oxigênio

O oxigênio é transportado no sangue por duas formas: dissolvido no plasma e combinado com a hemoglobina (oxihemoglobina). Cada 100 ml de sangue arterial transporta 0,3 ml de O_2 dissolvido no plasma, e 1 grama de hemoglobina pode combinar-se com 1,34 ml de O_2. Deste modo, 15 gramas de hemoglobina deveriam transportar 20,1 ml O_2/100ml (ou aproximadamente, 20%).

$$\frac{15\,g\,Hb}{100\,ml\,sangue} \times \frac{1{,}34\,ml\,.\,O_2}{1\,gHb} = 20\,ml\,O_2/100\,ml\,sangue$$

Porém, normalmente, o sangue arterial está saturado a 97%, a uma PO_2 de 100 mmHg; isto significa um conteúdo de oxigênio de 19,5 vol% como HbO_2 (oxi-hemoglobina) no sangue arterial.

Considerando-se a curva de dissociação da oxi-hemoglobina (HbO_2), quando a hemoglobina é de 15 g%, sob ventilação e perfusão normais, todo o oxigênio disponível no alvéolo deverá ser incorporado de modo a permitir correspondência entre a pressão parcial e a saturação.

O aumento de O_2 não tem mais função respiratória, pois, não havendo mais Hb disponível, ele ficará dissolvido no plasma.

Portanto, para um transporte adequado de oxigênio são necessárias uma hemoglobina funcionante normal e uma quantidade normal de hemoglobina.

A pressão parcial (PaO_2) age como a força propulsora para a combinação química da hemoglobina com o oxigênio.

A curva de dissociação oxigênio-hemoglobina, de forma sigmóide, mostra que o conteúdo de oxigênio é controlado.

Notam-se três aspectos importantes na curva de dissociação da hemoglobina:

1. Ao redor de 100 mmHg (PaO_2), a curva é achatada (plana).
2. A curva é bastante abrupta de 10 a 50 mmHg.
3. Hipercapnia, acidose e hipertermia deslocam a curva para a direita.

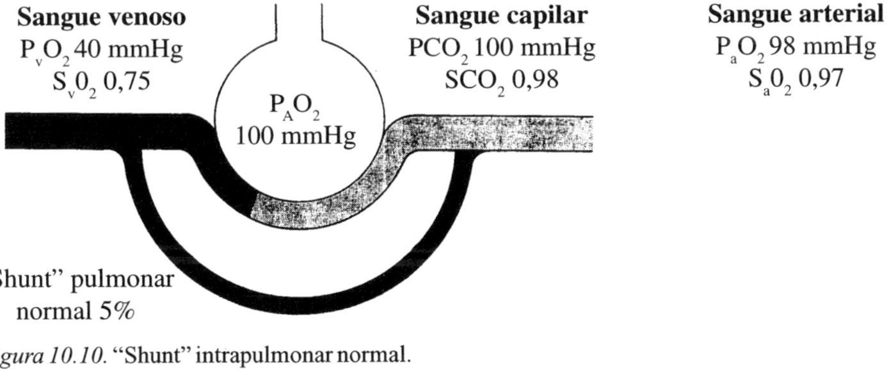

Figura 10.10. "Shunt" intrapulmonar normal.

PvO_2 — pressão parcial de oxigênio nas veias.
SvO_2 — saturação da hemoglobina com oxigênio nas veias.
PcO_2 — pressão parcial de oxigênio nos capilares.
ScO_2 — saturação da hemoglobina com oxigênio nos capilares.
PaO_2 — pressão parcial de oxigênio nas artérias.
SaO_2 — saturação da hemoglobina com oxigênio nos capilares.
PAO_2 — pressão parcial de oxigênio nos alvéolo.

Mesmo que a pressão parcial de oxigênio (PaO_2) caia de 100 mmHg para 50 mmHg, a saturação cai apenas para 80%. Abaixo de uma pressão parcial de oxigênio de 50 mmHg, os valores caem na parte em declive da curva: a saturação cai para 50% e o conteúdo de oxigênio diminui muito.

É fácil observar, pela curva, que à PaO_2 de 40, 50 e 60 mmHg correspondem aproximadamente as saturações de 70, 80 e 90%. (fig. 10.11).

10.2.7. Controle da ventilação

O volume ventilatório e a freqüência respiratória são regulados pelo estado químico do sangue, particularmente pela PCO_2, que é percebida pelos quimiorreceptores no nível bulbar. Os receptores podem ser divididos em dois grupos: os sensíveis aos estímulos químicos e os sensíveis aos estímulos mecânicos, os quais enviam impulsos aferentes até o centro respiratório.

Além dos receptores centrais, existem os quimiorreceptores periféricos nos corpúsculos aórtico e carotídeo, localizados próximos ao arco aórtico, na região do seio carotídeo. Estes quimiorreceptores periféricos são estimulados por uma tensão de oxigênio baixa, por aumento da tensão de CO_2 ou aumento da concentração do íon hidrogênio. (fig. 10.12).

10.2.8. Agente tensoativo (surfactante)

A tensão superficial de uma solução aquosa é elevada. Quando a tensão superficial é constante, a pressão necessária para manter uma bolha inflada está em função inversa ao seu raio. Quanto menor a bolha, maior a pressão requerida para mantê-la inflada e maior a sua tendência de contrair-se (Lei de Laplace).

Os alvéolos são revestidos internamente por uma capa monomolecular de lipoproteína — o agente tensoativo pulmonar chamado surfactante. Este revestimento reduz a tensão superficial

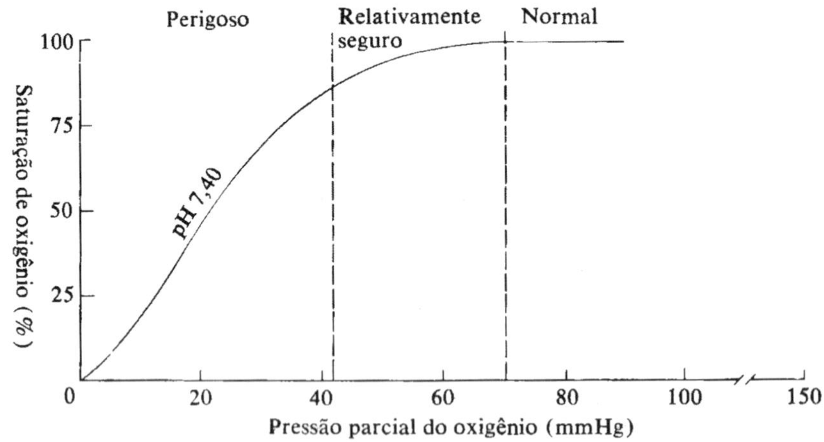

Figura 10.11. Curva de dissociação oxigênio-hemoglobina, mostrando os níveis pO_2 que são normais, os que são relativamente seguros e os perigosos.

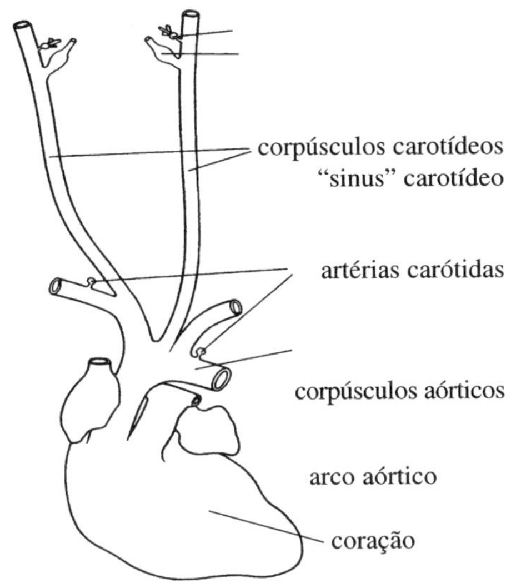

Figura 10.12. Localização dos quimiorreceptores periféricos.

dos alvéolos (estruturas côncavas), evitando deste modo sua natural tendência ao colapso. Uma das principais propriedades deste revestimento é aumentar a redução da tensão superficial, à medida que há contração da membrana durante a expiração, mantendo deste modo o alvéolo inflado mesmo na fase expiratória.

10.2.9. Complacência

O parênquima pulmonar está intimamente aderido à pleura visceral com tendência ao colapso devido à sua capacidade elástica. Contrapondo-se a esta capacidade elástica está a elasticidade da parede torácica, gerando deste modo uma pressão subatmosférica na cavidade pleural.

A capacidade de elasticidade pulmonar é chamada complacência e significa uma variação de pressão necessária para produzir uma variação de volume.

A complacência é, pois, a relação entre a pressão e o volume. A unidade da complacência é ml/cm H_2O.

$$\text{Complacência} = \frac{\Delta V}{\Delta P},$$

onde ΔV é variação de volume e AP é a variação de pressão.

Como existe uma relação direta entre a elasticidade do parênquima pulmonar e a da caixa torácica, pode-se concluir que a complacência total está sujeita a variáveis como postura, distensão abdominal, imobilização do diafragma, obesidade e ainda doenças crônicas ou afecções agudas como o choque, onde o parênquima pulmonar está menos elástico.

Complacência total = complacência pulmonar + complacência da caixa torácica.

A complacência é diminuída em pacientes com atelectasias, pneumonias, edema pulmonar ou fibrose pulmonar (a alteração de volume é muito menor em relação à mesma alteração de pressão). Em processos como derrame pleural ou pneumotórax, também há queda da complacência. Em tais condições (baixa complacência), há aumento do esforço respiratório.

É maior em doenças que levam o pulmão a se distender mais rapidamente do que em condições normais (há uma maior alteração de volume diante da mesma alteração de pressão).

A complacência refere-se, pois, à elasticidade, distensibilidade ou estiramento dos pulmões e das estruturas torácicas. Normalmente, dimunui com a idade.

10.2.10. Gases sangüíneos

Pacientes com alterações respiratórias requerem o controle de uma adequada ventilação, que pode ser feito com medidas contínuas dos valores dos gases sanguíneos arteriais.

A análise da PaO_2 (oxigenação do sangue arterial), da $PaCO_2$ (ventilação) e da SaO_2 (consumo e liberação de O_2) permite monitorar a ventilação e as condições respiratórias do paciente.

— PaO_2: pressão parcial (P) do oxigênio (O_2) no sangue arterial (a).
— $PaCO_2$: pressão parcial (P) do dióxido de carbono (CO_2) no sangue arterial (a).
— pH: acidez ou concentração de íons de hidrogênio no sangue arterial. Valor = 7,42 a 7,45.
— SaO_2: Porcentagem da saturação de hemoglobina (S) com oxigênio (O_2) no sangue arterial (a).

10.3. Insuficiência respiratória aguda

O tipo de insuficiência respiratória encontrado na Unidade de Terapia Intensiva é de evolução rápida, ao contrário da deterioração progressiva e gradual das doenças pulmonares crônicas. Por esse motivo, é chamada de insuficiência respiratória aguda — IRA.

Ocorre quando o organismo não é capaz de manter as pressões parciais dos gases sangüíneos dentro dos limites de normalidade e pode ser conceituada como uma síndrome caracterizada basicamente por dois fenômenos: hipoxia e hipercapnia. O organismo é incapaz de suprir as necessidades de oxigenação dos tecidos e de remover o dióxido de carbono (CO_2).

Os processos pulmonares agudos, crônicos ou conseqüentes a cirurgias produzem uma seqüência de alterações fisiológicas, como:

Componentes normais da Oxigenação

Transporte de Oxigênio	600 – 1000 cc/minuto
	500 – 600 ml/minuto/m²
Consumo de Oxigênio	120 – 160 ml/minuto/m²
	3 – 4 co/minuto/kg
Débito cardíaco	4 – 8 l/minuto
	2,5 – 4 l/minuto/m²
Hemoglobina	12 – 16g/100 ml
SaO_2	> 0,90
PaO_2	60 – 100 mmHg

— alteração na relação ventilação/perfusão, pelo aumento do espaço morto alveolar ou aumento do "shunt" fisiológico (atelectasia, pneumonia, embolia, bronquite, asma).
— alterações mecânicas: diminuição da complacência ou aumento da resistência das vias aéreas (pneumotórax, falência de centro respiratório, poliomielite, miastenia grave, tétano, curarização residual).

As complicações pós-operatórias, geralmente de instalação súbita, são causa de morte em grande número de pacientes na UTI. Porém, se diagnosticadas e tratadas cuidadosamente, o processo pode ser revertido sem causar maiores danos ao paciente.

Alguns fatores podem ser considerados como predisponentes à insuficiência respiratória: obesidade, idade avançada e exacerbação de doença pulmonar crônica (enfisema ou bronquite crônica). Estas causas primárias são agravadas pelo uso de drogas anestésicas, por lesão na caixa torácica ou distensão abdominal, levando a alterações ventilatórias. Além disso, a dor e a imobilização contribuem muito para a instalação de processo de atelectasia.

Outras causas de complicações pós-operatórias são:

— dificuldade para tossir ou respirar profundamente, por debilidade, dor ou medo de que haja deiscência na sutura;
— aumento de secreção e diminuição da atividade ciliar;
— infecção;
— aspiração do conteúdo gástrico ou oral.

1 0.3.1. Atelectasia

A atelectasia pode ocorrer como conseqüência de tamponamento mecânico dos bronquíolos, falta de respiração profunda ou suspiro. O colapso pode se instalar em minutos ou demorar algumas horas. Em condições normais, o ar inspirado é umidificado nas vias aéreas superiores. Este processo impede a desidratação do muco existente em todo o sistema respiratório. Sem uma adequada umidificação, o muco se torna pegajoso, adere à parede e pode ocasionar fechamento dos bronquíolos. Além disso, o ar não saturado causa irritação no epitélio, originando aumento de secreção.

10.3.2. Diagnóstico da insuficiência respiratória aguda

Ainda que sinais clínicos conduzam à suspeita de alterações nos níveis da PaO_2 e da $PaCO_2$, é essencial a determinação laboratorial para se estabelecer de forma definitiva o diagnóstico de hipoxemia e hipercapnia. Além de o reconhecimento da cianose se basear em observação subjetiva, a relação entre sua intensidade e o

Quadro 10.1. Valores normais dos gases no sangue arterial, segundo a idade

Valores/idade	20 anos	60 anos
P_aCO_2 mmHg	36-47	36-47
P_aO_2 mmHg	83-100	75-90
Sat. Hb %	95-97,5	93-96

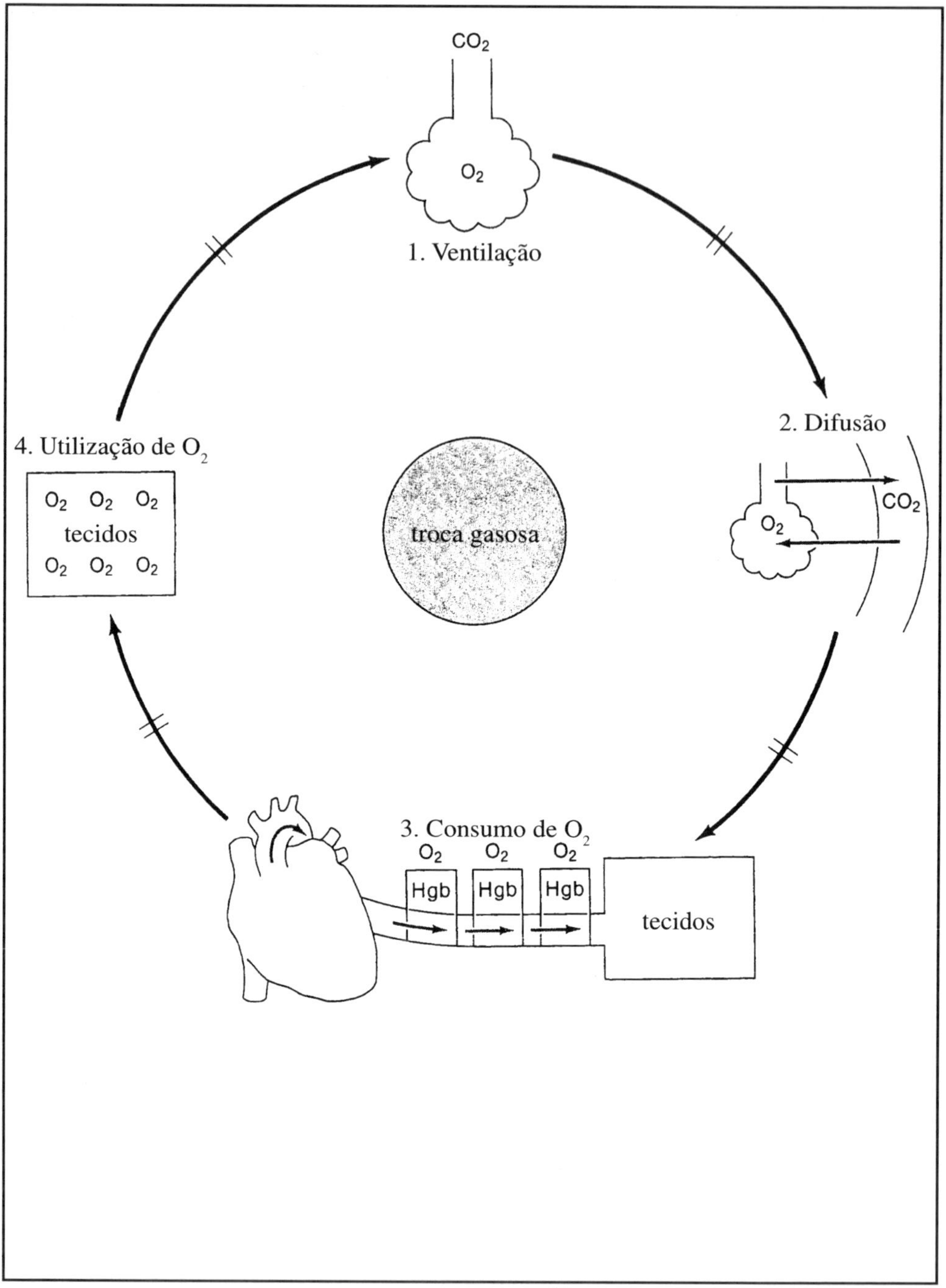

Figura 10.13. Processo de troca gasosa para a oxigenação dos tecidos.

grau de hipoxemia é variável nos casos de choque com hipoxia tecidual e nos casos de anemia grave.

Como a principal função dos pulmões é a oxigenação do sangue e a remoção do dióxido de carbono, é usual diagnosticar-se a insuficiência respiratória em termos de PaO_2 e $PaCO_2$. *É usual definir-se a insuficiência respiratória como uma PaO_2 abaixo de 60 mmHg ou uma $PaCO_2$ acima de 50 mmHg.*

É importante que o enfermeiro saiba que a variação na freqüência respiratória ou na freqüência cardíaca, ansiedade ou agitação e sudorese podem significar sinais evidentes de insuficiência respiratória. O uso de músculos acessórios da respiração pode também ter muito valor e se constituir em dado importante no diagnóstico de insuficiência respiratória.

10.3.3. Tratamento do paciente com insuficiência respiratória

Para assegurar uma ventilação adequada, é necessária uma via aérea livre.

A manutenção da sua permeabilidade deve ser o ponto básico da assistência de enfermagem, com prioridade sobre todos os cuidados que deverão ser dispensados ao paciente, visando à proteção dos mecanismos próprios de defesa.

10.3.4. Mecanismos de defesa das vias aéreas

1. AÇÃO CILIAR

Toda a árvore traqueobrônquica é recoberta de epitélio ciliado (fig. 10.14). Este cílios mantêm um movimento cons-

Quadro 10.2. Sinais clínicos da insuficiência respiratória

Sinais	Causa
Aumento da freqüência respiratória	Adaptação do organismo às necessidades metabólicas. Nestas situações, o volume corrente está baixo, o que acarreta um aumento da atelectasia com baixa de PO_2. Para compensar o volume corrente baixo, o paciente hiperventila numa tentativa de manter a oxigenação tissular adequada.
Aumento da freqüência cardíaca	Mecanismo adotado para compensar a hipoxia. O débito cardíaco é baixo; portanto, verifica-se nesta fase uma hipotensão arterial.
Sudorese	Conseqüente à hipotensão e hipoxia tissular.
Cianose	Decorrente da hipoxemia, podendo ser melhor observada nos lábios, lóbulos das orelhas e leito ungueal.
Uso de músculos acessórios da respiração	Tentativa do organismo de compensar o baixo volume que está sendo gerado.

tante, sempre na mesma direção, arrastando para fora qualquer substância estranha inalada ou excesso de muco, através do transporte até as zonas de reflexo da tosse.

O aparelho mucociliar pode ser definido como uma coordenação entre um elemento motor, representado pela atividade ciliar, e um sistema receptor, constituído de duas partes: uma capa fluida, que cobre a mucosa na qual se movimentam os cílios, e uma região organizada subjacente de estrutura fibrilar, sobre a qual se desenvolve a atividade mecânica dos movimentos ciliares.

Há uma relação entre a ação ciliar e as qualidades físico-químicas do muco, formando deste modo uma verdadeira unidade fisiológica representada pelo aparelho mucociliar. Assim, a inalação de ar, sem uma adequada umidificação, leva à desidratação do muco e paralisia do movimento ciliar.

2. FILTRAÇÃO, AQUECIMENTO E UMIDIFICAÇÃO DO AR INSPIRADO

A filtração acontece quando o ar inspirado pelo nariz passa em fluxo turbulento pelos ossos do corneto. As partículas contidas nesse ar chocam-se e prendem-se ao muco que reveste as vias aéreas. Em contato com a membrana altamente vascularizada que reveste as vias aéreas superiores, o ar inspirado é aquecido e, ao mesmo tempo, é umedecido a uma saturação de vapor de água de 100%, à temperatura do corpo.

Se não houver a umidificação do ar inspirado ao passar pelas vias aéreas superiores, a água será extraída das camadas mucosas inferiores, o que pode levar ao espessamento do muco aí secretado.

Artificialmente, através de umidificadores, aumenta-se o conteúdo de água no gás inalado.

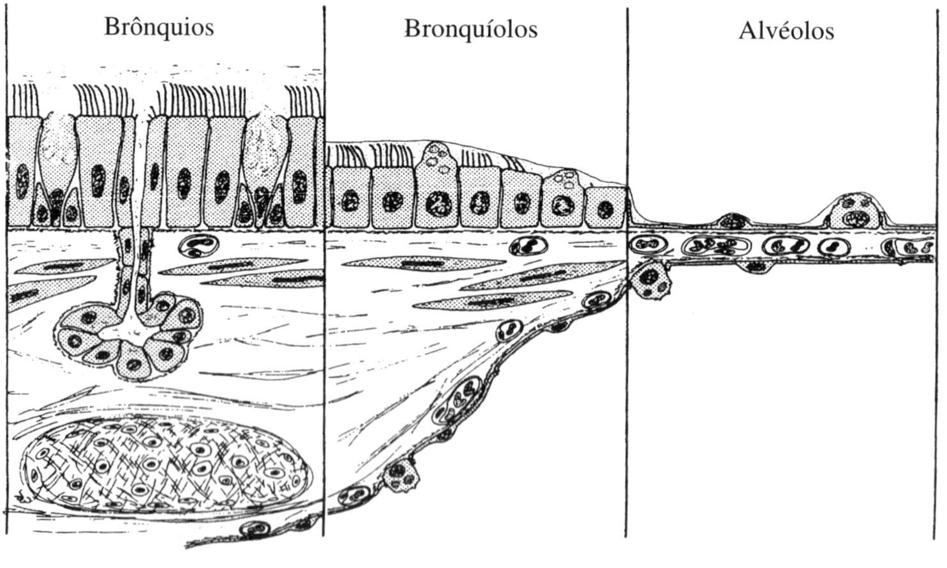

Figura 10.14. Epitélio ciliado.

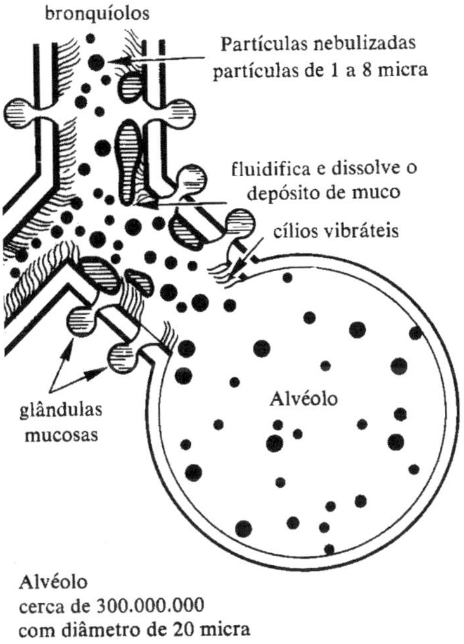

Figura 10.15. Efeitos da nebulização ultra-sônica.

Os umidificadores ultra-sônicos são os mais eficientes; sua característica fundamental é a de agir com maior alcance, enviando as partículas até os alvéolos (fig. 10.15).

A água é bombardeada com ondas sonoras de alta freqüência, produzindo uma neblina com partículas que variam de 1 a 8 micra, o que garante a sua penetração no nível alveolar.

3. TOSSE

É um movimento expiratório de caráter explosivo e uma das principais proteções contra o acúmulo de secreção. Agindo com os movimentos ciliares, propicia limpeza das vias aéreas.

A tosse comumente resulta da irritação de zonas reflexógenas diversas, sendo as mais importantes as que se situam na laringe, na traquéia — particularmente no nível da narina — e nos brônquios. Durante a tosse, há contração dos músculos abdominais e intercostais e o diafragma sobe, elevando deste modo a pressão intrapulmonar. As cordas vocais se abrem, permitindo a expulsão do ar inspirado em alta velocidade. Esta rápida expulsão de ar arrasta a secreção ou partículas existentes na árvore brônquica.

Quando há dor ou inconsciência, o reflexo da tosse pode estar deprimido ou abolido.

A tosse eficaz envolve o seguinte mecanismo:

- — inspiração profunda;
- — fechamento da glote;
- — contração ativa dos músculos expiratórios;
- — abertura súbita da glote.

Por ser um mecanismo de defesa das vias aéreas contra o acúmulo de secreção, o estímulo da tosse deve estar presente no planejamento de assistência a pacientes com insuficiência respiratória. Se não for possível levar o paciente a produzir tosse efetiva pelos métodos habituais, medidas mecânicas deverão ser utilizadas, ou seja, excitação de zonas reflexógenas de tosse.

4. VARIAÇÃO DO AR CORRENTE (SUSPIRO)

A quantidade de ar que toma parte em cada ciclo respiratório, em condições normais, sofre variações acentuadas e constantes, podendo ir de 200 cc a 1.500 cc.

Esta variação de volume é uma necessidade fisiológica e constitui um mecanismo de defesa das vias aéreas, pois expande intermitentemente o tecido pulmonar hipoventilado, impedindo e desfazendo microatelectasias.

No período pós-operatório, é freqüente a presença de dor na inspiração profunda; o paciente normalmente reage com imobilização e respiração superficial e regular.

O enfermeiro deverá estar atento para manter presente este importante mecanismo natural de defesa contra atelectasia, estimulando a respiração profunda em pacientes com respiração espontânea, sem auxílio de ventilador, ou controlando os dispositivos próprios nos aparelhos de ventilação artificial.

5. DESOBSTRUÇÃO MACRÓFAGA

Mecanismo fisiológico de defesa, que atua em nível alveolar. As pequenas partículas que eventualmente chegam aos alvéolos são envolvidas pelos macrófagos alveolares e eliminadas através do sistema linfático ou do sistema mucociliar.

10.3.5. Administração de oxigênio

A oxigenoterapia é indicada quando há hipoxia.

Alguns pontos devem ser cuidadosamente observados antes de se iniciar a administração de oxigênio: os pacientes portadores de pneumopatia crônica possuem pouca sensibilidade às variações de gás carbônico, por estarem habituados com uma PCO_2 normalmente elevada. Nestes casos, o estímulo respiratório depende de hipoxia e uma administração inadvertida de oxigênio pode levá-los à parada respiratória, ou seja, inibição do estímulo.

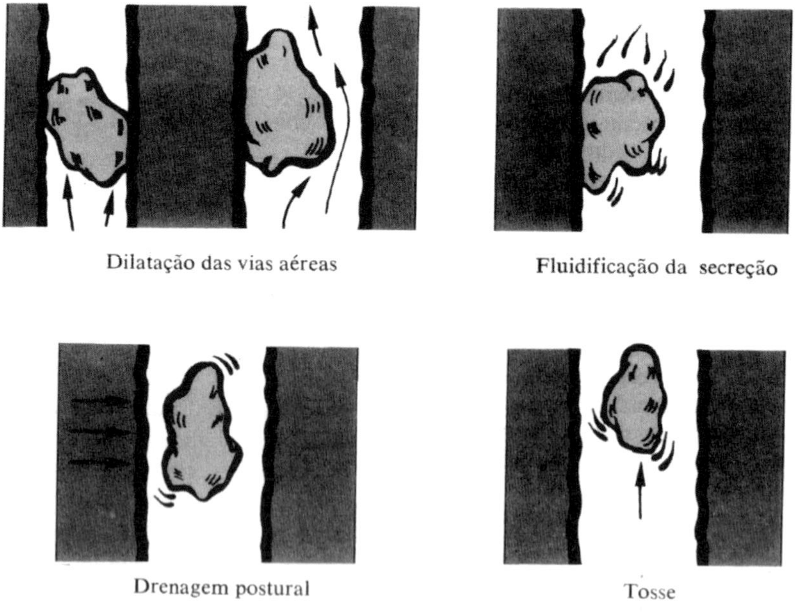

Figura 10.16. Fases do processo de eliminação da secreção.

1. SINAIS CLÍNICOS DA HIPOXIA

a) Circulatórios: hipotensão, bradicardia, repentina hipertensão, taquicardia, arritmias cardíacas e cianose.
b) Respiratórios: taquipnéia, dispnéia.
c) Neurológicos: depressão mental, desorientação, cefaléia, sonolência, queda do nível de consciência, agitação psicomotora.

2. MÉTODOS DE ADMINISTRAÇÃO DE OXIGÊNIO

Cateter nasal — Disponível no comércio em vários modelos e de vários calibres, em material plástico (fig. 10.17).

A eficiência deste sistema é limitada pelo tamanho da cavidade da faríngea, que funciona como reservatório; pelo fluxo de oxigênio, que geralmente não é bem tolerado pelo paciente; e pela possibilidade de irritação da mucosa.

Seja qual for o método escolhido para administração de oxigênio, este nunca deverá estar seco; porém, sempre ligado a um sistema de umidificacão.

Com um fluxo de 6 a 8 litros/minuto, o cateter dá uma concentração de oxigênio entre 30 e 50%. Deve ser removido a cada 6 ou 8 horas, e um novo deve ser colocado na outra narina. Não deve ser forçado, quando houver resistência à colocação.

Uma prolongada oxigenoterapia com cateter pode causar irritação da mucosa nasal.

Em pacientes comatosos, debilitados ou idosos, o cateter nasal deve ser usado com cuidado; um baixo reflexo da epiglote pode facilitar uma distensão abdominal.

Máscara ou tenda facial — Ambas permitem uma mistura de ar ambiente e são confortáveis, podendo ser usadas durante longo período.

As máscaras tipo *venturi* permitem um controle da concentração de oxigênio, com modelos próprios para as concentrações de 24%, 28% e 35%.

As máscaras faciais cobrem a boca e o nariz. São o melhor meio para a administração de oxigênio e a umidificação.

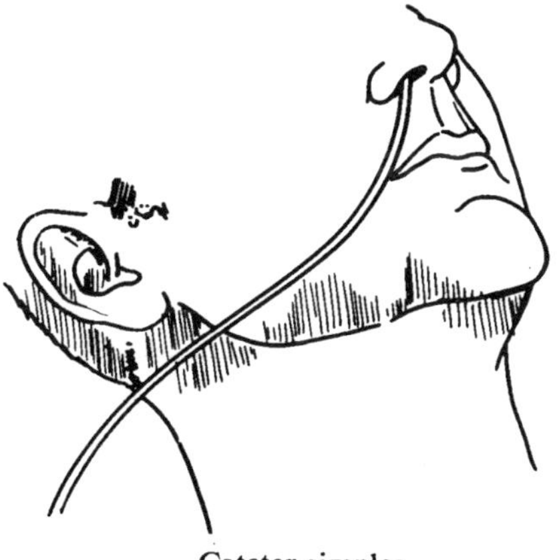

Cateter simples

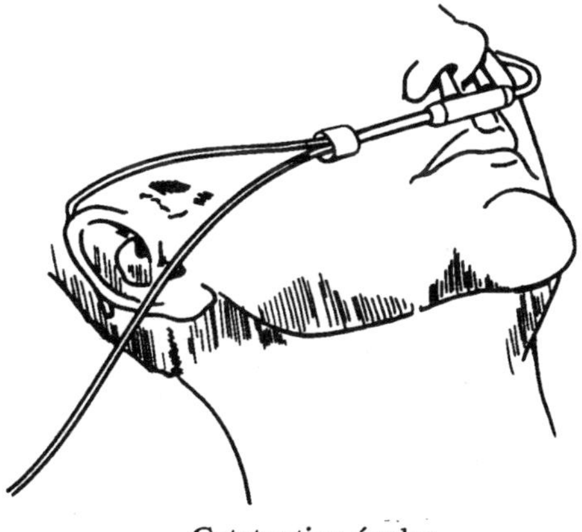

Cateter tipo óculos

Figura 10.17. Tipos de cateter nasal.

A concentração do oxigênio inspirado depende do fluxo do gás e da freqüência respiratória do paciente.

Aproximadamente, tem-se:

% oxigênio	*litros/minutos*
35 a 45	6 a 8
45 a 55	8 a 10
55 a 65	10 a 12

Tenda de oxigênio — Indicada para crianças, quando o ajuste de máscara facial é impossível. Seu uso é limitado pela dificuldade de manuseio do doente, pois cada vez que se abre a tenda há diminuição da concentração de oxigênio.

Ventilação mecânica — Oferece altas concentrações de O_2 a pacientes com insuficiência respiratória ou que requerem constante oferta de O_2 (alta FiO_2).

10.3.6. Entubação endotraqueal

A entubação endotraqueal é indicada quando há necessidade de instalação de ventilador artificial, para aspiração de secreção ou simplesmente para assegurar uma via aérea livre. Provê uma concentração de oxigênio acima de 60%.

A entubação pode ser por via nasal ou oral: entubação nasotraqueal ou orotraqueal. Quando já se prevê uma assistência ventilatória prolongada, a entubação nasotraqueal deve ser escolhida pelas seguintes razões:

— pela facilidade de fixação do tubo nasal;
— por não provocar salivação;
— por possibilitar uma perfeita higienização da cavidade oral;
— por ser mais confortável para o paciente.

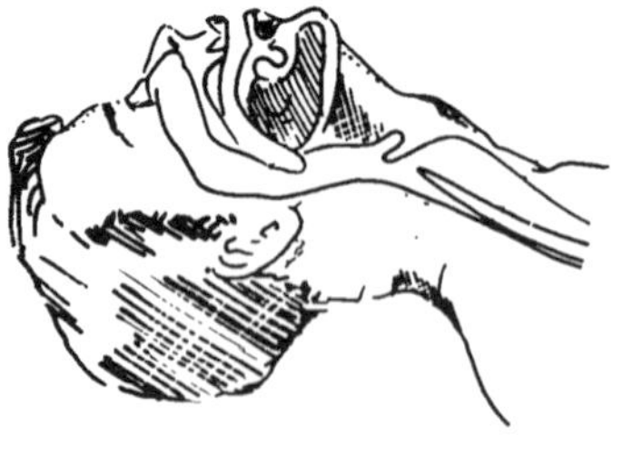

Figura 10.18. Posição da cabeça para a entubação.

1. MATERIAL NECESSÁRIO

Laringoscópio — Conjunto de cabo com lâminas retas e curvas; numeração: 0-1-2-3-4.

Sondas endotraqueais — A opção deve ser pelo material plástico, siliconizado por causar pouca irritação. O calibre do tubo deverá ser de acordo com o da traquéia. Geralmente, para o adulto, o diâmetro indicado é de 7,5 mm a 9 mm.

Pinça Magill — Para guiar a sonda, usada apenas na técnica nasotraqueal.

Mandril — Para modelar e dar maior firmeza quando se usa sonda de plástico.

Xylocaína spray e geléia — Para anestesiar a faringe e lubrificar a sonda. O lubrificante deve ser hidrossolúvel; o uso de vaselina é contra-indicado por ser lipossolúvel.

Cânula de Guedel — Para evitar que o paciente morda o tubo, quando entubado pela boca; para facilitar a higiene oral; e ainda para facilitar a aspiração de secreção acumulada na cavidade orofaríngea.

Seringa — Para inflar o balonete ("cuff").

Gaze.

Luvas.

Cadarço para fixação.

2. COMPLICAÇÕES DA ENTUBAÇÃO ENDOTRAQUEAL

a) Imediatas:
— apnéia secundária à inibição respiratória;
— broncoespasmo;
— quebra de dentes;
— lacerações em lábios, boca, mucosas da faringe e laringe;
— aspiração de sangue ou vômito durante a entubação;
— impossibilidade de entubação.

b) Mediatas ou tardias:
— lesões na laringe;
— lesões irreversíveis de cordas vocais;
— infecções;
— entubação seletiva por deslizamento da sonda endotraqueal, com conseqüente colapso do pulmão não ventilado;
— oclusão da cânula com secreção;
— estenose de traquéia;
— traqueomalácia (perda do suporte cartilaginoso da parede traqueal);
— erosões traqueais localizadas (hemorragia e aparecimento de fístulas traqueoesofágicas).

As complicações mediatas ou tardias aparecem geralmente após as 72 horas da colocação do tubo endotraqueal.

Os pacientes entubados por via nasal necessitam de uma sonda de menor calibre, o que eventualmente pode ocasionar a obstrução do tubo, dependendo da característica da secreção eliminada e da assistência de enfermagem dispensada.

A entubação por via nasal é mais difícil e mais traumática que a oral. Durante a entubação, bactérias nasais podem ser introduzidas até a traquéia, causando infecções. Para a aspiração de secreções endotraqueais, são necessários cateteres mais longos, e é mais difícil a passagem dos mesmos pelo tubo nasotraqueal. Lesões na mucosa nasal desenvolvem-se com muita facilidade e, quase sempre, do tipo necrosante.

10.3.7. Traqueostomia

A traqueostomia é indicada nos seguintes casos:
— obstrução das vias aéreas superiores;
— quando há intolerância do tubo endotraqueal pelo paciente;
— quando há insuficiência respiratória com necessidade de manutenção de ventilação assistida por tempo prolongado;
— após laringectomia;
— quando há necessidade de redução do espaço morto anatômico:
  - a redução obtida é de aproximadamente 70 cc no indivíduo adulto, o que pode representar grande melhora na eficiência das trocas gasosas;
  - para permitir a remoção de secreções.

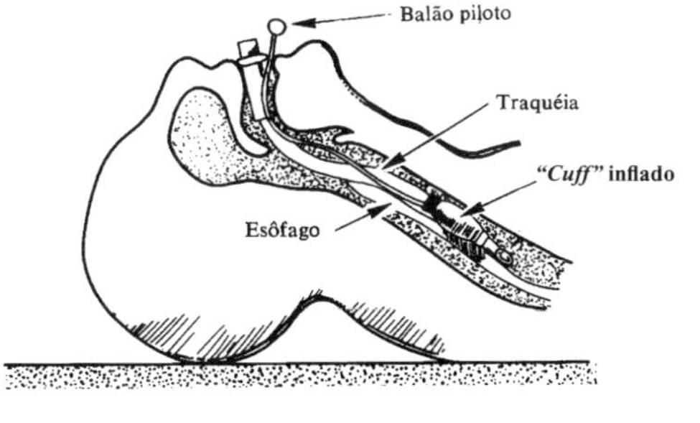

Figura 10.19. Posição do tubo endotraqueal (entubação orotraqueal).

1. VANTAGENS DA TRAQUEOSTOMIA

A traqueostomia oferece:

— maior conforto para o paciente;
— menor risco de deslocamento do tubo;
— maior facilidade de limpeza das vias aéreas.

2. ESCOLHA DA CÂNULA DE TRAQUEOSTOMIA

A escolha deve começar pelo balonete *("cuff")*. Sua forma e seu tamanho devem ser tais que mantenha contato com uma extensa área da parede traqueal, fazendo com que a pressão por unidade de área, exercida por ele quando inflado, seja baixa.

A opção de escolha de cânula para traqueostomia recai hoje sobre a de material plástico siliconizado que, por ser menos irritante, pode permanecer por longo tempo. O balonete da mesma é o de pressão controlada: peça de baixa pressão, de material macio e flexível, com balão externo de controle.

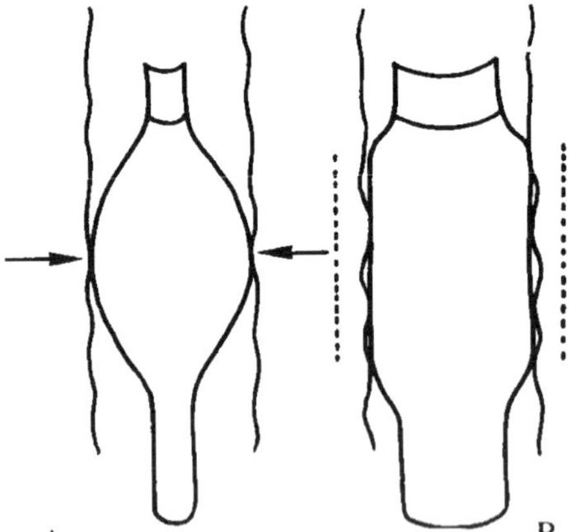

Figura 10.20. O balonete da cânula. A exerce uma alta pressão na parede da traquéia. É inadequado. O da cânula B favorece a distribuição da pressão.

A definição do número ou calibre deve ser de acordo com o diâmetro da traquéia, devendo-se optar pelo que melhor se ajuste à luz da mesma.

Quadro 10.3. Relação entre número e calibre interno das cânulas para traqueostornia tipo *Portex*

Número	Calibre interno
31	9 mm
33	11 mm
36	12 mm
39	13 mm
42	14 mm

3. MATERIAL PARA TRAQUEOSTOMIA

Caixa cirúrgica contendo: afastadores, "Backaus", pinças hemostáticas, pinças de dissecção, tesouras e pinças "Allis".

Material descartável:

— bisturi lâmina 22 (para pele);
— bisturi lâmina 12 (para abertura da traquéia);
— cânula de acordo com a característica física do paciente;
— seringa de 10 m1 para infiltração de anestésico;
— seringa de 20 ml para insuflação do "cuff";
— luvas;
— fios cirúrgicos;
— campos cirúrgicos simples;
— campo cirúrgico fenestrado;
— aventais, gorros e máscaras;
— gaze.

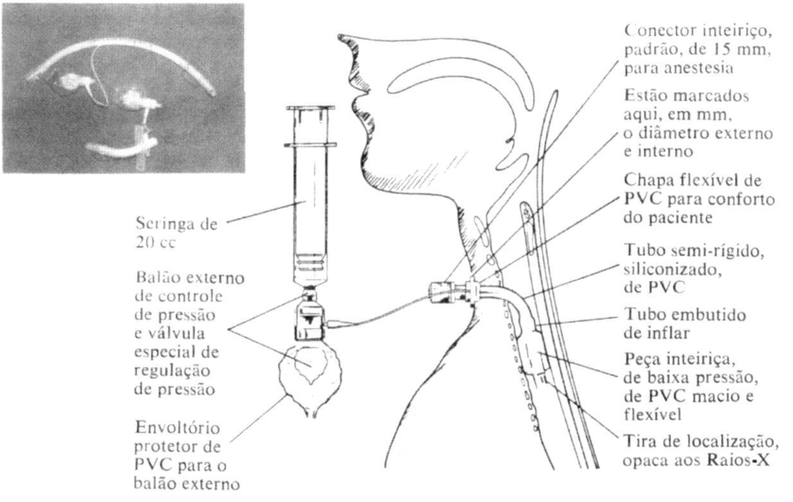

Figura 10.21. Balão de pressão controlada.

Equipamento adicional:
— foco refletor (foco cirúrgico);
— bisturi elétrico;
— sistema de aspiração.

4. PREPARO DO PACIENTE

— anti-sepsia da pele com um composto iodado (degermante) ou clorexidina durante dois minutos; nos pacientes do sexo masculino, tricotomia da área, se necessário;
— colocação de um coxim sob os ombros do paciente, para manter a cabeça e o pescoço em hiperextensão.

5. COMPLICAÇÕES DA TRAQUEOSTOMIA

A. Procedimento cirúrgico
— hemorragia;
— enfisema mediastínico e pneumotórax;
— perfuração esofágica;
— lesão da cartilagem cricóidea;
— lesão da inervação laríngea.

B. Tardias
— infecção;
— fístula traqueoesofágica;
— deslocamento da cânula:
— obstrução da cânula por secreção;
— estenose traqueal;
— traqueomalácia;
— lesões de parede (erosões).

A estenose traqueal, a fístula traqueoesofágica e a traqueomalácia são conseqüências do traumatismo causado pela presença da cânula. Na traqueomalácia, há destruição dos anéis cartilaginosos, levando à dilatação fusiforme da traquéia.

10.3.8. Aspiração de secreções

A aspiração de secreções das vias aéreas pode ser feita em três situações: em pacientes traqueotomizados, em pacientes com entubação naso ou orotraqueal e ainda às cegas, quando não há uma via artificial para eliminação de secreções.

1. ASPIRAÇÃO ÀS CEGAS

Feita através da via nasofaríngea, quando as medidas primárias para eliminação de secreções forem insatisfatórias. Tal procedimento é realizado pelo médico; mas, em algumas situações, desde que tenha sido treinado e conheça os riscos, pode ser feito pelo enfermeiro.

As sondas plásticas se prestam melhor para a eficácia do procedimento, por serem mais firmes (não dobram com facilidade. Existe uma grande variedade de calibres disponíveis, em embalagens esterilizadas.

Quadro 10.4. Sondas de plástico para aspiração

Indicação	Números
Aspiração de recém-nascidos	4 a 8
Aspiração de crianças	8 a 10
Aspiracão de adultos	12 a 18

O procedimento é melhor executado com o paciente sentado.

O paciente deve abrir a boca e colocar a língua para fora, para facilitar a introdução da sonda. Luvas e sondas

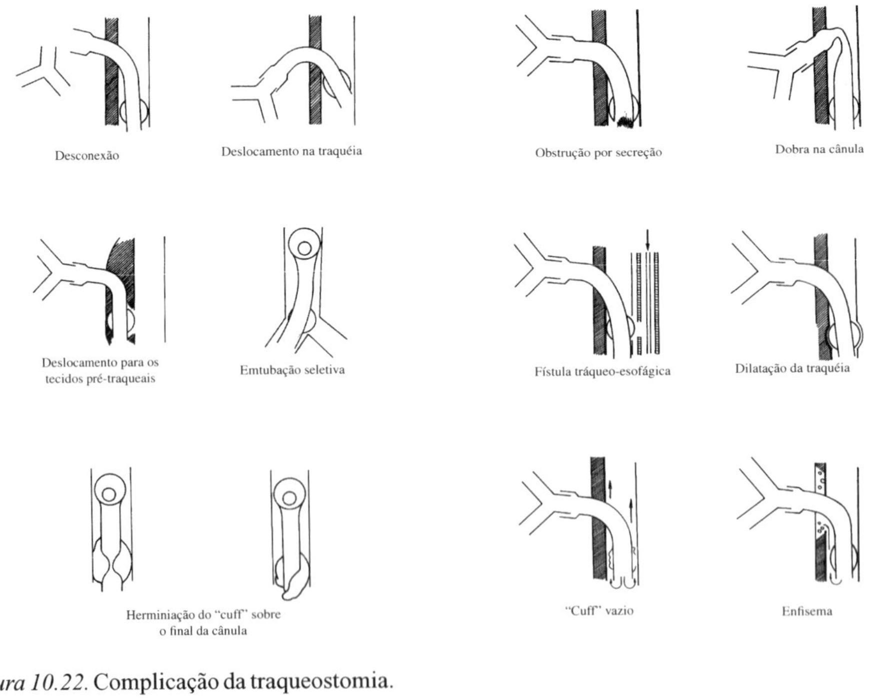

Figura 10.22. Complicação da traqueostomia.

esterilizadas são utilizadas. A sonda é lubrificada (Xylocaína geléia) e introduzida pelo nariz até a traquéia. A introdução da sonda pode ser facilitada se o paciente fizer uma inspiração profunda (a epiglote se retrai e permite a passagem da mesma). Uma aspiração intermitente é aplicada, enquanto se imprime à sonda movimentos rotatórios e concomitante deslocamento para fora.

Uma aspiração prolongada pode produzir hipoxia; o processo não deve durar mais que 10 segundos. Antes de repetir o procedimento, é recomendável que o paciente seja oxigenado.

2. ASPIRAÇÃO EM PACIENTES ENTUBADOS OU TRAQUEOTOMIZADOS

A aspiração de pacientes entubados ou traqueotomizados deve ser feita dentro dos rigores da técnica asséptica, pois o paciente está privado de sua defesa natural, localizada nas vias superiores.

As sondas mais indicadas para este procedimento são siliconizadas, com orifícios na extremidade e na lateral.

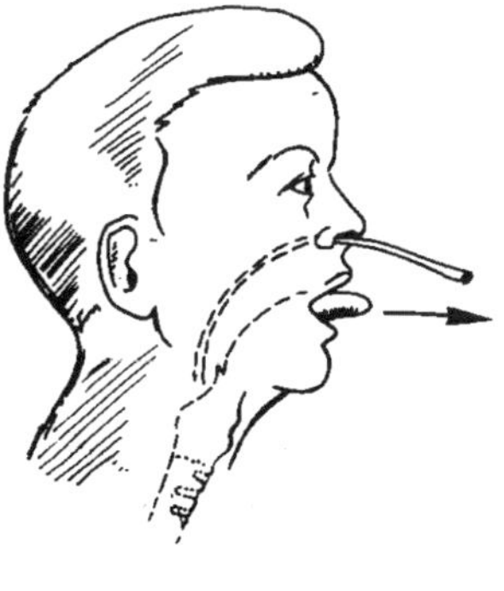

Figura 10.23. Aspiração nasotraqueal.

3. MATERIAL E TÉCNICA DE ASPIRAÇÃO

— Sondas de aspiração com terminal em "Y".

4. DESCRIÇÃO DO PROCEDIMENTO

— Colocação de máscara facial e lavagem das mãos.
— Montagem da sonda no sistema de aspiração (fig. 10.24).
— Abertura do sistema de aspiração (vacuômetro) e retirada da sonda da embalagem, após o calçar de luvas (o vacuômetro deve ser acionado com a mão não dominante) (fig. 10.25).
— Desconexão do aparelho ou sistema de nebulização e aspiração da secreção (fig. 10.26).
— Aspiração da cavidade oral (fig. 10.27).

5. TÉCNICA DE ASPIRAÇÃO EM PACIENTE COM TRAQUEOSTAMIA.

6. PONTOS IMPORTANTES

— Hiperventilar o paciente antes da aspiração.
— Nunca aspirar por um período maior do que 10 segundos.
— Todos os períodos de aspiração devem ser intercalados com ventilação.
— O procedimento de aspiração de pacientes com insuficiência respiratória, em fase aguda, deve ser executado sempre por duas pessoas, de modo a facilitar o trabalho e diminuir o tempo em que o paciente fica sem o ventilador.

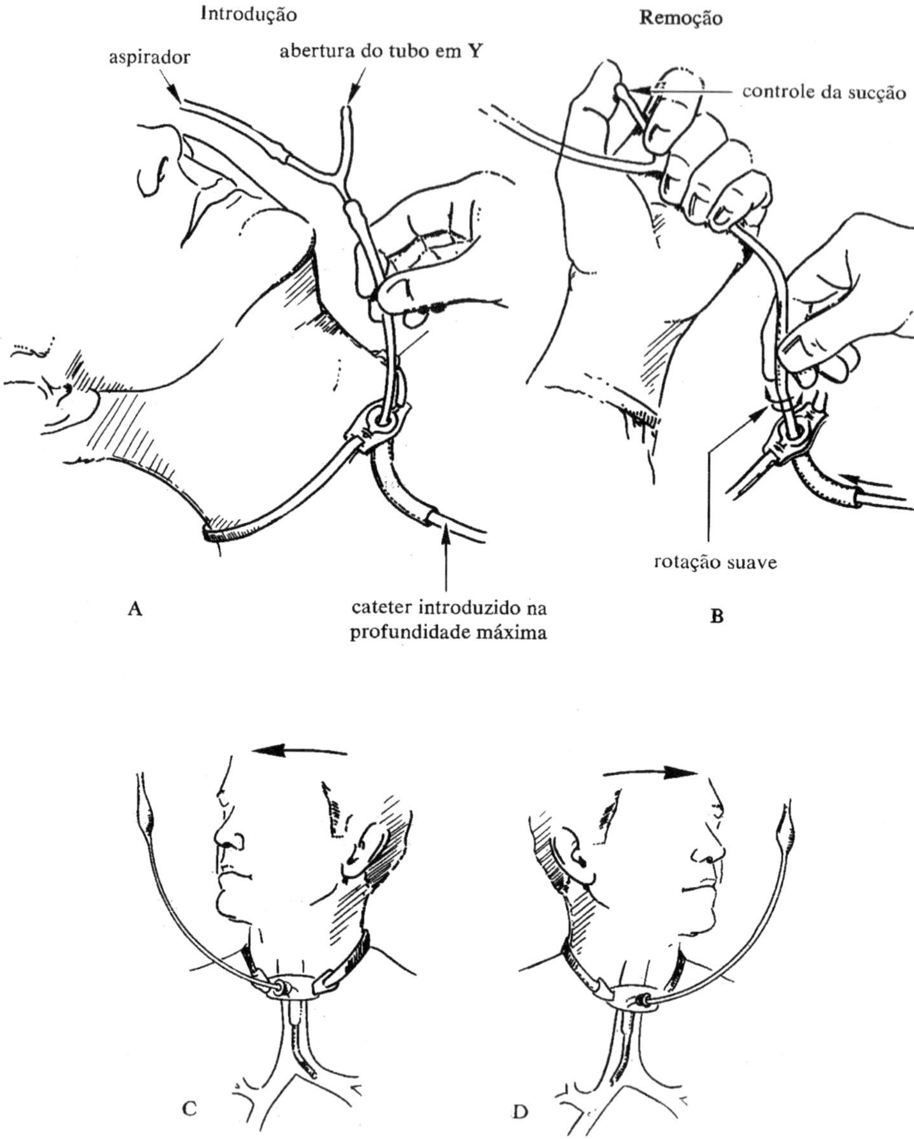

Figura 10.27. Técnica de aspiração por cateter em paciente com traqueostomia. (A) O cateter esterilizado é introduzido. (B) O cateter é lentamente retirado, sofrendo rotação de 360 graus, enquanto o canal é aspirado. (C) Na sucção mais profunda para a remoção de secreções do brônquio direito, o paciente volta a cabeça para a esquerda. (D) Para a remoção de secreções do brônquio esquerdo, o paciente volta a cabeça para a direita.

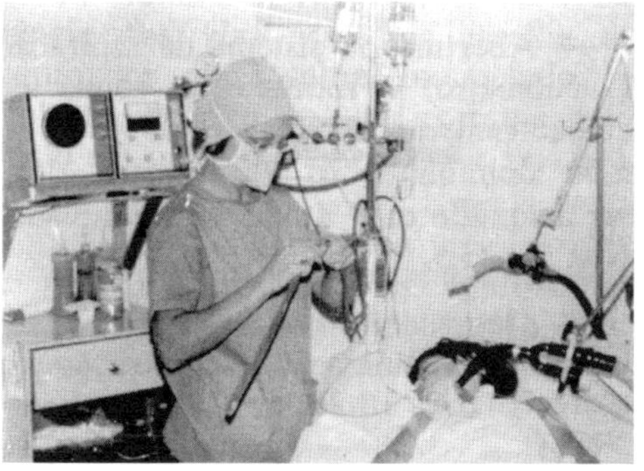

Figura 10.24

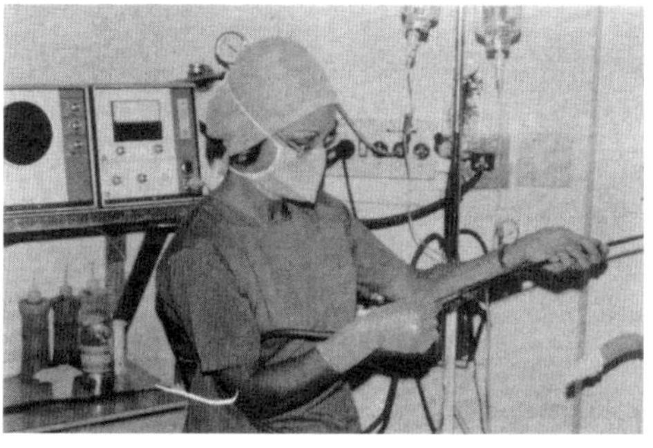

Figura 10.25

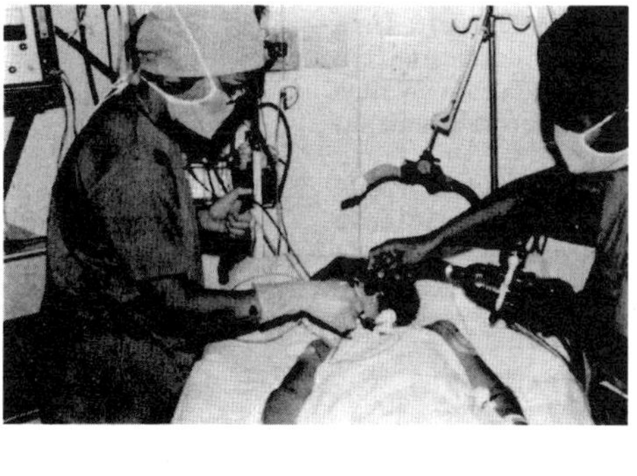

Figura 10.26

7. COMPLICAÇÕES E RISCOS

— Arritmia, cianose e colapso pulmonar pela aspiração do ar residual.
— Traumatismo de mucosa, podendo levar à infecção e estenose.
— Espasmo brônquico.
— Contaminação (infecção).

10.3.9. Ventilação mecânica

1. ALTERAÇÕES FISIOLÓGICAS

Durante a ventilação com pressão positiva intermitente (VPPI), a pressão intrapleural chega a ser positiva, o que propicia uma diminuição do gradiente de retorno venoso e conseqüente diminuição do débito cardíaco.

Em condições normais, com inspiração espontânea, a pressão intrapleural é negativa, o que favorece o aumento do retorno venoso ao coração direito.

Outro efeito da ventilação mecânica é a redução da PCO_2 arterial, o que pode ocasionar sério comprometimento nervoso, por ser a PCO_2 um fator importante no fluxo cerebral. Ocorre al-

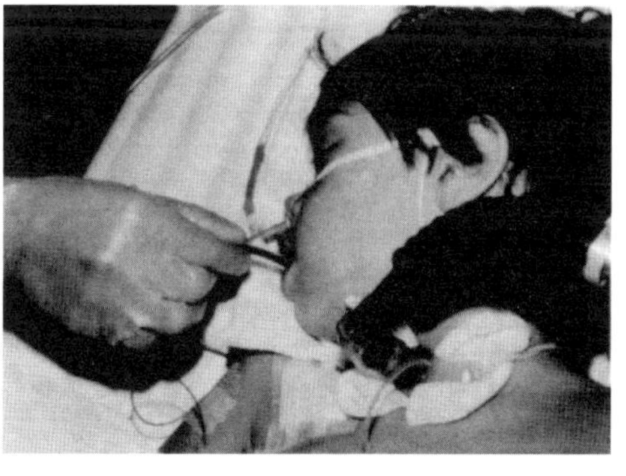

Figura 10.28.

teração também na distribuição do gás inspirado e modificação no fluxo capilar pulmonar.

2. INDICAÇÃO DE VENTILAÇÃO MECÂNICA

A indicação para ventilação mecânica e outros parâmetros para avaliação de insuficiência respiratória estão resumidos no quadro abaixo:

3. ESCOLHA DO VENTILADOR

Os critérios para escolha do ventilador são os seguintes:

— que possua sistema de alarme auditivo e visual para aumento ou diminuição bruscas de pressão intrapulmonar; aparelhos elétricos: que possuam alarme para interrupção de corrente elétrica;
— que forneça uma adequada umidificação do ar inspirado;
— que forneça opções para variação da fração de oxigênio inspirado (FiO_2);
— que ofereça possibilidade de variação do volume do ar inspirado (suspiro);
— que seja silencioso durante o uso;
— que seja de fácil limpeza e esterilização.

Na escolha do aparelho a ser ligado a um paciente, deve-se considerar a complacência pulmonar. Quando há insuficiência respiratória, com complacência diminuída ou aumento da resistência das vias aéreas, a escolha do ventilador recai sobre os ciclados a volume, onde o volume corrente é fixado e a pressão inspiratória é variável.

Em pacientes com complacência normal, poderá ser usado um aparelho ciclado à pressão. Nos ventiladores ciclados à pressão, estabelece-se uma pressão que cicia o aparelho com volumes correntes variáveis.

A fonte para alimentação e funcionamento dos aparelhos ciclados à pressão é geralmente uma fonte de gás sob pressão: ar comprimido ou oxigênio. A maioria desses aparelhos exige uma pressão para funcionamento de 50 psi (libra/polegada quadrada), igual a 3,5 kg/cm^2.

Quadro 10.5. Indicação para apoio respiratório

Parâmetro	Níveis aceitáveis	Fioterapia torácica	Ventilação artificial
1. Freqüência respiratória/minuto	12-15	25-35	35
2. Capacidade vital ml/kg	70-30	30-15	15
3. Força inspiratória em cm de H_2O	100-50	50-25	25
4. P_aO_2 mmHg	100-75 (ar)	200-70 (oxigênio)	70
5. P_aCO_2 mmHg	35-45	45-60	60

(Adaptação de Pontopidan, H., "Treatment of Respiratory Failure in Nonthoracic Trauma", *J. Trauma, 8*:940, 1968.)

4. TIPOS DE RESPIRAÇÃO — SELEÇÃO DA ASSISTÊNCIA VENTILATÓRIA

Respiração controlada — O aparelho ventila o paciente de acordo com a freqüência e volume corrente estabelecidos.

Respiração assistida — O aparelho assiste a respiração do paciente; o estímulo respiratório, e, portanto, a freqüência respiratória, é comandada pelo paciente.

É importante lembrar que, se o volume/minuto é adequado, o paciente tende a sincronizar a respiração com o aparelho. Se não existe sincronismo, é porque o volume ou a freqüência não estão de acordo com a sua necessidade de ventilação.

5. PRESSÃO EXPIRATÓRIA POSITIVA

No tratamento da insuficiência respiratória aguda, pode ser necessário um aumento da capacidade residual funcional, com o objetivo de diminuir a quantidade de alvéolos em colapso, diminuindo deste modo também o efeito "shunt".

Este aumento da capacidade residual funcional pode ser conseguido através de uma resistência na válvula expiratória do aparelho. Os aparelhos contam com este sistema no seu mecanismo de funcionamento. Em ventiladores mais simples que não sejam dotados desse mecanismo, pode-se oferecer uma resistência à saída do ar expirado colocando-se um intermediário ligado a um tubo de aproximadamente 2,5 cm de diâmetro e mergulhando sua extremidade distal em um frasco com água. A parte do tubo que estiver mergulhada vai corresponder, em centímetros de água, à resistência oferecida ao ar expirado.

A indicação de pressão expiratória positiva (PEEP) deve ser muito criteriosa, dados os comprometimentos hemodinâmicos que causa, pelo aumento da pressão intratorácica (pode ocorrer queda no rendimento cardíaco por diminuição do volume sangüíneo).

10.3.10. Complicações da ventilação mecânica

- Atelectasia, conseqüente ao uso de baixos volumes correntes, ou ainda pela falta de hiperventilação periódica.
- Lesão por superinsuflação.
- Diminuição do débito cardíaco e hipotensão.
- Alteração da P_aCO_2 — alcalose respiratória.
- Retenção hídrica, conseqüente ao uso de altas pressões inspiratórias.
- Enfisema subcutâneo, conseqüente ao escape de ar para o subcutâneo, geralmente em torno da traqueostomia.
- Infecção decorrente do uso de acessórios contaminados e pelo manuseio de cânulas e sondas.

10.4. Agentes farmacológicos usados comumente na Insuficiência Respiratória Aguda

Droga	Indicação	Mecanismo de Ação	Efeitos adversos
1 – Albuterol	Broncoespasmo	Beta adrenérgico	1 – Taquicardia, palpitação
2 – Epinefrina	Broncoespasmo	Inibidor alfa e beta	2 – Estimulação cardíaca: arritmias, hipertensão
3 – Isoproterenol	Broncoespasmo	Inibidor beta	3 – Arritmias, hipertensão
4 – Epinefrina racêmica	Edema de laringe	Estimulante alfa e beta	4 – Estimulação cardíaca
5 – Corticosteróides	Broncoespasmo	Antiinflamatório	5 – Distúrbios gástricos, hipocalemia, alcalose metabólica
6 – Furosemide	Falência cardíaca Edema pulmonar	— Diurético — Diminui o volume intravascular — Aumenta a capacitância venosa	6 – Depleção de volume, hipocalemia, hiponatremia. Alcalose metabólica hipoclorêmica, ototoxidade
7 – Antibióticos	Infecção pulmonar		7 – Reações de hipersensibilidade, superinfecções
8 – Heparina	Embolia pulmonar Suspeita ou presença de trombose venosa	— Inativa fatores de coagulação	8 – Sangramento
9 – Estreptoquinase	Embolia pulmonar, resultando em instável condição cardiopulmonar	— Antitrombolítico	9 – Hemorragia, reações alérgicas, febre, hipotensão e arritmia

10.5. Assistência de enfermagem

O objetivo da assistência de enfermagem aos pacientes com insuficiência respiratória aguda é diminuir o índice de complicações, através de estudo e análise das maiores incidências e de um plano de ação a curto e médio prazos. Para que este objetivo seja alcançado, é necessário que a equipe, como um todo, esteja preparada e interessada, e desenvolva suas ações de maneira a prevenir danos.

Uma ventilação adequada deve ser assegurada.

— Pontos importantes na assistência:

- Manutenção da ventilação artificial

Avaliação periódica do respirador, correlacionada ao eventual aparecimento de sinais de ventilação inadequada. As variações no respirador e suas causas devem ser identificadas, comunicadas e corrigidas. Os parâmetros prescritos para o volume corrente, a freqüência respiratória e a concentração de oxigênio inspirado (FiO_2) são a base para os controles posteriores à instalação do respirador. São acrescidos a esses parâmetros: pico de pressão inspiratória, fluxo de oxigênio e umidificação do ar inspirado.

As tubulações do respirador que conduzem o ar inspirado (circuito-paciente) devem estar presas a um suporte próprio e em posição inferior à cabeça do doente (para impedir que a água condensada nas mesmas atinja as vias aéreas). Devem estar sempre íntegras. Emendas, correções com fitas adesivas e improvisações são fatores de risco na assistência ventilatória.

A identificação de uma falha no respirador implica a retirada do mesmo e a introdução de ventilação manual, até o controle da situação (que pode significar a troca do aparelho).

O tubo endotraqueal deve atender satisfatoriamente aos seus propósitos. Para isto, deve ser sempre alvo de avaliação quanto à: integridade do "cuff" (escape de ar pela boca do paciente pode significar "cuff" danificado), posição (de preferência no centro da boca) e fixação (sem lesar pele e mucosa).

A umidificação do ar inspirado deve ser suficiente para manter a secreção das vias aéreas fluidificadas e fácil de ser removida por aspiração. O controle periódico da umidificação (névoa e aquecimento) deve fazer parte dos cuidados dirigidos ao binômio paciente-respirador.

As avaliações clínicas do doente, principalmente baseadas nos resultados de gasimetrias arteriais, geram alterações nos parâmetros do respirador, que devem ser feitas com comunicação à equipe de enfermagem.

- Posição do paciente no leito

Pacientesem condições hemodinâmicas estáveis devem ser alvos de mudanças de decúbito freqüentes e estar com o tórax elevado, para melhor ventilação alveolar e drenagem de secreções periféricas para a árvore brônquica.

- Ausculta pulmonar

Para a identificação de fenômenos simples que podem nortear alguns cuidados de enfermagem: aspiração de secreções, mudanças de decúbito, fisioterapia respiratória ou solicitação do médico para uma avaliação. É uma prática rotineira, que procura responder a algumas perguntas:

— os ruídos respiratórios estão presentes?
— são ruídos normais?
— há secreção?
— há hipoventilação?

- Manutenção das vias aéreas livres de secreção

A aspiração de secreções deve ser feita dentro dos rigores da técnica asséptica, não como procedimento de rotina, mas de acordo com a necessidade. Preferencialmente deve ser realizada por duas pessoas, de modo a facilitar o trabalho e diminuir o tempo em que o paciente fica sem o respirador.

O conhecimento das complicações e riscos da aspiração endotraqueal (arritmia cardíaca, cianose, traumatismo de mucosa, espasmo brônquico, contaminação, colapso pulmonar pela aspiração do ar residual) contribui para um desempenho cuidadoso na operação.

- Controle do volume de ar no "cuff" do tubo endotraqueal

O "cuff" deve ser mantido insuflado, com um volume de ar suficiente para impedir que haja movimentação do tubo na traquéia. O volume de ar da primeira insuflação é o referencial para os demais controles.

- Controle da administração de fluidos e das eliminações

Ao lado do controle da velocidade de infusão, torna-se imprescindível a computação do volume administrado e do eliminado a pequenos intervalos de tempo. O uso de altas pressões inspiratórias pode produzir retenção hídrica.

Quadro 10.6. Quadro comparativo dos meios de oferta de O_2 na Insuficiência Respiratória Aguda

Sistema	**Oferta de O_2**	**Vantagens**	**Desvantagens**	**Considerações gerais**
— Cateter nasal	0,5-5l/min. (20%-40%)	— Fácil de usar — Confortável — Paciente pode se alimentar	— Oferta variável de O_2, dependendo do paciente — Causa sequidão e irritação da mucosa	— Requer umidificação
— Máscara facial	40% - 60%	— Fácil de usar	— Oferta variável de O_2 — Desconfortável — Deve ser removida para o paciente se alimentar — Pode causar irritação na pele se aplicada muito apertada	— Deve ser usada com um nebulizador para umidificar o gás inspirado
— Máscara facial aberta com reserva de O_2 ("bag")	35%-60%	— Fornece concentração de O_2 maior que a máscara comum	— Aumento do CO_2 pode ocorrer se a bolsa ("bag") que tem reserva de O_2 não for mantida com fluxo contínuo — Desconfortável	— Altos fluxos de O_2 são necesssários para evitar a queda da reserva na bolsa
— Máscara facial fechada com válvula expiratória	60%-100%	— A válvula expiratória favorece o fluxo do O_2 em níveis desejados	— Desconfortável — Irritação da pele	— Impede a entrada de ar ambiente na inspiração
— Peça em T com máscara traqueal (BPAP)	21%-100%	— Fornece variáveis concentrações de O_2 umidificado a pacientes entubados		— Pode ser usada em cânulas endotraqueais ou de traqueostomia — Requer nebulização aquecida — Requer alto fluxo para prevenir acúmulo de CO_2 no reservatório (peça em T)
— Ventilação mecânica	21%-100%	— Fornece altas concentrações de O_2 a pacientes com falência ventilatória ou a pacientes que requerem alta FiO_2	— Requer pessoal especializado para operar	— O O_2 deve ser umidificado e aquecido — Alta FiO_2 pode ser atenuada com PEEP

- Identificação precoce de complicações
— Atelectasias: conseqüentes ao uso de baixos volumes correntes e períodos prolongados do paciente na mesma posição.
— Diminuição do débito cardíaco e hipotensão.
— Alcalose respiratória (alteração da P_aCO_2)
— Enfisema subcutâneo.

- Prevenção de danos

Contaminações

Os pacientes com insuficiência respiratória aguda adquirem com facilidade infecções pulmonares causadas, primariamente, por germes Gram-negativos. Na prevenção das mesmas, algumas medidas são indicadas: uso de técnicas de isolamento em pacientes contaminados, lavagem freqüente de mãos, técnica asséptica de aspiração endotraqueal e precauções relacionadas ao sangue e fluidos corporais.

Ações indesejadas de drogas

São usados no tratamento da insuficiência respiratória aguda: broncodilatadores, corticóides, antibióticos, sedativos, bloqueadores neuromusculares e drogas vasoativas quando há estado de choque. *A atenção aos seus efeitos, desejados ou não, deve ser redobrada.*

Referências Bibliográficas

Ahrens, T. Respiratory Monitoring, in: Clochesy, J. M. *et al.* Critical Care Nursing, 2ª ed., cap. 15, p. 245-259. W.B. Saunders Company, Philadelphia, Pensylvania, 1996.

Baker, C. F. Acid-Base Physiology, in: Clochesy, J. M. *et al.* Critical Care Nursing, 2ª ed, cap. 28, p. 583-600, W.B. Saunders Company, Philadelphia, Pensylvania, 1996.

Barbas, C. S. V. *et al.* Técnicas de Assistência Ventilatória, in: xxxxxxxxxxx cap. 20, p. 321-352, xxxxxxxxxxxxxxxxxxxx

Beland, J. *Enfermagem Clínica,* São Paulo, E.P.U./EDUSP, 1978.

Bevilacqua, R. G. "Tratamento das Insuficiências Respiratórias Agudas", in: Cutait, D. E. e col., *Temas de Terapia Intensiva,* cap. X, p. 92-110, Rio de Janeiro, Guanabara-Koogan, 1977.

Brunner, L. S. e col. *Enfermagem Médico-Cirúrgica,* 3ª ed., p. 365-398, Rio de Janeiro, Interamericana, 1977.

Bushnell, S. S. *Respiratory Intensive Nursing Care, Boston,* Little, Brown and Company, 1973.

Bushnell, S. S. e col. *Respiratory Intensive Nursing Care,* 5ª ed., Boston, Beth Israel Hospital, 1973.

Cintra, E. A. *et al.*, Assitência de Enfermagem ao Paciente Gravemente Enfermo, 2ª ed., São Paulo, Atheneu, 2003.

Enger, E. L. Patients with Adulte Respiratory Distress Syndrome, in: Clochesy, J. M. *et al.* Critical Care Nursing, 2ª ed., cap. 32, p. 656-676, W. B. Saunders Company, Philadelphia, Pensylvania, 1996.

Fernandes, N. P. "Terapia Intensiva da Insuficiência Respiratória", in: *Ars Curandi,* 33-44, agosto 1969.

Friedman, S. A. e col. "Oxygen Therapy", in: *JAMA,* 228(4):474-478, abril 1974.

Henneman E. A. Patients with Acute Respiratory Failure, in: Clochesy, J. M. *et al.* Critical Care Nursing, 2ª ed., cap. 31, p. 630-644, W.B. Saunders Company, Philadelphia, Pensylvania, 1996.

Lorenzi, G. F. *et al.* Insficiência Respiratória Aguda, in: Knobel, E. *et al.* Condutas no paciente grave, 3ª ed., cap. 18, p. 281-296, Rio de Janeiro, Atheneu, 2007.

Ryan, C. J. Pulmonary Infections, in: Clochesy, J. M. *et al.* Critical Care Nursing, 2ª ed., cap. 30, p. 620-628, W. B. Saunders Company, Philadelphia, Pensylvania, 1996.

Secor, J. *Patient Care in Respiratory Problems, Filadélfia,* in: Clochesy, J. M. *et al.* Critical Care Nursing, 2ª ed., W. B. Saunders Company, 1969.

Skeates, M. B. B. S. "Acute Respiratory Failure", in: *Nursing Times,* 16:445-447, 1978.

Stoddart, J. C. *Manual de Terapia Intensiva, pp.* 53-91, São Paulo, Ed. Manole, 1977.

Stone, K. S. Respiratory Physiology, in: Clochesy, J. M. *et al.* Critical Care Nursing, 2ª ed., cap. 27, p. 561-581, W. B. Saunders Company, Philadelphia, Pensylvania, 1996.

Storlie, F. e col. *Principles of Intensive Nursing Cure,* 2ª ed., p. 1-34, Nova York, Meredith Corporation, 1972.

Sykes, M. K. e col. *Insuficiência Respiratória,* Barcelona, Ed. Toray, 1970.

Thal, A. P. e col. *Shock Base Fisiológica para su Tratamento,* p. 61-111, Argentina, Intermédica, 1973.

Vattimo, M. F. F. *et al.* Cuidados de Enfermagem na Assistência Respiratória, in: Knobel, E. *et al.* Condutas no paciente grave, 3ª ed., cap. 126, p. 1545-1550, Rio de Janeiro, Atheneu, 2007.

Walker, W. F. *Intensive Care,* Londres, Churchill Livingstone, 1975.

Wright, P. D. *et al.* Mechanical Ventilation: Current Uses and Advances, in: Clochesy, J. M. *et al.* Critical Care Nursing, 2ª ed, cap. 16, p. 262-287, W. B. Saunders Company, Philadelphia, Pensylvania, 1996.

Zapatero, J. *Fisiopatología de la Excreción Bronquial.* (Trabalho apresentado no Symposium Internacional sobre Secreción Bronquial y Terapia Inhalatoria, Torremolinos, fevereiro 1971).

Capítulo 11

Assistência de enfermagem a pacientes em respiradores

O atendimento de enfermagem a pacientes com insuficiência respiratória e dependentes de respiradores requer um trabalho de equipe, com uma conduta definida e um programa estabelecido.

O grau de eficiência do cuidado está diretamente relacionado ao conhecimento da fisiologia cardiopulmonar do processo que acompanha a insuficiência respiratória, do equipamento usado como suporte durante o tratamento e da ação de drogas específicas.

O enfermeiro deve aceitar a responsabilidade de coordenar o cuidado dispensado aos pacientes que dependem, pelas características da afecção respiratória, da equipe de saúde da UTI.

Para desempenhar uma pronta ação, deve o enfermeiro estar preparado para detectar precocemente as complicações, através dos parâmetros fisiológicos modificados e da observação contínua dos pacientes.

A ventilação artificial é uma intervenção nas funções naturais de vida, com o propósito de fornecer uma adequada ventilação alveolar, e exige do pessoal médico e de enfermagem um preparo especial: um perfeito conhecimento e domínio dos princípios que a regem e uma capacidade de manipulação segura do binômio paciente/máquina.

Os aspectos mais comuns nos cuidados dispensados aos pacientes em respiradores são: a manutenção da permeabilidade das vias aéreas, a adequada umidificação do ar inspirado, o desenvolvimento de técnicas para uma manipulação segura do "cuff" (balonete) da sonda endotraqueal e da aspiração de secreções, a prevenção de complicações, a comunicação e a interação efetiva pacientes/enfermeiros.

A insuficiência respiratória e a conseqüente ventilação artificial podem significar, ainda, a manifestação primária de outros desequilíbrios orgânicos, e um seguimento rigoroso das condições dos pacientes propiciará uma melhor assistência de enfermagem.

Na assistência de enfermagem aos pacientes com insuficiência respiratória, há necessidade de se contar com um equipamento múltiplo e que esteja à disposição constante na unidade:

— respirador (ou ventilador);
— eletrocardiógrafo;
— oxímetro;
— umidificador;
— ventilômetro (para medir o volume corrente);
— "ambu" (equipamento para ventilação manual);
— sistema para aspiração de secreções endotraqueais;
— ar comprimido e oxigênio (preferencialmente canalizados);
— vácuo centralizado;
— material para entubação;
— material para traqueostomia;
— desfibrilador;
— drogas para reanimação cardiopulmonar.

O estabelecimento da ventilação artificial se faz quando as condições do paciente denotam uma deterioração nos níveis de gases sangüíneos:

— $P_aO_2 < 60$ mmHg com administração de 60% O_2.
— $P_aCO_2 > 55$ mmHg.
— Freqüência respiratória > 40 por minuto.
— Capacidade vital < 15 ml/kg.

Valores normais:

— P_aO_2: 85-100 mmHg.
— P_aCO_2: 36-44 mmHg.
— Freqüência respiratória: 12-16/min.
— Capacidade vital: 50-60 ml/kg.

A entubação endotraqueal é providenciada: uma cânula endotraqueal com "cuff" (balonete) é passada através da boca ou nariz. É previamente lubrificada com Xylocaína geléia (embalagem nova a cada procedimento, para evitar contaminação), e o "cuff" é insuflado logo abaixo das cordas vocais, com uma pressão suficiente para garantir uma adaptação perfeita, impedindo vazamento de ar. A cânula é fixada e conectada ao ventilador ou ao "ambu", para que os pulmões sejam ventilados.

O volume de ar no "cuff" é ajustado com o uso de uma seringa: o ar é injetado até não haver mais escape, enquanto os pulmões são inflados (inspiração).

A fixação da cânula pode ser feita com o uso de cadarço de algodão, passado ao redor da cabeça, acima das orelhas.

Após o estabelecimento da ventilação, para controle, é feito um raio X de tórax (verificação da posição da sonda endotraqueal), uma gasimetria arterial e coleta de secreção endotraqueal para bacterioscópico e cultura (controle da flora bacteriana).

11.1. Ventiladores mecânicos

Em muitas circunstâncias, a ventilação mecânica pode ser uma excelente resposta ao processo de morte provocado pela insuficiência respiratória. Os ventiladores mecânicos usam a pressão positiva com o propósito de restaurarem a respiração/ventilação.

Enquanto os antigos modelos de ventiladores mecânicos completavam o ciclo respiratório quando a pressão preestabelecida era alcançada, os recentes o efetivam quando o volume de ar programado se completa no sistema respiratório (são ciclados a volume).

Os ventiladores ciclados a volume aplicam a pressão positiva, usualmente através de um tubo endotraqueal ou de traqueostomia, providenciando um fluxo de ar nos pulmões até que a inspiração se complete. A expiração é passiva e ocorre até a pressão do ar "se igualar a zero".

Há diferentes tipos de ventiladores, mas restritos a quatro categorias:

— Respiradores ciclados a tempo: a freqüência respiratória é preestabelecida.
— Respiradores ciclados a volume: o volume de inspiração é preestabelecido.
— Respiradores ciclados à pressão: a pressão inspiratória é preestabelecida.
— Respiradores ciclados a fluxo: o fluxo inspiratório é preestabelecido.

11.1.1. Respiradores ciclados à pressão

Os respiradores/ventiladores ciclados à pressão funcionam com uma fonte de gás, usualmente ar ou oxigênio. Este é encaminhado às vias aéreas do paciente até que a pressão preestabelecida seja atingida.

Ao ser atingida a pressão inspiratória, uma válvula de controle é fechada, sendo aberta a válvula expiratória, que de maneira passiva dá vazão à saída do ar dos pulmões. *O volume de ar inspirado depende da complacência pulmonar, da resistência das vias aéreas, da freqüência do fluxo inspiratório do aparelho e do pico de pressão estabelecido.* O volume corrente desejado não é atingido se a complacência diminui ou a resistência das vias aéreas aumenta.

Na verdade, mudanças nos padrões pulmonares do paciente resultam no fornecimento inapropriado ou inconsistente de volume. Queda no pico de pressão da fonte que alimenta o ventilador pode produzir falência do ciclo fornecedor de ar para o paciente. Em função destas condições, este tipo de ventilador é mais comumente usado só para tratamentos intermitentes.

O ventilador Bird é um exemplo desse tipo de aparelho.

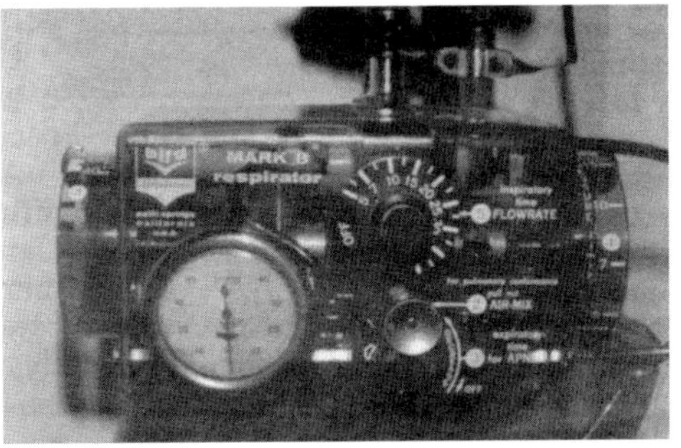

Figura 11.1. Bird

Bird. É um respirador ciclado à pressão com respiração controlada ou assistida. Possui uma válvula pressosensitiva que o divide em duas câmaras: uma de alta pressão e uma de sensibilidade (câmara ambiente). Durante a fase inspiratória, o gás flui da câmara de sensibilidade para a de alta pressão, que é conectada ao paciente. Quando a pressão estabelecida é atingida na câmara de alta pressão, a válvula fecha, limitando a inspiração.

A pressão inspiratória é medida em centímetros de água.

Para a ventilação controlada, a freqüência respiratória é ajustada pelo botão da pausa expiratória. Durante a ventilação assistida, o paciente inicia a fase inspiratória pelo seu próprio esforço. A pressão negativa intratorácica, que é criada pela contração dos músculos inspiratórios, é transmitida ao respirador; a válvula é tracionada através da câmara de alta pressão, permitindo a inspiração.

Normalmente, a relação inspiração/expiração é 1:2, com a inspiração não excedendo a 3 segundos.

O Bird fornece as seguintes concentrações de oxigênio:

1. 100% → com o controle "air-mix" pressionado.

2. 61 % → com o controle "air-mix" não pressionado e o umidificador operando com ar comprimido (8 l/min.).
3. 57% → com o respirador ligado ao ar comprimido e uma adição de 8 l/min. de oxigênio ao nebulizador.
4. 21% → com o respirador ligado ao ar comprimido.

A concentração do oxigênio inspirado deve ser medida freqüentemente. O Bird não cicla se houver vazamento de ar (o "cuff" da cânula endotraqueal deve estar ocluindo totalmente a passagem de ar).

11.1.2. Respiradores ciclados a volume

Os respiradores/ventiladores ciclados a volume, geralmente são unidades elétricas que encaminham aos pulmões um volume de ar preestabelecido, numa freqüência prefixada. Nestes aparelhos, a concentração de oxigênio inspirado varia entre 21 (ar ambiente) e 100%. Estes respiradores são de fácil operação e pouco afetados pelas mudanças da mecânica respiratória.

Os respiradores ciciados a volume *proporcionam uma predeterminação da freqüência ventilatória, do volume corrente e da concentração do oxigênio inspirado*.

São exemplos de ventiladores ciclados a volume o Bear 1 ou Bear 2 ou Bear 5, o Hamilton, o Bennett.

Geralmente, os ventiladore ciclados a volume são dotados de recursos para hiperventilação, para a produção de PEEP (pressão expiratória positiva final), platô respiratório (pausa entre a inspiração e a expiração), além de possuírem eficientes sistemas de alarmes. Podem apresentar também IMV (ventilação espontânea intermitente), muito importante no processo de retirada ("desmame") do aparelho.

11.1.3. Respiradores ciclados a tempo

Os respiradores/ventiladores ciclados a tempo completam a fase inspiratória quando o tempo inspiratório for alcançado. Quase sempre têm um limite de pressão inspiratória incorporada e quando ele é atingido funciona na forma de uma pausa. Este tipo de ventilação é mais comum em assistência ventilatória a neonatos e crianças pequenas (é exemplo de ventilador deste tipo o "Sechrist").

11.1.4. Respiradores ciclados a fluxo

Os respiradores/ventiladores ciclados a fluxo são ativados com o estabelecimento de um volume de ar inspiratório. Esta forma de ventilação é comum em pressão de suporte, onde durante a inspiração uma pressão constante é aplicada à mistura gasosa até um fluxo variável ser desacelerado, determinando o fim da fase inspiratória.

Comparação da ventilação a Volume e à Pressão			
	Volume total	*Pico de pressão inspiratória*	*Fluxo*
Ventilação a volume	Constante	Variável	Constante
Ventilação à pressão	Variável	Constante	Variável e influenciado pelo paciente

Na escolha dos ventiladores que comporão os equipamentos da UTI, devem ser considerados os diferentes recursos que eles oferecem. Não há qualquer dúvida sobre a melhor eficácia dos ventiladores ciclados a volume e, neles, há recursos que podem atender quase plenamente as necessidades dos pacientes com insuficiência respiratória aguda, enquanto se trata a causa da mesma.

11.2. Assistência de enfermagem

11.2.1. Manutenção da ventilação artificial

É necessário que o paciente seja observado continuamente com relação ao aparecimento de sinais de ventilação inadequada, e isto implica a avaliação periódica do respirador.

As eventuais variações do respirador e suas causas devem ser identificadas, comunicadas e corrigidas. Alguns itens para a observação podem ser considerados:

São as seguintes as razões para *aumento* de:

— Pressão: colapso pulmonar, edema pulmonar, obstrução (por secreção, torção ou acotovelamento de tubos, mordida na cânula endotraqueal, agitação).
— Freqüência respiratória: agitação do paciente (desconforto).
— Volume corrente: aumento da complacência pulmonar (ventiladores ciclados à pressão).
— Volume minuto: aumento da complacência pulmonar (ventiladores ciclados à pressão).
— Temperatura de umidificação: pode causar queimadura traqueal.

Razões para a *queda* de:

— Pressão: desconexão do sistema respirador-paciente, diminuição da complacência pulmonar, vazamento no circuito (conexões, umidificadores, *cuff*, válvulas etc.).
— Freqüência respiratória: falência mecânica.

Quadro 11.1. Manutenção de ventilação artificial — valores a serem observados

Observação	*O que representa*	*Valores esperados no adulto*
Pressão	Pressão inspiratória	20-30 cm H_2O
Freqüência	Freqüência respiratória por minuto	12-16
Volume corrente	Ar expirado em uma respiração	750 ml
Volume minuto	Volume de ar expirado em um minuto	8-10 litros
Temperatura de umidificação	Temperatura da água no umidificador	Segundo especificação do fabricante

— Volume corrente e volume minuto: vazamentos, obstrução, edema pulmonar, colapso pulmonar (ventiladores ciclados a volume).
— Temperatura de umidificação: funcionamento inadequado do sistema.

Na instalação do ventilador, o enfermeiro ajusta os parâmetros requeridos pelo paciente e prescritos pelo médico: volume corrente, freqüência respiratória (em alguns aparelhos, determinada pelo tempo inspiratório), concentração de oxigênio inspirado (FiO_2).

É importante salientar que a margem de segurança durante a ventilação artificial é pequena. O mau funcionamento do respirador pode prejudicar intensamente o paciente, contribuindo para a deterioração de suas condições clínicas. Periodicamente, a função do respirador deve ser avaliada e anotada: freqüência, volume corrente, FiO_2 (concentração de oxigênio inspirado), fluxo de oxigênio, pico de pressão inspiratória.

A identificação de uma falha no respirador é quesito para a retirada do mesmo e a introdução de ventilação manual ("ambu"), até o controle da situação ou troca do aparelho.

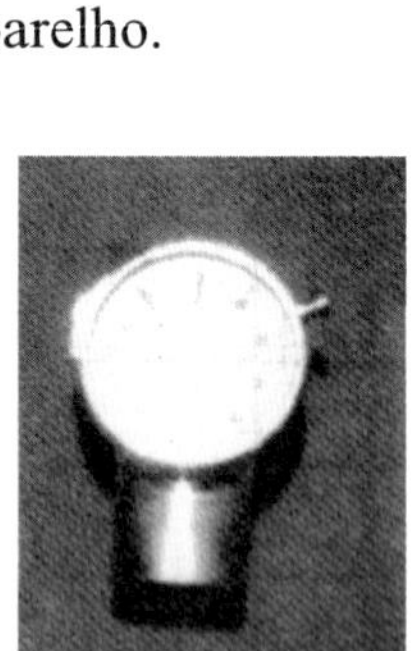

Figura 11.2. Espirômetro de Wright

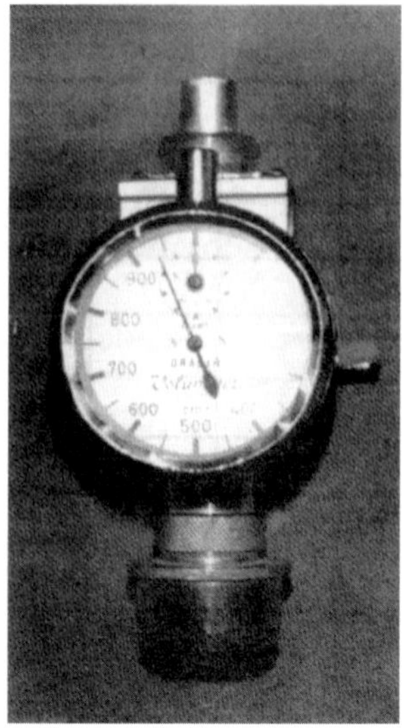

Figura 11.3. Espirômetro de Dräger

Se identificada a presença de secreção obstruindo o sistema, mesmo parcialmente, a mesma deve ser removida prontamente através de aspiração.

Se o respirador não possui um espirômetro acoplado ao sistema, usa-se um avulso para as devidas verificações. Os espirômetros mais comuns são o de Wright e o de Dräger. São acoplados à válvula expiratória ou ao terminal de saída do ar expirado.

Nos respiradores ciclados à pressão, as variações do volume corrente são mais freqüentes (pequenas mudanças na posição do paciente ocasionam alterações significativas) e há necessidade de avaliação dos parâmetros respiratórios, pelo menos a cada hora.

Na mensuração da concentração de oxigênio inspirado (FiO2), é usado o oxímetro, principalmente se o respirador não possui dispositivo para assegurar uma mistura desejada. O oxímetro é intercalado na tubulação que leva ar para o paciente (fig. 11.4).

As alterações estabelecidas no respirador são conseqüentes das avaliações clínicas que se processam durante a assistência ao paciente. Baseiam-se criteriosamente nos resultados das gasimetrias arteriais.

O paciente em ventilação artificial deve ter em seu prontuário uma folha específica de controles, onde os dados gasimétricos e as informações sobre o aparelho são anotados e comparados com facilidade.

11.2.2. Posição adequada do corpo

Embora às vezes negligenciado, é um aspecto importante da assistência de enfermagem ao paciente em respirador. Mudanças de decúbito propiciam uma melhor ventilação alveolar e facilitam as trocas gasosas. Períodos prolongados em determinada posição determinam o aparecimento de atelectasias hipostáticas e processos pneumônicos subseqüentes.

A elevação do tórax do paciente, em condições hemodinâmicas estáveis, acentua a ação da gravidade sobre as secreções das periferias pulmonares, drenando-as para a árvore brônquica, nos ramos mais calibrosos, de onde podem ser aspiradas ou eliminadas pela tosse.

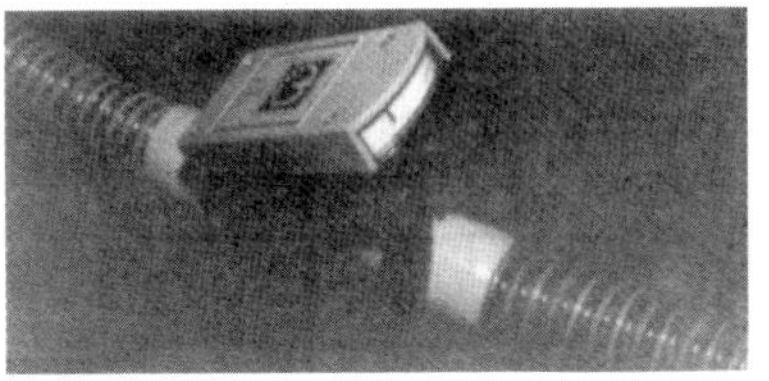

Figura 11.4. Oxímetro

Dependendo das condições do paciente, as secreções podem ser eliminadas por meio de drenagens posturais (figs. 11.5 a 11.13). As posições do paciente dependem das áreas pulmonares envolvidas.

Uma ou duas vezes ao dia o paciente pode ser colocado sentado, ao lado do leito (poltrona). Nesta posição, há melhor ventilação dos lobos inferiores, especialmente nos pacientes obesos ou com distensão abdominal (a pressão abdominal fica diminuída sobre o diafragma e os pulmões se expandem melhor).

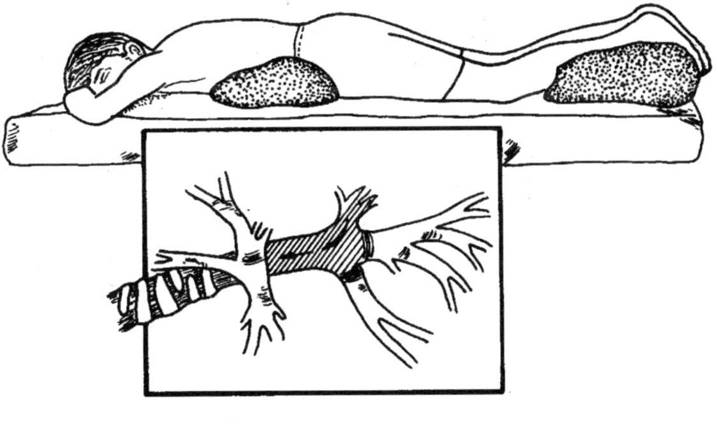

Figura 11.5. Lobos inferiores, segmento apical.

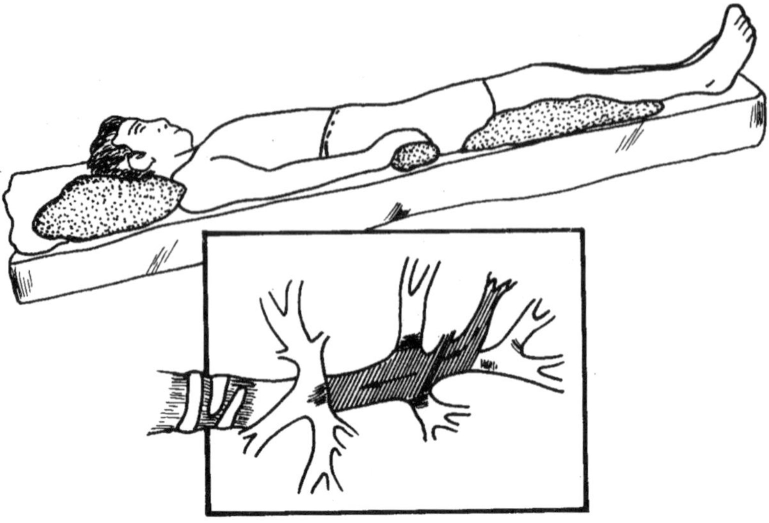

Figura 11.6. Lobos inferiores, segmento basal anterior.

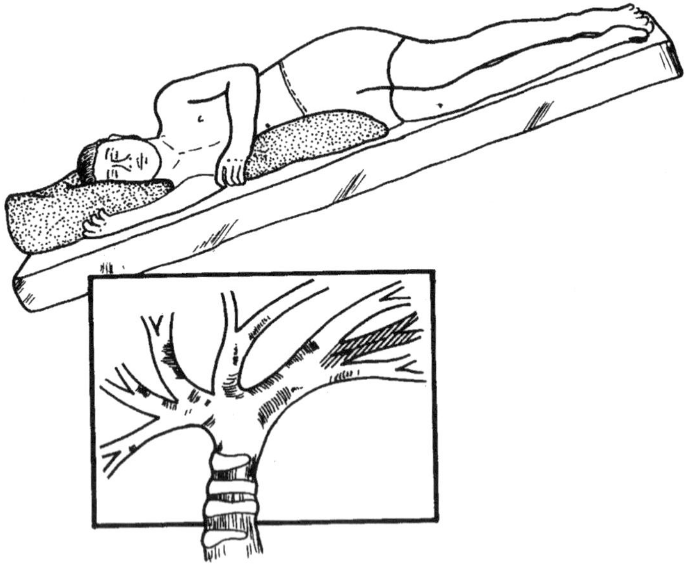

Figura 11.7. Lobo inferior, segmento basal lateral.

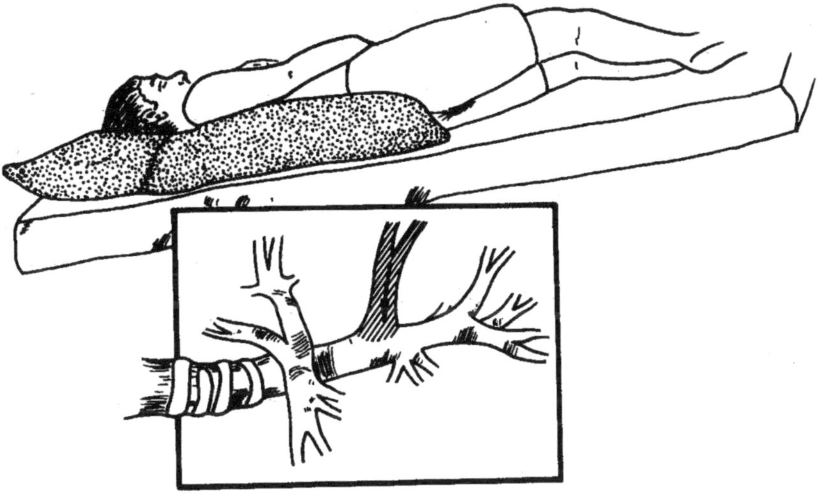

Figura 11.8. Lobos inferiores, brônquio basal posterior.

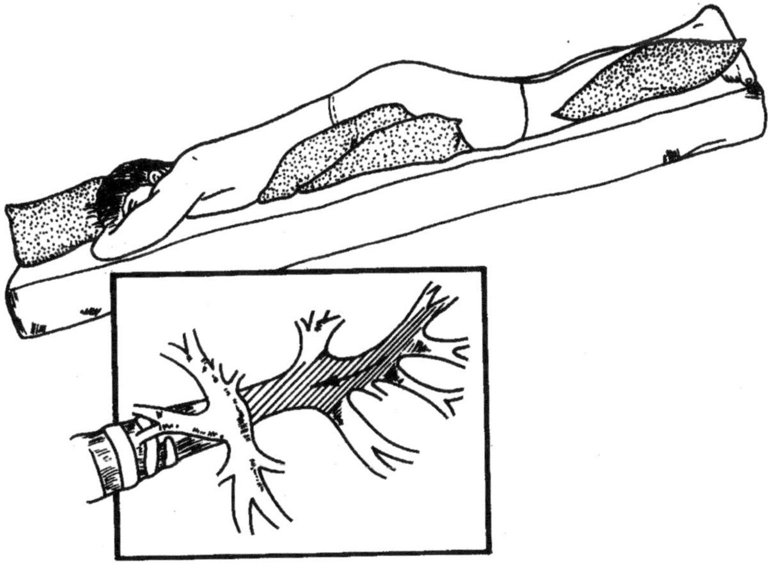

Figura 11.9. Lobo médio direito.

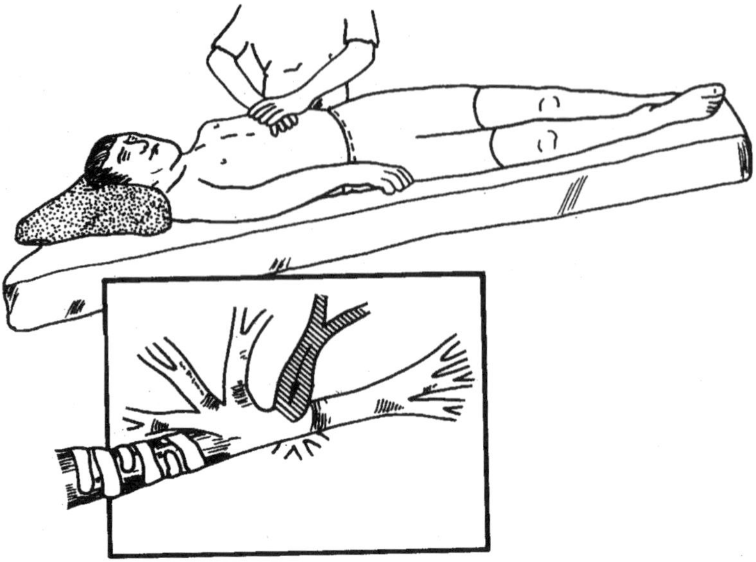

Figura 11.10. Língula esquerda.

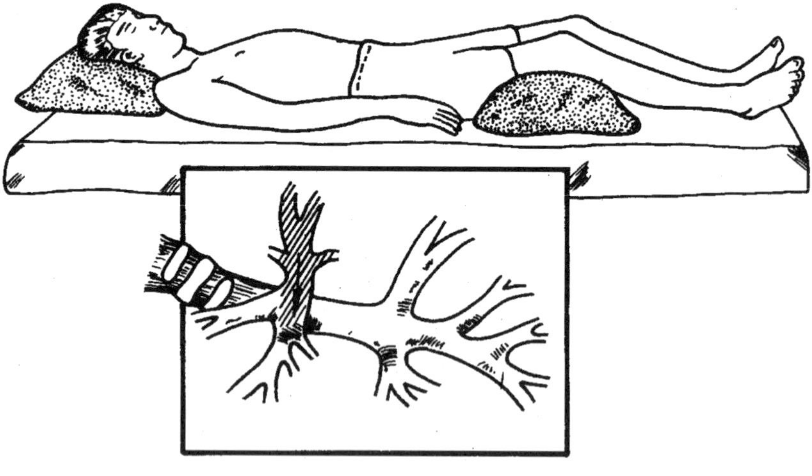

Figura 11.11. Lobos superiores, segmentos anteriores.

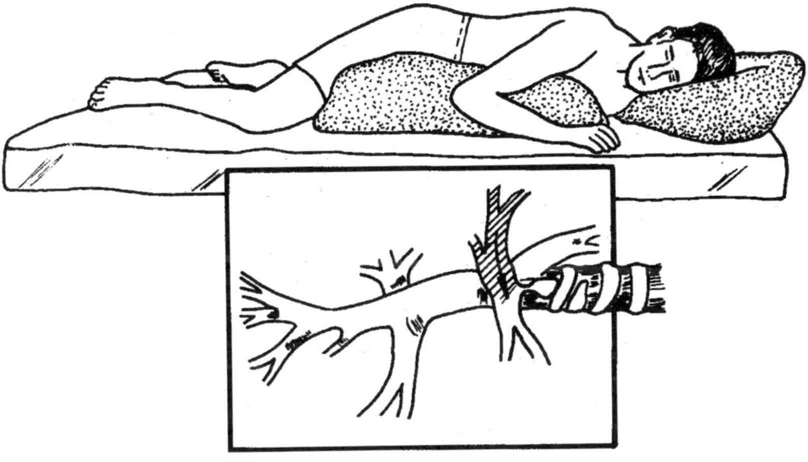

Figura 11.12. Lobo superior, segmento posterior, brônquio posterior direito.

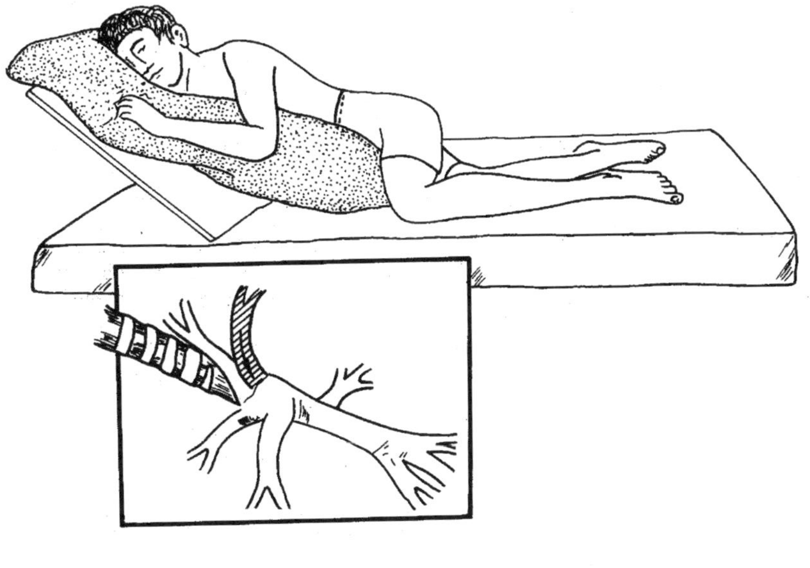

Figura 11.13. Lobo superior, segmento posterior, brônquio posterior esquerdo.

11.2.3. Umidificação

Com a presença do tubo endotraqueal, a umidificação fisiológica natural fica anulada ou diminuída. O ar inspirado precisa ser umidificado para prevenir a desidratação do muco e a paralisia do movimento ciliar (mecanismos fisiológicos de defesa), para prevenir a formação de "rolhas" (tampões), a obstrução do tubo e para fluidificar as secreções.

Se a umidificação for aquecida, deve o umidificador ficar com uma temperatura entre 45-55 °C, para que o ar atinja as vias aéreas, através da tubulação (circuito-paciente) com o nível da temperatura corporal.

O umidificador e a água devem ser trocados a cada 24 horas. É utilizada sempre *água destilada esterilizada,* que ajuda a prevenir o crescimento de bactérias, especialmente *Pseudomonas sp.*

A umidificação deve ser suficiente para manter a secreção fluidificada e fácil de ser removida por aspiração.

O umidificador produz uma névoa, com partículas que variam de 1 a 8 micra e que penetram nos alvéolos. A eficácia da umidificação (graduada em alguns respiradores) evita a adoção de medidas mais agressivas para a remoção de secreções. Não é recomendada a administração de água destilada ou soro fisiológico (2 a 5 ml) diretamente na traquéia, para diluir secreções. Além do procedimento ser agressivo, não atinge as vias aéreas mais profundas e pode encharcar os pulmões; não há micropartículas que possam penetrar os alvéolos. Há ainda, uma contra-indicação para o uso da solução salina neste procedimento: alguns estudos demonstram a alteração provocada por ela na produção de surfactante no nível alveolar.

A água condensada na tubulação nunca deve retornar ao reservatório do umidificador; contamina o seu conteúdo.

O controle periódico da umidificação (névoa e aquecimento) deve fazer parte dos cuidados dirigidos ao binômio paciente/respirador.

11.2.4. Circuito-paciente (tubulações)

Conduz o ar umidificado até o tubo endotraqueal. Seu peso pode, em algumas situações, tracionar o tubo endotraqueal; para evitar que isto aconteça, preferencialmente deve estar preso a um suporte do próprio respirador. A água condensada em seu interior deve ser eliminada (impede o livre fluxo de ar) e, para impedir que a mesma escoe para as vias aéreas, procura-se mantê-lo em posição inferior à cabeça do paciente.

A troca do circuito-paciente deve ser feita a cada 24 horas (acompanhada do umidificador), por um outro previamente esterilizado. Recomenda-se a esterilização de todo o circuito em autoclave a óxido de etileno, apesar do risco de impregnação do mesmo pelo gás. *É recomendável seguir as especificações do fabricante.*

Na impossibilidade de uma esterilização a gás, o conjunto de acessórios (tubos e umidificador) é exposto à ação de desinfetantes e de esterilizantes químicos.

É conveniente aguardar uma avaliação das condições respiratórias do paciente antes da troca dos acessórios. Em alguns casos, é melhor trocar todo o aparelho para evitar que o paciente se exponha ao risco de uma hipoventilação e hipoxia (apenas no tempo entre desconectar um e conectar o outro circuito, é exposto o paciente ao ar ambiente).

Na troca dos circuitos, há necessidade de se ter à mão o "ambu" e estar com tudo preparado para evitar perda de tempo nas ações. É sempre indicado que esta troca se realize na presença de duas pessoas, e que seja feita o mais rápido possível.

A integridade da tubulação é essencial para o suporte ventilatório do paciente: emendas, correções com fitas adesivas, improvisações e inadequação de uso são fatores de risco e veículos de contaminação.

11.2.5. Suspiro (variação do ar corrente)

Feito a cada hora com o auxílio do "ambu", ou segundo a programação do próprio respirador. Atelectasias progressivas e "shunt" podem aparecer durante a ventilação artificial, mas são evitados com a hiperventilação periódica (reexpansão de alvéolos em colapso).

11.2.6. Ausculta pulmonar

Com o objetivo de identificar anormalidades e prover melhor fisioterapia respiratória. É uma observação simples, para responder a algumas perguntas:

— os ruídos respiratórios estão presentes?
— são ruídos normais?
— há secreção?
— há hipoventilação?
— a terapêutica tem sido efetiva?

Com a observação clínica aliada aos fenômenos identificados com a ausculta, o enfermeiro toma as medidas necessárias: solicitação do médico para avaliação, intensificação da fisioterapia respiratória, aspiração de secreções, drenagens posturais.

11.2.7. Aspiração de secreções (cap. 10)

Feita quando há secreção e não como procedimento de rotina.

A cor, o odor, a consistência da secreção devem ser observadas e anotadas. O aumento na viscosidade impede a atividade ciliar, causando acúmulo de secreção. Secreções purulentas são produzidas por bactérias patogênicas que invadem o trato respiratório. As mais freqüentes são: *P. aeruginosa, C. albicans, K. pneumonia, Protens sp, E. coli, Enterobacter sp.*

A dificuldade em aspirar alguma secreção do tubo endotraqueal deve ser interpretada como sinal de umidificação inadequada.

Obstrução do tubo implica a sua troca, sem perda de tempo.

11.2.8. "Cuff" (balonete)

Deve ser mantido insuflado durante todo o tempo, com o volume de ar suficiente para impedir que haja movimentação do tubo na traquéia.

Mensurações freqüentes da pressão do "cuff" *(ou* do volume de ar contido em seu interior), comparadas ao valor inicial (primeira insuflação) permitem um controle das condições da traquéia. A pressão do "cuff" pode ser medida com o auxílio, por exemplo, de um dispositivo — "Cuff Pressure Gange" — Portex ou de um manômetro aneróide adaptado.

Comprovadamente, é mais lesivo à parede da traquéia o procedimento de insuflar e desinsuflar o "cuff" periodicamente do que a sua manutenção com uma baixa pressão.

11.2.9. Peso diário

O aumento de peso significa um balanço positivo e, em geral, um dos objetivos terapêuticos na ventilação artificial é manter o paciente em balanço negativo.

11.2.10. Cateteres venosos e arteriais

Manutenção em condições ideais: permeáveis e livres de sujidades. As trocas de curativos nas áreas de inserção devem ser diárias; a qualquer sinal de infecção ou tromboflebite devem ser removidos.

11.2.11. Terapêutica endovenosa

A administração de fluidos é responsabilidade do enfermeiro. Ao lado do controle da velocidade de infusão, torna-se imprescindível a prevenção de complicações e a computação do volume administrado em determinados períodos de tempo.

11.2.12. Monitorização cardíaca (cap. 8)

11.2.13. Controle dos sinais vitais

— Pulso.
— Pressão arterial.
— Temperatura.
— Respiração.
— Pressão Venosa Central (cap. 13).
— Pressão Arterial Média (cap. 14).

11.2.14. Comunicação

É uma dependência total a apresentada pelo paciente em respirador. Alguns meios de comunicação devem ser criados para atender o paciente, e isto depende muito da habilidade do enfermeiro.

11.2.15. Sono e repouso

Períodos prolongados sem que o paciente durma trazem distúrbios na função mental. É fundamental que se procure ajudar o paciente a descansar, mesmo que sob a ação de drogas. O ambiente também pode ser preparado para permitir o repouso: luzes desnecessárias apagadas, silêncio em determinados períodos, menor movimentação da equipe.

11.2.16. Controle de infecção

As infecções pulmonares adquiridas são a maior causa de mortalidade em UTI. Os germes Gram-negativos são a causa primária destas mortes.

Na prevenção das infecções, algumas medidas podem ser tomadas:

a) Técnicas de isolamento (pacientes contaminados).
b) Técnica asséptica de aspiração endotraqueal.
c) *Lavagem das mãos.*
d) Diagnóstico precoce da infecção respiratória e terapêutica correta.
e) Cuidados específicos com respiradores e seus acessórios.
f) Seguimento das culturas de secreção endotraqueal.

11.2.17. Uso de drogas

— Broncodilatadores: usados quando há espasmos brônquicos (adrenalina, isoproterenol).
— Corticóides: usados em casos de broncopneumonias aspirativas ou quando um processo inflamatório complica o espasmo.
— Antibióticos: usados quando há infecção.
— Morfina: usada em doses pequenas; age sobre o sistema nervoso central; reduz o consumo de oxigênio. É aplicada por via endovenosa e repetida em curtos intervalos de tempo. Tem ação sedativa.

— Bloqueadores neuromusculares: usados para facilitar a entubação, para imobilização do diafragma e conseqüente controle da ventilação.

O paciente curarizado (paralisia respiratória) não pode estar, de forma alguma, fora do respirador.

As práticas de aspiração endotraqueal e de troca de acessórios do respirador se revestem, então, do caráter de alto risco para o paciente. A primeira deve ter o tempo bem reduzido; a segunda, o uso do "ambu", enquanto é realizada.

11.2.18. Pressão Expiratória Positiva (PEEP)

Indicada quando há colapso alveolar e diminuição da capacidade de reserva funcional. Tende a diminuir o efeito "shunt". Mantém um volume pulmonar maior no final da expiração. A pressão, nessa fase, nunca atinge a atmosférica. É recomendada quando não se consegue PO_2 arterial igual ou maior que 60 mmHg com FiO_2 de 50%. Leva ao aumento da incidência de ruturas pulmonares e pneumotórax.

A instalação da Pressão Expiratória Positiva produz alterações hemodinâmicas, pelo aumento da pressão intratorácica. Pode ocorrer queda no rendimento cardíaco por diminuição do volume sangüíneo.

O enfermeiro deve controlar: alterações no pulso, pressão arterial (tende a cair) e freqüência cardíaca, até que haja estabilização.

11.2.19. Desmame (retirada do respirador)

O processo de retirada do respirador é individualizada para cada paciente. Desde que sua condição ventilatória seja favorável, a respiração espontânea é estimulada. Os pacientes que estiveram durante longo tempo em ventilação mecânica têm seus músculos respiratórios inativados e necessitam de um trabalho progressivo para readaptá-los eficientemente.

Antes de se iniciar o processo de desmame, testes fisiológicos são realizados: medida da capacidade vital, do gradiente alveolar e da força inspiratória, para se determinar se o paciente tem condições para uma respiração espontânea.

Se o ventilador tem recurso para instituir em determinados períodos uma ventilação espontânea, o mecanismo é acionado. Esse recurso é o chamado IMV (Ventilação Mandatória Intermitente), que proporciona um tempo expiratório prolongado, durante o qual o paciente respira espontaneamente, algumas vezes por minuto.

Na ausência de válvulas para IMV (fig. 11.14), o desmame é feito da maneira tradicional: a retirada progressiva do respirador.

Um sistema de umidificação é preparado e acoplado ao tubo endotraqueal, para que o paciente respire usando uma mistura de gases (ar oxigênio) (fig. 11.15).

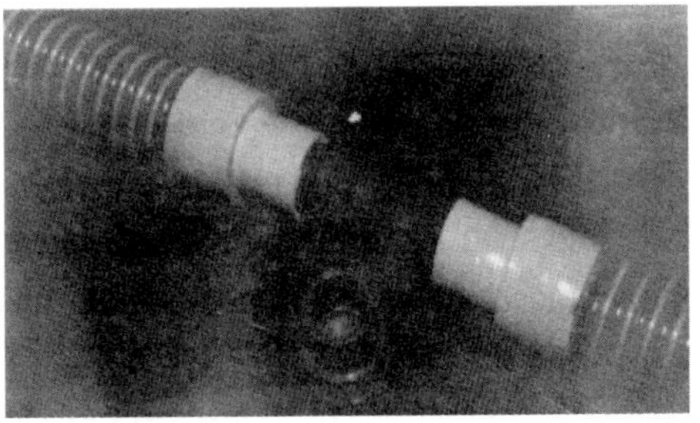

Figura 11.14. Válvula para IMV.

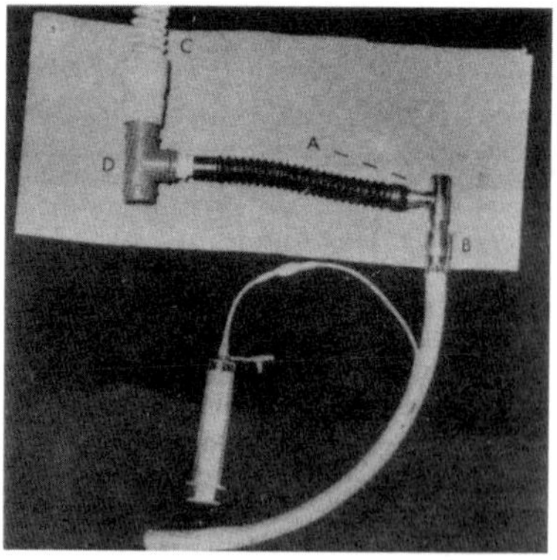

Figura 11.15. Sistema para umidificação: A. cotovelo de adaptação. B. conector intermediário da cânula de entubação. C. traquéia corrugada proveniente do umidificador. D. peça em T (um dos ramos aberto para permitir a expiração).

Antes de se iniciar o desmame, o paciente é submetido a algumas provas:

— medida do ar corrente (valor mínimo: 0,5 ml/kg de peso corpóreo);
— capacidade vital (10 ml/kg de peso corpóreo);
— força inspiratória (valor mínimo: 40 cm). É medida com um inspirômetro, ou colocando-se um tubo de uma polegada de diâmetro, mergulhado em um recipiente com água, e solicitando-se ao paciente que inspire, para impulsionar a água para cima. A força é igual à altura a que a água se eleva, medida em centímetros, a partir do nível no recipiente.

A tentativa inicial do desmame deve durar apenas de 2 a 3 minutos, a cada meia hora, com monitorização da freqüência respiratória, do volume corrente, da freqüência cardíaca e da pressão arterial. Alterações significativas destes parâmetros indicam que o paciente não está tolerando o desmame (por exemplo: a alteração da freqüência cardíaca, com 20 batimentos acima daquela de base apresentada pelo paciente).

Constatado o fato de que o paciente suporta bem as primeiras tentativas de desmame, o mesmo é mantido sem alterações durante as primeiras duas horas. A partir deste período, o tempo de desmame é aumentado progressivamente, até que se inverta o procedimento: cinco minutos no ventilador a cada meia hora.

No período de desmame, é muito importante o enfermeiro fazer um acompanhamento minucioso, deixando o paciente semi-sentado no leito e com as vias aéreas livres de secreção.

É aconselhável que a concentração de oxigênio inspirado na respiração espontânea seja aproximadamente 30% mais alta que a utilizada na ventilação artificial (uma hipoventilação pode precipitar uma hipoxemia).

A progressão do desmame leva à retirada do tubo endotraqueal, precedida de uma aspiração endotraqueal e, às vezes, da administração de corticóide por via endovenosa. Após a retirada do tubo endotraqueal, oxigênio umidificado é administrado através de máscara facial, e são planejados e executados procedimentos de fisioterapia, que já deveriam estar presentes durante a ventilação artificial (tapotagem, drenagem postural, uso de vibradores elétricos). É ainda indicado o exercício respiratório com pressão positiva.

O desmame de pacientes traqueotomizados segue os mesmos critérios, e a retirada da cânula é feita após um período de substituição da original por outras de calibres sucessivamente menores.

11.2.20. Prevenção de complicações:

— Regulagem do respirador.
  - Volume corrente: entre 10 e 15 ml/kg de peso corpóreo.
  - FiO_2: suficiente para manter a PO_2 acima de 60 mmHg e abaixo de 100 mmHg.
  - Freqüência respiratória: tal que mantenha a PCO_2 entre 30 e 40 mmHg.

— *Prevenção de complicações gastrintestinais:*
  - Verificação periódica do pH da secreção gástrica e efetiva terapêutica antiácida.

— *Periódica coleta de secreção endotraqueal para cultura.*

— *Manutenção e reposição de eletrólitos.*

— *Manutenção do estado nutricional:* Nutrição Parenteral Prolongada ou alimentação balanceada por sonda nasogástrica ou enteral.

— *Manutenção da hemoglobina em torno de 12 g/ 100 ml.*

11.3. Ventilação não invasiva: BiPAP

BiPAP é um tipo de ventilação que pode utilizar máscaras faciais ou nasais para uma respiração assistida (espontânea). Pode também ser utilizada em pacientes com tubos endotraqueais.

Esta modalidade de ventilação promove uma inspiração com pressão positiva (equivalente ao nível de pressão de suporte) e uma expiração com pressão positiva final (equivalente ao PEEP).

O ritmo respiratório é regulado pelo paciente e o volume corrente pode variar com o seu esforço.

É indicada na apnéia do sono e nas entubações endotraqueais proteladas ou retardadas. Estudos têm mostrado que BiPAP pode ser usado efetivamente para prevenir a entubação em pacientes com disfunção respiratória aguda, com fadiga muscular e como suporte em pós-anestesia.

Muitos benefícios da ventilação mecânica podem ser obtidos sem a entubação. Se o ritmo respiratório for assegurado por um aparelho que controla o tempo inspiratório, o volume minuto é constante. Tem como desvantagem a limitada capacidade de alarme e de outros sistemas de monitorização.

11.4. Ventilação mecânica com gases não convencionais

14.4.1. Óxido nítrico

Relaxa os músculos lisos, produzindo a redução da pressão da artéria pulmonar. É indicado nas hipertensões pulmonares primárias, na SARA (Síndrome da Angústia Respiratória do Adulto) e na persistente hipertensão pulmonar do recém-nascido.

Tem vantagens:

— melhora da oxigenação;

— redireciona o fluxo sangüíneo;

— diminui as pressões ventilatórias.

Contudo, pode combinar-se com o O_2 e formar o dióxido de nitrogênio, que pode causar edema pulmonar ou pneumonia.

É administrado na mistura de gases que alimenta o ventilador, numa concentração de 8 a 80 partes por milhões (ppm).

A concentração do óxido nítrico na inspiração é ajustada em níveis seguros para que se alcance o efeito desejado.

14.4.2.1. Hélio

Atua como um carreador de baixa densidade do oxigênio, do dióxido de carbono e medicações na presença de uma obstrução. É indicado nas obstruções de grandes vias aéreas. Melhora a oxigenação.

O Hélio têm uma baixa densidade e uma alta viscosidade cinética. Tumores de laringe, endema após a entubação e estados asmáticos têm sido condições apontadas como beneficiárias do uso desse gás.

Referências Bibliográficas

Ahrens, T Respiratory Monitoring, in: Clochesy, J. M. *et al.* Critical Care Nursing, 2ª ed., cap. 15, p. 245 - 259. W. B. Saunders Company, Philadelphia, Pensylvania, 1996.

Beland, J. *Enfermagem Clínica,* São Paulo, E.P.U./EDUSP, 1978.

Bevilacqua, R. G. "Tratamento das Insuficiências Respiratórias Agudas", in: Cutait, D. E. e col., *Temas de Terapia Intensiva,* cap. X, pp. 92-110, Rio de Janeiro, Guanabara-Koogan, 1977.

Brunner, L. S. e col. *Enfermagem Médico-Cirúrgica,* 3ª ed., Rio de Janeiro, Interamericana, 1977.

Bushnell, S. S. *Respiratory Intensive Nursing Care,* Boston, Little, Brown and Company, 1973.

Bushnell, S. S. e col. *Respiratory Intensive Nursing Care,* 5ª ed., Boston, Beth Israel Hospital, 1973.

Cintra, E. A. *et al.* Assintência de Enfermagem ao paciente gravemente enfermo, 2ª ed., São Paulo, Atheneu, 2003.

Fernandes, N. P. "Terapia Intensiva da Insuficiência Respiratória", in: *Ars Curandi,* 33-44, agosto 1969.

Friedman, S. A. e col. "Oxygen Therapy", in: *JAMA, 228*(4):474-478, abril 1974.

Gomes, A. M. Emergência, Planejamento e Organização da Unidade. Assistência de Enfermagem. São Paulo, E.P.U., 1994.

Meyer, E. C. *et. al.* Monitorização Respiratória, in: Knobel, E. *et al.* Condutas no paciente grave, cap. 19, p. 297-320, Rio de Janeiro, Atheneu, 2007.

Moir, J. "Nursing Care of Patients on Ventilators", in: *Nursing Tires,* 23:492-495, 1978.

Rothman, A. *et al.* Desmame da Ventilação Mecânica, in: Knobel, E. *et al.* Condutas no paciente grave, cap. 23, p. 381-392, Rio de Janeiro, Atheneu, 2007.

Secor, J. *Patient Care in Respiratory Problems,* Filadélfia, W. B. Saunders Company, 1969.

Skeates, M. B. B. S. "Acute Respiratory Failure", in: *Nursing Times,* 16:445-447, 1978.

Stoddart, J. C. *Manual de Terapia Intensiva,* p. 53-91, São Paulo, Ed. Manole, 1977.

Storlie, F. e col. *Principles of Intensive Nursing Care,* 2ª ed., p. 1-34, Nova York, Meredith Corporation, 1972.

Sykes, M. K. e col. *Insuficiencia Respiratoria,* Barcelona, Ed. Toray, 1970.

Thal, A. P. e col. *Shock Base Fisiológica para su Tratamiento,* p. 61-111, Argentina, Intermédica, 1973.

Walker, W. F. *Intensive Care,* Londres, Churchill Livingstone, 1975.

Zapatero, J. *Fisiopatología de la Excreción Bronquial.* (Trabalho apresentado no Symposium Internacional sobre Secreción Bronquial y Terapia Inhalatoria, Torremolinos, fevereiro 1971).

Capítulo 12

Avaliação do nível de consciência

A avaliação do nível de consciência é um dos parâmetros mais importantes para determinar as necessidades assistenciais de um paciente, principalmente daqueles com distúrbios neurológicos.

Sabe-se que a consciência depende de função encefálica intacta e que as alterações da mesma são sinais de insuficiência cerebral.

O enfermeiro deve saber identificar os sintomas e sinais relativos ao desequilíbrio da função cerebral, pois eles constituem um dos problemas de enfermagem importantes para determinar as necessidades básicas afetadas do paciente. Verifica-se que, não obstante o grande avanço da tecnologia, introduzindo o uso de monitores na assistência aos doentes agudos graves, a detecção do nível de consciência é feita por observação direta do paciente.

Ao se avaliarem as alterações do nível de consciência, visando à eficácia do tratamento do paciente agudo grave, é indispensável que haja um método sistematizado. Ele deve ser, sobretudo, compatível com a dinâmica de funcionamento de uma Unidade de Terapia Intensiva e adaptado às condições de assistência de enfermagem dessas unidades.

Diversos métodos são utilizados. É constatado o uso de:

— termos classificatórios, como sonolência, torpor, semicoma, coma, onde o paciente é enquadrado em um deles;

— termos classificatórios acrescidos do tipo de resposta obtida do paciente;

— observação e descrição escrita detalhada das respostas obtidas do paciente;

— listas de checar, que consistem na listagem de respostas convencionadas, para distinguir as alterações do nível de consciência, sendo o dado da avaliação assinalado no período correspondente;

— escores onde se computam numericamente as respostas obtidas dos pacientes segundo um padrão preestabelecido em graus de gravidade;

— gráficos evolutivos que permitem uma visão objetiva das alterações do nível de consciência apresentadas pelo paciente durante um período predeterminado.

Os métodos descritos apresentam vantagens e desvantagens, e parece que o mais importante é a sua adaptação ao tipo de paciente e ao meio em que serão utilizados.

Julga-se, porém, que mais importante do que a escolha do método adequado é que o enfermeiro conheça e saiba identificar as alterações do nível de consciência de um paciente, atuando prontamente quando necessário; ou que detecte precocemente os sinais que indicam intercorrências graves e identifique modificações sinalizadoras de melhora ou piora.

Um paciente com *síndrome encefálica* poderá ter alterações no nível de consciência, que variará em profundidade, à medida que o sofrimento encefálico progride caudalmente. Além disso, essa modificação no nível de consciência poderá variar em sintomas e sinais correlatos, de acordo com o distúrbio neurológico apresentado pelo paciente. Deve-se considerar ainda que esta sintomatologia poderá sofrer flutuações e mudanças, exigindo, portanto, uma observação acurada para a detecção precoce de outros distúrbios intercorrentes.

As alterações de causa orgânica no nível de consciência ocorrem com mais freqüência em pacientes com doenças cerebrovasculares, traumatismos crânio-encefálico, tumores cerebrais, doenças infecciosas, doenças degenerativas e outras. Ele apresenta uma classificação sintomatológica do coma, baseada em critérios de perceptividade e de reatividade.

A perceptividade implica a resposta de mecanismos nervosos adquiridos pela aprendizagem e requer certo grau de integração cortical, sendo, portanto, as respostas de natureza muito mais complexa, como gestos e palavras.

A reatividade, por outro lado, é induzida por mecanismos localizados subcorticalmente e presentes desde o nascimento. Ela é ativada por via telerreceptora ou por estímulos nociceptivos. A reação de despertar, a resposta de orientação através da rotação da cabeça para a fonte do ruído e a reação fácio-vocal à dor são partes do complexo da reatividade.

Desta forma, os vários graus de alteração do nível de consciência são classificados segundo as diferentes combinações de preservação e de modificação das funções de perceptividade e reatividade.

Aspectos básicos da avaliação do nível de consciência, fundamentados nos critérios de perceptividade e reatividade, são abordados. Apresenta-se, ainda, um modelo da avaliação julgado aplicável em Unidades de Terapia Intensiva.

12.1. Avaliação do nível de consciência

Além do exame físico geral, alguns aspectos do exame neurológico são particularmente importantes e devem ser investigados cuidadosamente. São eles: *o estado de consciência do paciente e suas respostas motoras; seu padrão respiratório; o diâmetro, a simetria e a reação das suas pupilas.*

O estado de consciência do paciente é avaliado por suas respostas aos estímulos verbais e nociceptivos. O nível de consciência deve refletir então o grau de relacionamento que o paciente mantém com o meio externo.

Para verificar o *estado de perceptividade do indivíduo*, utilizam-se testes como:

— questões para verificar a orientação no tempo e no espaço;
— cálculo mental simples (8×7, 6×6);
— dar o nome de seis flores;
— execução de uma ordem verbal: mostrar a língua, abrir e fechar os olhos.

A *reatividade*, por sua vez, é avaliada em três diferentes categorias:

— Reatividade inespecífica, através da reação de orientação, com rotação da cabeça e dos olhos para a fonte do ruído, quando o paciente está com os olhos abertos, e pela reação de despertar, se o paciente mantém os olhos fechados.
— Reatividade à dor, verificada pelo beliscamento dos membros. Para a retirada da extremidade estimulada, basta apenas que haja integridade ao nível espinal; mas os componentes faciais e vocais da reação à dor dependem de estruturas localizadas no tronco encefálico. O estágio terminal da reação à dor é aquele em que o paciente retira o membro estimulado. Geralmente, beliscar um membro causa como reação uma retirada óbvia daquele membro, somente perceptível em alguns grupos musculares. Pode também não haver nenhuma forma de reação motora à dor.
— Reatividade vegetativa, avaliada também por estimulação dolorosa. Nestas, somente a midríase necessita de integração do mesencéfalo, enquanto que as alterações respiratórias, do ritmo cardíaco e do sistema vasomotor podem resultar de mecanismos tromboencefálicos.

Em relação a modificações da tonicidade muscular, há três alterações principais que devem ser cuidadosamente observadas. Na rigidez de descerebração, observa-se uma hiperextensão dos membros inferiores e superiores, sendo a última em rotação interna. Na rigidez de decorticação, há hiperextensão dos membros inferiores e superiores, sendo esta última em tripla flexão. Há ainda o grupo de pacientes que não apresentam nenhuma mudança na tonicidade muscular.

O resultado da avaliação do nível de consciência consiste, portanto, nas respostas que o paciente apresenta às provas para verificar sua perceptividade e reatividade em relação ao meio externo.

Finalmente, cabe mencionar que, com os modernos métodos de ressuscitação, podendo o paciente ser mantido por meio de respiradores e drogas vasopressoras, foi descrita uma síndrome denominada coma *dépassé*.

Um paciente pode ser considerado em coma *dépassé* quando se apresenta:

— apnéico;
— hipotérmico;
— com poliúria;
— com ausência de perfusão do contraste para a circulação cerebral, quando submetido à arteriografia;
— com eletroencefalograma em traçado isoelétrico.

12.2. Correlação entre alterações do nível de consciência e de condições pupilares

As anormalidades pupilares nos pacientes comatosos são freqüentes e justificam um exame cuidadoso do tamanho e do aspecto pupilar.

As alterações pupilares mostram não somente deterioração do estado neurológico do paciente, mas também podem localizar a sede da lesão.

O diâmetro pupilar é controlado pela atividade de dois músculos: o constritor, inervado pelas fibras parassimpáticas, e o dilatador, pelas simpáticas. O tamanho das pupilas de um indivíduo normal varia de acordo com a incidência da luz em aproximadamente 1-2 mm (miose máxima) a 8-9 mm (midríase máxima). Não existe, no entanto, um tamanho-padrão para a pupila. Geralmente, o seu diâmetro varia de 2 mm até 5 mm, sendo que para o adulto normal ele se encontra em torno de 3-4 mm.

Afecções do tronco cerebral, que levam o indivíduo ao coma, ocasionam, em geral, pupilas médio-fixas (5-7 mm) ou dilatadas (8-9 mm), enquanto nas doenças metabólicas esta alteração é rara. Já as pupilas puntiformes podem ocorrer em distúrbios metabólicos e estruturais, como conseqüência de dose exagerada de certas drogas ou danos pontinos agudos. Na lesão ao nível da ponte, pode ocorrer interrupção das vias simpáticas descendentes e haver miose bilateral. Acredita-se que pupilas puntiformes sejam resultantes da irritação parassimpática, combinada com interrupção simpática.

A anisocoria, ou seja, desigualdade no diâmetro pupilar, pode instalar-se no estágio inicial de uma hérnia de *uncus* temporal. As fibras simpáticas são particularmente suscetíveis à herniação de *uncus,* resultando em dilatação pupilar, devido à compressão do nervo contra a artéria cerebral posterior ou *tentorium.* Assim sendo, a característica marcante nesta eventualidade é a dilatação pupilar sempre ipsolateral ao local do processo compressivo e sinais piramidais, geralmente contralaterais.

O reflexo fotomotor, ou direto à luz, que consiste na contração rápida da pupila ao estímulo luminoso, é um exame que não deve ser esquecido. O reflexo fotomotor é, em geral, verificado com foco de luz artificial, obtido por meio de uma lanterna.

Como as áreas do tronco cerebral que controlam a consciência são anatomicamente adjacentes àquelas que controlam as pupilas, pode-se observar uma associação das mesmas. Entretanto, como as vias pupilares são relativamente resistentes ao distúrbio metabólico, a presença ou ausência de reação à luz constitui o sinal isolado mais importante para distinguir o coma estrutural do metabólico.

Respostas pupilares variáveis à luz sugerem anormalidades tóxicas ou metabólicas e não lesões estruturais do tronco cerebral. Pupilas dilatadas e fixas são freqüentes nas lesões estruturais irreversíveis.

12.3. Correlação entre alterações do nível de consciência e função respiratória

Na avaliação neurológica do paciente com o nível de consciência alterado, é necessário observar atentamente sua função respiratória, a fim de detectar anormalidades que implicam pronta intervenção.

A respiração é um ato integrado pelas influências nervosas que se originam em diferentes níveis encefálicos. Devido a esta influência central, um paciente em coma pode apresentar concomitantemente algumas anormalidades respiratórias. As influências metabólicas e neurogênicas sobre a respiração atuam freqüentemente por sobreposição e interação, particularmente nos pacientes com disfunção diencefálica aguda, em que a congestão pulmonar e a hipoxia são as maiores causas dos padrões respiratórios alterados.

Um aumento de freqüência respiratória pode estar associado ao acúmulo de secreção traqueobrônquica, decorrente da ação dos nervos parassimpáticos e subseqüente constrição brônquica e bronquiolar.

É freqüente um paciente em coma estar conectado a um respirador. Torna-se, então, importante verificar periodicamente se a respiração espontânea está presente, pois sua ausência demonstra um prognóstico reservado.

Uma respiração espontânea, por sua vez, pode ser afetada por múltiplas condições. Todavia, alguns ritmos respiratórios anormais podem estar associados ao coma e sinalizar a presença de um distúrbio respiratório de origem central.

12.3.1. Respiração de Cheyne-Stokes

Caracteriza-se por hiperventilação regularmente alternada com apnéia. O período de hiperventilação é freqüentemente mais longo que a apnéia e se traduz num ritmo crescente até um pico, decrescendo em seguida até ausência da respiração (fig. 12.1).

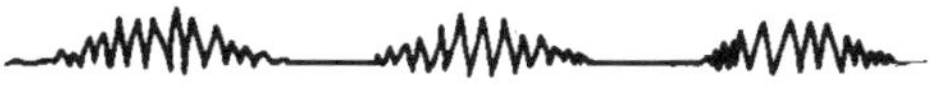

Figura 12.1

A presença da respiração de Cheyne-Stokes não indica o local da lesão cerebral, mas tende a evidenciar uma disfunção transtentorial grave e raramente uma disfunção do mesencéfalo ou porção superior da ponte. Ela pode ser ainda um sinal precursor da herniação transtentorial devido à hipertensão intracraniana ou edema cerebral intenso. O paciente apresenta-se aperceptivo, porém, reativo. Pode apresentar-se, também, em postura de descerebração ou de decorticação.

12.3.2. Hiperpnéia neurogênica central

Caracteriza-se pelo aumento da freqüência e da amplitude da respiração, sem contudo haver distúrbio de ritmo (fig. 12.2).

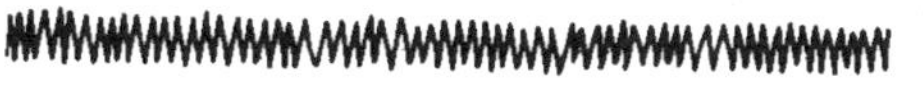

Figura 12.2

A hiperpnéia neurogênica central é freqüentemente observada na disfunção do tronco encefálico, entre o mesencéfalo e o terço médio da ponte. Este padrão respiratório pode apresentar-se associado à alteração do nível de consciência em grau de intensidade variável e também no coma vígil.

12.3.3. Respiração apnêustica

Neste tipo de respiração, há pausas inspiratórias prolongadas, alternadas com pausas expiratórias também prolongadas. Estas pausas duram de dois a três segundos e podem ter igual duração; porém, geralmente, a pausa inspiratória é mais prolongada (fig. 12.3).

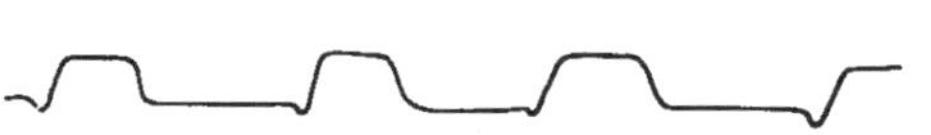

Figura 12.3

Acredita-se que a sede da lesão seja a ponte. O paciente pode apresentar graus variados de alteração no nível de consciência ainda estando em coma vígil.

12.3.4. Respiração atáxica

Consiste em um padrão respiratório completamente irregular, com respirações profundas e superficiais ocorrendo ao acaso, intercaladas de pausas de duração variada. A freqüência respiratória pode diminuir até chegar à apnéia (fig. 12.4).

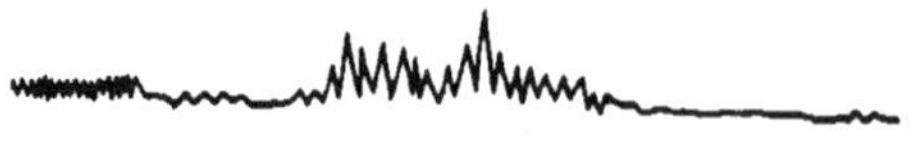

Figura 12.4

A sede da lesão, neste tipo de respiração, é com freqüência, mas não invariavelmente, localizada no bulbo. O nível de consciência do paciente pode estar leve ou profundamente alterado.

12.4. Correlação entre alterações do nível de consciência e outras funções vegetativas

Usualmente, ao avaliar os sinais vitais de um paciente, além da respiração, verifica-se a pressão arterial, o pulso e a temperatura corpórea.

Ao contrário da respiração, que depende de regulação central, o sistema cardiovascular regulariza rapidamente seu ritmo, mesmo após separação completa de todas as influências nervosas. Os reflexos periféricos puros influenciam os vasos sangüíneos tanto quanto o central. Esta semi-autonomia periférica constitui um dos fatores para que não haja correlação entre a pressão arterial e a freqüência cardíaca em relação a alterações do nível de consciência, naqueles pacientes com hipertensão intracraniana.

As alterações cardiovasculares de pacientes em coma podem, no entanto, estar associadas a um quadro de choque, o qual poderá ocasionar danos cerebrais, decorrentes da hipoxia desse tecido.

Estabelecer a correlação entre alterações extremas de temperatura e alterações do nível de consciência torna-se difícil, pois, para que haja interferência no metabolismo cerebral, produzindo-se sinais neurológicos difusos, incluindo delírio, estupor e coma, é necessário que a temperatura esteja abaixo de 31 °C ou acima de 42 °C.

Porém, uma elevação da temperatura corpórea pode ou não ocorrer, dependendo da causa que levou o paciente a ter uma hipertensão intracraniana, por processo infeccioso ou por hemorragia meníngea. Entretanto, parece ser mais freqüente nos pacientes com infecção respiratória ou urinária.

Por outro lado, a diminuição da temperatura corpórea é também freqüente naqueles pacientes aperceptivos e arreativos.

12.5. Modelo para avaliação do nível de consciência baseado em critérios de perceptividade e reatividade (Escala de Coma de Glasgow)

A identificação das alterações do nível de consciência processa-se através de três índices comportamentais que, embora intimamente relacionados, são registrados isoladamente. Para cada índice são utilizadas algumas variáveis, listadas segundo o grau de intensidade da alteração do nível de consciência.

Os três índices comportamentais — condições de abertura da rima palpebral; condições das respostas verbais e condições das respostas motoras — têm valores definidos que variam de 1 a 6. O total de escores é 15 e indica o estado neurofisiológico normal.

A avaliação inicia-se pelas condições de abertura da rima palpebral, indicando qual a relação visual que o paciente mantém com o meio externo. A seguir, avaliam-se as respostas verbais e motoras.

Como pode ser observado no modelo anexo, os escores máximos em cada índice demonstram que o paciente está com sua perceptividade e reatividade normais. À medida que os escores vão decrescendo, verifica-se que há uma queda na perceptividade e/ou reatividade do paciente. Ao atingir o valor mínimo, ou seja, escore 1 em cada índice, o paciente encontra-se aperceptivo e arreativo. Evidentemente, isto não significa que o paciente esteja em coma "dépassé", já que outros parâmetros citados anteriormente devem ser investigados para se poder afirmar que o paciente está nesse nível.

12.5.1. Condições de abertura da rima palpebral

Este índice é investigado pela observação direta, sem qualquer estímulo específico, por estimulação verbal, por ruídos provocados ao redor do paciente, ou, ainda, através de estimulação dolorosa.

Neste índice, pode-se observar que o paciente:

— abre os olhos espontaneamente (escore 4): ao aproximar-se do paciente, este abre os olhos espontaneamente, obedecendo ao ritmo de vigília/sono;

— abre os olhos com estimulação auditiva (escore 3): quando se lhe fala, ou quando são provocados ruídos ao seu redor, o paciente abre os olhos, dirigindo primeiro o olhar e depois a cabeça para a fonte do ruído;

— abre os olhos com estimulação dolorosa (escore 2): abre os olhos quando um estímulo doloroso é aplicado nos seus segmentos corpóreos;

— não abre os olhos (escore 1): quando com os estímulos acima citados não há resposta de abertura dos olhos.

Fatores como edema, equimose e/ou hematoma palpebral podem interferir na avaliação deste índice, por impedirem a reação de abertura dos olhos. Nesta situação, assinala-se o escore 1 e também esta variável interveniente, a qual, em geral, tende a ser eliminada nos dias subseqüentes, por regressão do sinal.

12.5.2. Condições das respostas verbais

Neste índice, a estimulação pode ser verbal ou dolorosa, e observa-se o tipo de resposta do paciente.

Como resultado, o paciente pode apresentar-se:

— orientado (escore 5): quando está orientado no tempo e no espaço e executa corretamente as ordens verbalizadas. As perguntas utilizadas como testes são: "Você sabe onde está?"; "Qual a sua idade?"; "Em que dia, mês e ano nasceu?"; "O que faz?"; "Trabalha?"; "Estuda?"; "Onde mora?";

— confuso (escore 4): quando é capaz de comunicar-se por frases, sentenças ou mesmo dialogar, mas é incapaz de responder a questões referentes à orientação;

— verbalizando palavras inapropriadas (escore 3): quando fala uma ou duas palavras sem nexo com as perguntas formuladas ou, então, blasfêmias. Estas últimas são freqüentemente obtidas mais por estimulação dolorosa do que por estimulação verbal, embora ocasionalmente fale sem qualquer razão;

— com sons incompreensíveis (escore 2): quando as respostas verbais consistem em gemidos, resmungos e não contêm palavras inteligíveis;
— sem nenhuma resposta verbal (escore 1): quando prolongadas e, se necessário, repetidas estimulações não produzem qualquer som vocal.

A resposta verbalizada pode estar alterada ou impedida, quando a lesão cerebral atinge o hemisfério cerebral dominante, nas áreas responsáveis pela comunicação verbal ou escrita. O paciente pode, então, apresentar-se disfásico ou afásico. Nesta situação, assinala-se o escore referente ao tipo de resposta obtida e também o termo disfásico ou afásico.

Outra eventualidade é o paciente estar entubado ou traqueostomizado. Assinala-se, então, o escore 1 e o termo entubado ou traqueostomizado. Algumas vezes, em pacientes traqueostomizados, há possibilidade de ocluir momentaneamente a cânula e obter-se a resposta verbalizada a ser assinalada no escore correspondente. Ainda assim, é registrado o termo correspondente ao artefato presente na via aérea do paciente.

12.5.3. Condições das respostas motoras

Neste índice, o estímulo utilizado é o verbal e/ou o nociceptivo. A resposta do paciente pode variar desde a verbalizada, com a realização do movimento para o qual foi requisitado, até movimentos patológicos ou nenhuma resposta motora.

É importante observar que, quando a resposta motora de um hemicorpo para o outro é diferente, considera-se sempre a de menor escore.

Como resultado, o paciente pode estar:

— obedecendo a ordens (escore 6): quando obedece a ordens verbais ou mesmo escritas. Desempenha os movimentos para os quais é requisitado, tais como fechar os olhos e mostrar a língua. Outros comandos verbais podem ser utilizados, como apertar e soltar a mão, estender e flexionar os membros inferiores. Pode-se, então, investigar se existem déficits motores;
— reagindo verbalmente a estímulos nociceptivos (escore 5): quando, sob estimulação dolorosa, efetuada por meio de beliscamento, obedece a ordens simples e verbaliza;
— localizando o estímulo (escore 4): quando, ao ser estimulado dolorosamente, tenta retirar o estímulo, por meio de uma reação muscular brusca ou somente perceptível em alguns grupos musculares;
— respondendo em flexão (escore 3): quando, ao ser estimulado dolorosamente, apresenta hipertonia, flexionando os membros superiores e com extensão dos membros inferiores (rigidez de decorticação);
— respondendo em extensão (escore 2): quando, à estimulação dolorosa, apresenta hipertonia com extensão dos membros superiores e inferiores (rigidez de descerebração);
— não respondendo à dor (escore 1): quando repetidas e variadas estimulações não obtêm nenhuma resposta, ou seja, movimento ou mudança perceptível nos membros.

Escala de Coma de Glasgow

	Estímulo/Medida	Resposta do paciente	"Score"
Abertura dos olhos	Espontânea	Abre os olhos independentemente	4
	Fala	Abre olhos em resposta à voz de comando	3
	Dor	Abre os olhos com estímulos dolorosos	2
	Dor	Não abre os olhos mesmo com estímulos dolorosos	1
Melhor resposta motora	Comando verbal	Obedece/segue comandos simples (Obedece ordens)	6
	Dor	Reage verbalmente a estímulos dolorosos	5
	Dor	Localiza o estímulo doloroso e tenta afastá-lo	4
	Dor	Flexiona inapropriadamente o corpo em resposta à dor	3
	Dor	Torna o corpo rígido em extensão em resposta à dor	2
	Dor	Não apresenta resposta motora à dor profunda	1
Resposta verbal	Fala	Conversa apropriadamente e está orientado (pessoa, local e tempo)	5
	Fala	Confuso ou desorientado	4
	Fala	Verbaliza palavras inapropriadas	3
	Fala	Sons incompreensíveis	2
	Fala	Não emite sons	1

As três funções avaliadas na Escala de Coma de Glasgow fornecem dados informativos sobre as condições neurológicas do paciente. A escala apresenta um "score" que varia de 3 a 15:

13 a 15 — comprometimento neurológico brando ou ausente;
9 a 12 — moderado comprometimento neurológico;
8 ou menos — severo comprometimento neurológico.

Para visualizar a evolução das alterações do nível de consciência apresentado pelo paciente, este sistema por escores pode ser apresentado em forma de gráfico evolutivo. Igualmente, a evolução do diâmetro pupilar poderia ser codificada em milímetros e o reflexo fotomotor pelo sinal positivo (+) e pelo negativo (-). Desta forma, haveria um único gráfico, que incluiria a evolução dos sinais vitais, das alterações do nível de consciência e das alterações pupilares.

A avaliação do nível de consciência só atinge o seu real valor quando analisadas em conjunto com todos os outros parâmetros que se relacionam direta ou indiretamente com essa alteração.

Os parâmetros relacionados nesta avaliação tentam abranger as variáveis apresentadas por aqueles pacientes mais suscetíveis de apresentar alterações no nível de consciência, devido à causa orgânica. Nela enquadram-se, principalmente, os pacientes com distúrbios neurológicos, o que justifica a presença de alguns parâmetros de valor localizatório para a lesão.

Para a assistência de enfermagem global e individualizada, a enfermeira deve primeiro identificar os problemas de enfermagem apresentados pelo paciente e estabelecer as prioridades de intervenção. Assim considerando, a avaliação do nível de consciência talvez seja um dos dados prioritários a ser investigado, pois, por meio dela, se saberá como está a conexão do indivíduo com o meio externo; e, conseqüentemente, determinar-se-á a seqüência adequada para abordagem do paciente.

Referências Bibliográficas

Barraquer-Bordas, *L. Neurologia Fundamental, 2ª* ed., p. 552-557, Barcelona, Ed. Toray, 1968.

Bordeaux, M. P. "The Intensive Care Unit and Observation of the Patient Acutely ill with Neuroogy Disease", *Heart Lung, 2:884-887,* nov.-dez. *1973.*

Brunner, L. S. *e col. Enfermería Médico-quirúrgica, 2ª* ed., p. 836-840, México, Nueva Editorial Interamericana, 1971.

Clochesy, J. M. Patients with Cerebral Vascular Disorders, in: Clochesy, J. M. Critical Care Nursing, 2ª ed., cap. 36, p. 781-799, W. B. Saunders Company, Philadelphia, Pensylvania, 1996.

Cunninghan, M. E. "Intensive Care of the Neurological Patient", in: Clochesy, J. M., Critical Care Nursing, 2ª ed., *Hosp. Manage, 108:79,* setembro 1969. W. B. Saunders Company, Philadelphia, Pensylvania, 1996.

Cutait, D. E. e col. *Temas de Terapia Intensiva,* pp. 85-91, Rio de Janeiro, Guanabara-Koogan, *1977.*

D'Arco, C. *et al.* Cuidados de Enfermagem na Assistência Neurológica, in: Knobel, E. *et al.* Condutas no paciente grave, cap. 128, p. 1557-1564, Rio de Janeiro, Atheneu, 2007.

Gifford, R. R. M. e Plaut, M. R. "Abnormal Respiratory in the Comatose Patient Caused by Intracranial Disfunction", in: *J. Neurosurg. Nurs., 7(1):57-61,* julho *1975.*

Glass, S. J. "Nursing Care of the Neurosurgical Patient Head Injuries", in: *J. Neurosurg. Nurs., 5:49-55,* dezembro *1973.*

Gomes, A. M. São Paulo, E.P.U., 1994.

Hafey, L. W. e Keane, B. A. "Patients with Acute Insult to the Central Nervous *System:* an Observation *Tool",* in: *Nurs. Clin. North Am., 8:743-749,* dezembro 1973.

Hinterbuchner, L. P. "Evaluation of the Inconscious Patient", in: *Med. Clin. North Am.,* 57:1363-1372, novembro 1973.

Jimm, L. R. "Nursing Assessment of Patients for Increased Intracranial Pressure", in: *Neurosurg. Nurs., 6(1):27-38,* julho 1974.

Jouvet, M. "Coma and other Disorders of Consciousness", in: *Handbook of Clinical Neurology,* pp. 62-79, Amsterdã, North-Holland Publishing Company, 1969.

Klein, D. G. Patients with Trauma, in: Clochesy, J. M. Critical Care Nursing, 2ª ed., cap. 62, p. 1335-1356, W. B. Saunders Company, Philadelphia, Pensylvania, 1996.

Koizumi, M. S. *Avaliação do Nível de Consciência em Pacientes com Traumatismo Cranioencefálico.* Dissertação de mestrado. Escola de Enfermagem da Universidade de São Paulo, 1977.

Plum, J. B. e Posner, F. *Diagnosis of Stupor and Coma, 2ª* ed., Filadélfia, Lippincott Company, 1972.

Posner, J. B. "Clinical Evaluation of the Unconscious Patient", in: *Clin. Neurosurg.,* 22:281-301, 1975.

Radvany, J. *et al.* Estados Confusionais no Paciente Grave, in: Knobel, E. *et al.* Condutas no paciente grave, cap. 45, p. 617-630, Rio de Janeiro, Atheneu, 2007.

Teasdale, G. e Jennett, B. "Assessment of Coma and Impaired Consciousness — a Practical Scale", in: *The Lancet,* 13:81-83, julho 1974.

Capítulo 13

Assistência de enfermagem ao paciente politraumatizado

O trauma tem sido uma das causas mais freqüentes de morte. É comprovado que grande parte dessas mortes são motivadas pela inadequada manipulação do choque hipovolêmico, comum nos grandes traumas. Ao lado do choque hipovolêmico (hemorragias não controladas), aparecem a insuficiência respiratória e as lesões do sistema nervoso central, como segunda e terceira causas de morte, respectivamente.

O politraumatizado é um indivíduo que apresenta "ferimentos de pelo menos duas regiões do corpo, que exigiriam, cada um deles, um tratamento hospitalar".

Alguns dados são conhecidos em relação aos politraumatizados e levam a várias conclusões:

1. Um quinto dos pacientes hospitalizados apresenta ferimentos de várias regiões do corpo.
2. A mortalidade aumenta sensivelmente com o número de ferimentos. Em indivíduos com mais de cinco ferimentos graves, a sobrevivência limita-se à metade dos casos.
3. Os homens sofrem ferimentos múltiplos com incidência duas vezes maior que as mulheres.
4. As combinações mais freqüentes são lesões de crânio e tórax.
5. A combinação mais rara é a de caixa torácica e abdome, com um alto grau de mortalidade: 35% dos casos.
6. Em uma rutura isolada do fígado, a mortalidade atinge 30%; rutura do fígado e outros ferimentos graves elevam a mortalidade para 60%.

O reconhecimento de que um paciente com trauma tem suas condições gerais rapidamente deterioradas obriga à tomada de medidas, tais como: tratamento antes do diagnóstico. Na verdade, o que se procura é o afastamento do perigo de vida imediato. Por exemplo, é estabelecido o tratamento do choque hemorrágico (hipovolêmico), sem um profundo conhecimento do componente físico que o está produzindo. O atendimento geralmente baseia-se no julgamento rápido das perturbações que resultam em risco de vida e no atendimento de todos os ferimentos, em ordem de importância.

O desenvolvimento de métodos para a recuperação do paciente com trauma e o estabelecimento de meios que impeçam a potencialização das perturbações das funções vitais são a causa de sucesso nas ações da equipe. Um treinamento deve ser desenvolvido; é uma necessidade básica e deve caracterizar-se por oferecer condições seguras para uma atuação efetiva em situação de emergência, com o propósito de estabelecer precocemente interrupção no ciclo de desequilíbrios funcionais que levam à morte. Ele envolve: um preparo para avaliação das condições do paciente; um profundo conhecimento do equipamento da área que recebe o paciente; o uso do equipamento (aspirador, ventilador, desfibrilador) e o papel a ser desempenhado na equipe.

Durante a assistência, é executada uma avaliação simultânea, com o intuito de se estabelecer o grau da instabilidade cardiorrespiratória, a lesão vital que deve ter imediata correção (exemplo: um pneumotórax) e o envolvimento neurológico. Em alguns segundos, o médico define a condição do politraumatizado: analisa o grau de oxigenação, através da ventilação e da circulação, e detecta lesões do Sistema Nervoso Central, usando como parâmetros o nível de consciência e a movimentação dos membros.

O enfermeiro, nesta fase, antecipa os recursos a serem utilizados (equipamento e material em geral) e prepara o paciente para o atendimento (retirada da roupa, controles de pressão arterial e de pulso).

13.1. Assistência de enfermagem

13.1.1. Avaliação total e imediata do paciente, numa seqüência rápida, em áreas vitais

1. RESPIRATÓRIA

— presença/ausência;
— freqüência/ritmo;
— oclusão das vias aéreas superiores por sangue ou vômito;
— posição da traquéia;
— dificuldade respiratória (assimetria do movimento);
— cianose (central ou periférica);
— evidência externa de lesão torácica (enfisema, afundamento).

2. CARDIOVASCULAR

— pulso (palpável ou não palpável); ausência (choque ou tamponamento):
- ritmo;
- pressão;
- perfusão.

3. SISTEMA NERVOSO CENTRAL

— habilidade verbal;
— habilidade motora;
— diâmetro pupilar/reação à luz.

Exemplo: se há uma compressão cerebral causada por uma hemorragia intracraniana, a pupila ocular do mesmo lado que o hematoma torna-se insensível à luz e permanece dilatada; há perturbações motoras do lado oposto ao hematoma.

Na avaliação do Sistema Nervoso Central, consideram-se três formas de lesão cerebral:
— comoção (perturbação funcional reversível);

— contusão (substância cerebral é atingida);
— compressão (hemorragias intracranianas).

Após esta avaliação, que deve ser feita de maneira conjunta com o atendimento inicial, há a possibilidade de o enfermeiro estabelecer uma classificação do paciente e os critérios para a vigilância:
— paciente instável: quando há depressão do nível de consciência, insuficiência respiratória e sinais de choque;
— paciente potencialmente instável: com anormalidades hemodinâmicas e respiratórias moderadas (produz um falso senso de segurança); é um paciente de risco;
— estável: relativamente bem do ponto de vista hemodinâmico e respiratório.

13.1.2. Acesso aos sistemas de suporte da vida

A prioridade é estabelecida para um controle dos sistemas cardiovascular e respiratório.

1. Entubação endotraqueal e estabelecimento de ventilação artificial (capítulos 7 e 10).
2. Reanimação cardiorrespiratória (capítulo 7).
3. Punções venosas e arteriais: estabelecimento de vias para administração de drogas e fluidos (cristalóides e hemoderivados), mensurações de Pressão Venosa Central e pressão arterial média.

1. PVC

A Pressão Venosa Central (PVC) é sinônimo de pressão atrial direita, que reflete o estado de equilíbrio entre o retorno venoso ao coração, o tônus venoso e a função cardíaca. Está sujeita à variação com as mudanças da pressão intratorácica. Tem sido usada para a avaliação de alterações cardiovasculares em pacientes críticos.

A PVC aumenta quando o retorno e o tônus venosos estão aumentados, ou quando a função cardíaca deteriora.

Para a mensuração da PVC, é passado um cateter radiopaco até o átrio direito, através das veias cubital, subclávia ou jugular interna. Após a inserção do cateter, deve ser feito um Raio-X para se verificar a posição do mesmo.

Medida a partir da linha axilar média, o valor normal da PVC é de 5 a 10 cm H_2O; do ângulo esternal, é de 0 a 5 cm H_2O. Medida por um transdutor, o valor é de 3 a 8 mmHg.

Em uma hipovolemia pura, a PVC é a indicação real da extensão do volume sangüíneo depletado, a monitorização da reposição de líquidos e a prevenção de hiper-hidratação.

Durante a passagem do cateter, podem ocorrer algumas complicações: embolismo gasoso e punção da pleura, com formação de pneumotórax. Se o paciente estiver em respirador, durante a punção é indicado desconectá-lo da cânula de entubação.

A posição do paciente para a passagem do cateter é: dorsal-horizontal, com os pés ligeiramente elevados e a cabeça abaixada.

13.1.3. Controle dos sistemas de suporte da vida

1. RESTAURAÇÃO DO VOLUME INTRAVASCULAR

Pelo menos duas vias para administração de fluidos devem ser providenciadas, no paciente com trauma.

O restabelecimento da circulação sistêmica envolve a reposição do volume intravascular e a manutenção de um nível adequado de hemoglobina. Existem algumas prioridades na reposição de fluidos, administração de drogas e manutenção das condições do paciente:

— reposição do volume sangüíneo;
— manutenção da pressão oncótica plasmática;
— correção do pH;
— reposição de água e eletrólitos;
— restauração da osmolaridade sérica;
— reposição do potássio;
— provisão de calorias.

O paciente politraumatizado pode apresentar alterações na difusão alveolar, "shunt", inadequada perfusão, mudanças no pH e eletrólitos. De maneira geral, está sujeito a ter uma inabilidade das células para utilizar convenientemente o oxigênio.

2. SEGURANÇA DE UMA BOA VENTILAÇÃO

Se o paciente não necessita de uma entubação endotraqueal, é necessário assegurar-lhe uma ventilação livre, com as vias aéreas permeáveis. É comum que o paciente receba uma sonda nasogástrica, para ficar livre de aspirações durante o aparecimento eventual de vômitos. Pode, também, necessitar de uma oxigenação através de um cateter nasal. O acompanhamento do paciente com auscultas pulmonares e cardíacas freqüentes torna-se essencial.

Em ventilação artificial, estará sujeito aos controles relativos ao complexo aparelho/paciente, de forma sistematizada atendendo-se à adequada oxigenação das células e procurando-se restabelecer a atividade respiratória normal.

3. MANUTENÇÃO DA INTEGRIDADE DO PACIENTE

Após as medidas mais agressivas e imediatas, o paciente é objeto de cuidados contínuos e seqüenciais. Pode ser submetido, por exemplo, a um estudo radiológico, com o objetivo de se identificarem fraturas e outras lesões. Há sempre o perigo iminente de um agravamento das condições: fraturas das extremidades, com traumatismo abdominal, aumentam o risco de choque; fraturas de ossos longos podem produzir embolia gordurosa; hipoxia de origem pulmonar agrava uma lesão cerebral.

O tratamento para o paciente é estabelecido em função dos tipos de lesão, e determinado pela ordem de urgência, no atendimento a cada um dos ferimentos. Algumas medidas podem aguardar alguns dias e até mesmo semanas.

O planejamento de cuidados de enfermagem é elaborado, e as ações, norteadas por uma vigilância contínua, são efetivadas:

— Monitorização cardíaca (capítulo 8).
— Controle da infusão e da administração de drogas.
— Cateterismo vesical (sondagem vesical de demora).
— Controle dos sinais vitais.
— Preparo do paciente para exames complementares e/ou cirurgia.
— Complementação de curativos em lesões e áreas de inserção de cateteres.
— Higienização.

A avaliação neurológica através de parâmetros básicos deve ser realizada a pequenos intervalos de tempo.

1. Avaliação do estado de consciência. Em quase todas as situações em que os hemisférios cerebrais são comprometidos por traumatismos, o estado de consciência é afetado primeiro. Mudanças, mesmo que pequenas, podem ser sinais de melhora ou piora do estado do paciente.

2. Respostas a estímulos dolorosos. Têm grande valor diagnóstico e prognóstico. As respostas não verbais a estímulos dolorosos podem ser de três tipos:

— significativa ou apropriada;
— tentativas de evitar os estímulos dolorosos ou movimentos defensivos. Indica que alguns centros corticais estão funcionando;
— decorticada; flexão do braço, punho e dedos com adução das extremidades superiores (polegar dobra-se sobre a palma da mão e o punho fecha-se sobre ele); extensão, rotação interna e flexão plantar nas extremidades. Indica lesão dos hemisférios cerebrais ou da cápsula interna. Pode ocorrer em hemorragias cerebrais;
— descerebrada; opistótono com contração maxilar, extensão dos braços com adução e hiperpronação; extensão rígida das pernas, com flexão plantar. Indica hemorragia subaracnóidea ou hemorragia maciça cerebral, com conseqüente depressão do tronco cerebral. Pode também ser encontrada em pacientes com hipoglicemia, anoxia ou intoxicação por drogas.

3. Tamanho das pupilas. Controlado pelos sistemas parassimpático e simpático. As vias simpáticas partem do hipotálamo e atravessam todo o tronco cerebral, veiculando estímulos dilatadores da pupila (midríase). As fibras parassimpáticas passam pelo nervo oculomotor (III par.), produzindo efeitos constritores da pupila (miose). Em condições normais, as pupilas estão sob a influência dos dois sistemas.

4. Reflexo pupilar à luz. A pupila normal se contrai quando subitamente exposta à luz.

5. Reflexos motores. Qualquer músculo grande deve contrair-se em resposta à percussão de seu tendão. A diminuição ou abolição unilateral de reflexos (hiporreflexia) indica lesão da medula espinal ou de nervos periféricos. Em lesões do tronco cerebral, ambas as extremidades podem apresentar um aumento da atividade reflexa (hiperreflexia).

6. Sinal de Babinski. Extensão do hálux (grande artelho) e desvio lateral dos outros dedos do pé, que se abrem em leque à estimulação da borda lateral da superfície plantar do pé através de fricção com um objeto.

Quaisquer anormalidades observadas na avaliação neurológica devem ser registradas e comunicadas, pois podem exigir imediata intervenção para salvar a vida do politraumatizado.

Durante todo o período de assistência ao paciente politraumatizado, procura-se atingir um objetivo: a restauração das estruturas danificadas. Nessa assistência, o enfermeiro tem duas responsabilidades gerais: prever e atender às necessidades do paciente e controlar o ambiente e suas variáveis para que a segurança do paciente seja resguardada.

Referências Bibliográficas

Barros, C. G. *et al.* Cuidados de enfermagem ao Paciente Politraumatizado e Queimado, in: Knobel, E. *et al.* Condutas no paciente grave, cap. 129, p. 156-1578, Rio de Janeiro, Atheneu, 2007.

Beland, *J. Enfermagem Clínica,* São Paulo, E.P.U./EDUSP, 1978-1979.

Burri, C. *Cirurgia do Trauma,* São Paulo, E.P.U./Springer, 1978.

Campbell, V. G. *et al.* Neurophysiology, in: Clochesy, J. M. *et al.* 2ª ed., cap. 34, p. 717-723, W. B. Saunders Company, Philadelphia, Pensylvania, 1996.

Donahoo, C. e Dimon, J. *Enfermagem em Ortopedia e Traumatologia,* São Paulo, E.P.U./EDUSP, 1979.

Gomes, A. M. Emergência. São Paulo, E.P.U., 1994.

Jastremski, C. Patients with Head Injury and Brain Dysfunction, in: Clochesy, J. M. *et al.* 2ª ed., cap. 35, p. 749-772, W. B. Saunders Company, Philadelphia, Pensylvania, 1996.

Klein, DG Patients With Trauma, in: Clochesy, J. M. *et al.* 2ª ed., cap. 62, p. 1335-1356, W. B. Saunders Company, Philadelphia, Pensylvania, 1996.

Norton, D. "Nursing Care of the Immobile Patient, in: Walker, W. F., *Intensive Care,* cap. XVIII, p. 208-213, Londres, Churchill Livingstone, 1975.

Schmidt, R. F. *Neurofisiologia,* São Paulo, E.P.U./EDUSP, 1979.

Troupp, H. "Neurological Problems in Trauma: Deployment of Resources", in: Walker, W. F., *Intensive Care,* cap. XV, p. 199-207, Londres, Churchill Livingstone, 1975.

Utiya, E. M. *et al.* Politraumatismo, in: Knobel, E. *et al.* Condutas no paciente grave, cap. 62, p. 827-840, Rio de Janeiro, Atheneu, 2007.

Capítulo 14

Choque

O choque pode ser definido como uma condição fisiológica anormal, que se caracteriza por um metabolismo celular inadequado, podendo ser provocado, entre outras coisas, por deficiência de perfusão tissular. É uma condição na qual o sistema sangüíneo torna-se inadequado para carrear o oxigênio aos órgãos vitais, por falta de pressão. Seu diagnóstico pode ser feito, se duas das seguintes condições estiverem presentes:

- — pressão sangüínea sistólica inferior a 80 mm Hg;
- — excreção urinária inferior a 25 ml/hora;
- — acidose metabólica;
- — perfusão tissular deficiente.

Pode ser considerado, ainda, como uma síndrome na qual há um suprimento inadequado de sangue para os tecidos e onde mudanças estruturais e funcionais ocorrem, atingindo órgãos essenciais. Tentando compensar o hipofluxo nos tecidos (primeira alteração do estado de choque), o organismo recorre a mecanismos homeostáticos sofisticados que permitem uma distribuição seletiva de sangue para os diferentes órgãos; produz uma verdadeira isquemia seletiva. Surge vasoconstrição, com redução do fluxo sangüíneo no tubo gastrintestinal, fígado, rins, massas musculares e pele, enquanto nas áreas nobres (tecidos cerebral e cardíaco) não há isquemia. É, pois, na intimidade dos tecidos e ao nível da microcirculação que irão se estabelecer as graves alterações do estado de choque. O choque resulta no desequilíbrio entre o fornecimento e a demanda de oxigênio.

14.1. Etiologia

O choque pode ser classificado em quatro tipos: *hipovolêmico, cardiogênico, toxêmico e neurogênico*. Não é rara a ocorrência de casos em que há a combinação de duas etiopatogenias. No choque hipovolêmico, a redução do volume circulante pode ser ocasionada por hemorragia, perda de fluidos (vômitos, diarréia, queimaduras) ou por traumas; no choque cardiogênico, há baixo rendimento cardíaco (é encontrado nos

Manifestação da hipoperfusão pelos sistemas orgânicos

Sistema	Sintomas/Sinais
Sistema nervoso central	Mudanças no padrão mental
Cardiovascular	Aumento ou diminuição da pressão sangüínea Aumento ou diminuição da freqüência cardíaca Arritmias Dor torácica
Respiratório	Taquipnéia/Dispnéia
Renal	Oligúria/anúria
Pele	Fria, úmida, manchada, cianótica, ruborizada

infartos do miocárdio, arritmias, tamponamentos do pericárdio e embolias pulmonares maciças); o choque toxêmico é produzido por infecções agudas e graves (bactérias Gram-negativas); o choque neurogênico está associado a traumas de medula ou tronco encefálico (inibição do tono vasomotor).

Condições encontradas nos estados de choque

— *Volume minuto:* reduzido na maioria dos estados de choque, não satisfazendo as demandas tissulares. Pode ser normal no choque toxêmico (a toxemia aumenta o metabolismo celular e aumenta os "shunts" periféricos).

— *Resistência periférica total*: elevada, na maioria das vezes, devido à abundante liberação de catecolaminas. No choque toxêmico, encontram-se valores abaixo do normal, devido à presença de "shunts" arteriovenosos, produzidos pela ação de endotoxinas.

— *Pressão Venosa Central* (PVC): aumentada no choque cardiogênico (é função do retorno venoso e da capacidade contrátil miocárdica). Diante de uma reposição de volume, os pacientes hipovolêmicos acusam rápida melhora da pressão arterial, perfusão periférica, volume minuto e PVC. Os cardiopatas não mostram melhora e a PVC aumenta rapidamente. (fig. 14.1).

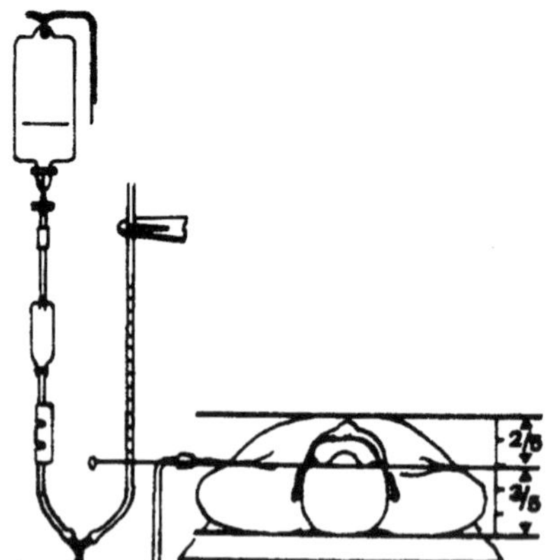

Figura 14.1. "Ponto zero exterior" para a mensuração da Pressão Venosa Central e posição do aparelho em relação ao paciente.

— Substâncias vasoativas (catecolaminas, histamina): participam das reações do choque. As catecolaminas constituem a grande responsável pela sobrevida do paciente nas etapas iniciais do choque. A histamina é uma substância vasodilatadora, que aumenta a permeabilidade capilar (nos estados de choque, sua síntese está elevada).
— *Agentes tóxicos*: o sangue e a linfa, provenientes de tecidos lesados, contêm histamina, polipeptídeos vasoativos, adenosina, mioglobina e potássio que podem atuar sobre a circulação.

Nos estados de choque, as condições dos tecidos favorecem o aparecimento da coagulação intravascular disseminada, determinante da irreversibilidade. Seus desencadeantes prováveis são:
— a lesão da superfície endotelial dos capilares produzida pela anoxia, temperatura, endotoxinas;
— maior adesividade e agregação plaquetária produzida por endotoxinas, complexos antígeno-anticorpo;
— liberação de tramboplastina tissular.

Em qualquer tipo de choque, há um mecanismo similar, identificado como o ciclo hemodinâmico do choque, que representa uma diminuição do volume minuto e mostra o distúrbio circulatório final (fig. 14.2).

O resultado hemodinâmico final no choque é a redução do débito cardíaco, em conseqüência do baixo retorno venoso ou da lesão do músculo cardíaco.

O conhecimento adequado das alterações decorrentes do choque é de grande importância para a enfermagem, não só do ponto de vista da observação e vigilância dos pacientes de alto risco, mas também da presteza na identificação dos primeiros sinais e sintomas do referido estado.

Da eficiência de atuação depende em grande parte a recuperação mais rápida do doente, favorecendo assim o prognóstico do mesmo.

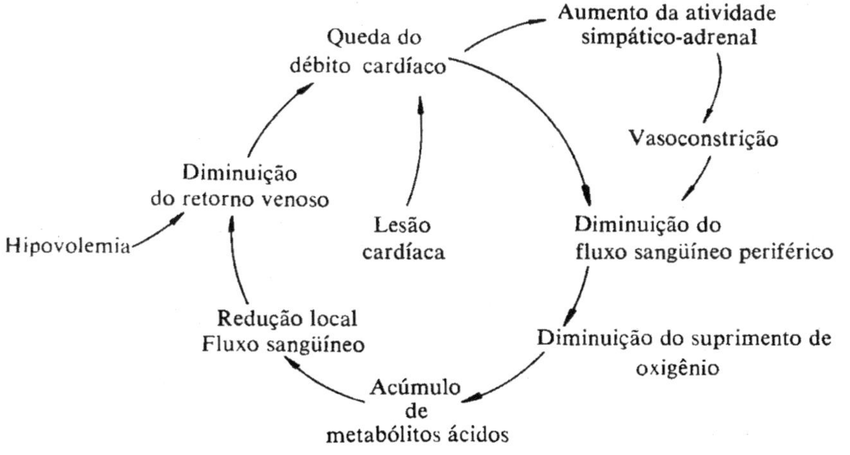

Figura 14.2. Ciclo hemodinâmico do choque.

A responsabilidade do enfermeiro abrange desde a orientação e o treinamento do pessoal de enfermagem na identificação de pacientes com altos riscos de choque até as medidas para a prevenção do seu desencadeamento, o reconhecimento precoce de sinais e sintomas (pré-choque) e, finalmente, o desenvolvimento de habilidade e destreza no atendimento.

14.2. Orientação e treinamento do pessoal de enfermagem

Quatro fases podem ser consideradas na orientação e treinamento do pessoal de enfermagem:

14.2.1. Primeira fase

Identificação dos pacientes com alto risco de choque, que são aqueles portadores de afecções crônicas, como miocardiopatias, pneumopatias, hepatopatias e afecções endócrinas crônicas. Outros fatores que também devem ser considerados são: desnutrição, idade avançada e hipersensibilidade a drogas.

14.2.2. Segunda fase

Corresponde à vigilância de fatores que, associados ou não a outros, podem desencadear o estado de choque. Esses fatores são as hemorragias, vômitos incoercíveis, diarréias profusas, sudoreses intensas, fístulas de alto débito, poliúria, seqüestrações em 3º espaço, arritmias cardíacas, tamponamento cardíaco, septicemias, embolia pulmonar, reações alérgicas, anoxia prolongada, distúrbios ácido-básicos ou eletrolíticos, uso de anestésicos e outras drogas como hipotensores e sedativos.

Quanto maior o número de fatores interagindo, maior será a possibilidade do desencadeamento de choque, sendo sua gravidade proporcional ao número de fatores predisponentes.

14.2.3. Terceira fase

Abrange a orientação do pessoal de enfermagem para o reconhecimento precoce de sinais e sintomas de pré-choque. Na maioria dos casos, são identificados por hipotensão arterial e achados físicos e de laboratório que indicam alterações do fluxo sangüíneo para os diversos órgãos.

Sendo o choque caracterizado por diminuição do fluxo sangüíneo nos diversos órgãos vitais, a sintomatologia se relaciona com o mecanismo de defesa dos mesmos: vasoconstrição cutânea, traduzida por pele fria, úmida e cianótica, com as veias superficiais colabadas em muitas formas de choque.

Com a redução do fluxo sangüíneo renal, aparece a oligúria; o fluxo urinário geralmente cai a menos de 20 ml por hora; daí a importância do controle rigoroso da diurese dos pacientes.

Se houver redução do fluxo sangüíneo cerebral, o paciente freqüentemente ficará intranqüilo, agitado ou confuso e posteriormente pode ficar sonolento ou comatoso. O estado de agitação também pode ser conseqüência da redução do fluxo sangüíneo pulmonar, geralmente acompanhado de taquipnéia.

A isquemia cardíaca precipitada pela hipotensão pode ocasionar arritmias cardíacas e, na vigência de diminuição do fluxo sangüíneo coronário, pode aparecer angina de peito e isquemia do miocárdio. É importante a monitorização e a vigilância do traçado eletrocardiográfico.

Quando há diminuição do fluxo sangüíneo esplâncnico, fica reduzida a capacidade hepática de metabolização do lactato, o que aumenta a acidemia lática.

A isquemia do músculo esquelético estimula o metabolismo anaeróbio, com liberação de potássio, hidrogênio e lactato na circulação, podendo ter como conseqüência hipercalemia ou acidose profunda.

Resumidamente, o quadro clínico do choque pode ser representado por:

1. Alterações da pressão arterial — Na maior parte dos casos há hipotensão arterial, que pode ser de instalação súbita ou gradual. Com alguma freqüência observa-se hipertensão nas fases iniciais, explicada pela liberação de catecolaminas.

Já existe redução de perfusão tissular antes mesmo da queda da pressão arterial.

Níveis pressóricos de 100 a 120 mm Hg podem significar estado de choque em pacientes hipertensos.

2. Alterações do pulso — A amplitude está geralmente diminuída, devido à pressão arterial esmagada. A freqüência está sempre acima do normal, exceto, por exemplo, em casos de afecção cardíaca primária, como bloqueio.

O aumento de freqüência está ligado à hiperatividade adrenérgica, resultante da liberação de catecolaminas.

O pulso é fraco, devido à diminuição do débito cardíaco ou à hipovolemia presente.

3. Alterações da freqüência respiratória —A taquipnéia é muito freqüente por estímulo do centro respiratório ou por problemas pulmonares e/ou cardíacos decorrentes do choque. Em estágio avançado do choque, a respiração fica deprimida ou irregular.

4. Diminuição do fluxo urinário — A diurese pode estar diminuída ou ausente, em decorrência da queda do fluxo renal, que ocasiona a diminuição da filtração glomerular. O decréscimo do volume urinário é o mais precoce sinal de hipovolemia. Muitas vezes já está presente enquanto a pressão arterial e o pulso ainda estão instáveis.

5. Alterações da temperatura — Quando o choque é grave, aparece hipotermia, mesmo que a causa desencadeante seja infecção. A diferença entre a temperatura axilar e a retal ou esofágica, que nas condições normais é de 0,4 °C a 0,6 °C, nos estados de choque é sempre superior a 1,0 °C, devido à vasoconstrição periférica.

6. Alterações nas extremidades — Na fase precoce, essas alterações são constituídas por pele fria, úmida e cianótica, devido ao enchimento capilar insuficiente.

7. Alterações neurológicas — Depressão do nível de consciência; mas, não sua abolição total. Essa depressão é manifestaada por sonolência e apatia, inquietação, desconforto ou mal-estar. A sensibilidade, motilidade e refletividade estão também moderadamente deprimidas, assim como o tono muscular.

8. Alterações de pele e mucosas — palidez com cianose de lábios, lóbulos da orelha e ponta do nariz, associada à sudorese fria na fronte. A palidez é conseqüência da intensa vasoconstrição e a cianose, da lentidão do fluxo sangüíneo. Os pés e as mãos tornam-se pálidos, frios e úmidos. As mucosas acompanham a palidez da pele.

9. Alterações biofísicas e bioquímicas do sangue — Acidose, de origem respiratória ou metabólica (deprime intensamente a função miocárdica).

As principais alterações eletrolíticas são: hipocloremia, hiponatremia, hiperpotassemia e baixa reserva alcalina.

As medidas de PO_2 e PCO_2 no sangue arterial podem indicar o grau da influência de distúrbios respiratórios na manutenção ou produção do estado de choque.

14.2.4. Quarta fase

Abrange os cuidados e controles no tratamento do paciente já em estado de choque. Esse tratamento está relacionado com a observação e assistência cuidadosas, baseados em conhecimentos científicos, e não apenas com os recursos de equipamento eletrônico da Unidade.

Na maioria dos casos, não se faz, inicialmente, o tratamento da causa do choque, mas tenta-se fazer a compensação da insuficiência circulatória.

As medidas gerais de tratamento e os cuidados de enfermagem compreendem:

— posição do paciente no leito, que deve ser em decúbito dorsal horizontal;
— controle de temperatura;
— alívio da dor;
— estabelecimento de vias para infusão venosa;
— identificação da causa do choque;
— remoção ou atenuação de fatores predisponentes.

Entre as medidas de apoio, temos:

— oxigenação;
— reposição de volume (os expansores de volume mais comumente empregados são: sangue, plasma, albumina, soro fisiológico, solução de Ringer com lactato);
— controle rigoroso de Pressão Venosa Central e diurese para evitar sobrecarga hídrica;
— antibióticos;
— drogas vasoativas como Noradrenalina, lsoproterenol, Dopamina, Dobutamina;
— corticosteróides;
— cardiotônicos.

A responsabilidade do pessoal de enfermagem na assistência a pacientes em estado de choque abrange:

— mensuração freqüente e precisa da pressão arterial, correlacionando-a com a infusão de volumes e medicamentos;
— controle e vigilância constantes na infusão de drogas vasopressoras para manutenção da PA em níveis aceitáveis;
— controle freqüente da diurese após o cateterismo vesical; consideram-se aceitáveis para o adulto valores superiores a 0,5 ml por minuto.
— mensuração freqüente e cuidadosa da Pressão Venosa Central, que traduzirá a adequação da volemia;
— monitorização do paciente para acompanhamento das condições cardíacas nessa fase e vigilância de qualquer alteração induzida por drogas ou pelo próprio curso da afecção;

— balanço hídrico, através do controle das infusões e drenagens (sonda gástrica, drenos, sonda vesical);
— controle de hematócrito, que expressa a viscosidade sangüínea;
— manutenção da permeabilidade das vias aéreas.

14.3. Responsabilidade do pessoal de enfermagem na assistência a pacientes em estado de choque

Como já foi visto, qualquer que seja o distúrbio inicial, o choque é sempre acompanhado de alterações do fluxo da microcirculação. Portanto, independente do tipo de choque, estabelece-se um esquema geral de assistência de enfermagem a pacientes em estado de choque, que se desenvolve de modo simples, rápido e sincronizado, conforme a fase e a evolução do choque.

Na fase inicial do choque, como acontece em qualquer situação de emergência, a atuação do enfermeiro é prioritária, seja no aspecto de assistência ao paciente, detectando, atendendo e avaliando qualquer situação, seja, principalmente, proporcionando com sua estabilidade emocional e seu conhecimento um ambiente adequado, transmitindo segurança e confiança ao grupo que lidera, para que o atendimento se desenvolva de modo sistemático e coordenado.

Nessa fase, em que são iniciadas as medidas prioritárias para correção ou atenuação da condição desencadeante do choque, são muito importantes para todo o grupo de enfermagem a revisão e os controles rotineiros de todo o material, equipamento e medicamentos de emergência, pois isso torna o atendimento eficaz e com um mínimo de intercorrências, uma vez que são evitadas as improvisações e suas implicações.

A correção da condição desencadeante do choque não só é desejável como pode se constituir no elemento fundamental da recuperação hemodinâmica do paciente. Portanto, também cabe ao enfermeiro conscientizar todo o seu pessoal quanto a esse aspecto, de modo que, na vigência de qualquer intercorrência, a disponibilidade eficaz dos mesmos proporcione uma atuação rápida e efetiva, contribuindo para a recuperação do paciente com melhores perspectivas.

Em linhas gerais, a atuação do pessoal de enfermagem numa situação de choque é prestar assistência em tempo hábil, para preservar as funções vitais do paciente. Para isso, desenvolve-se um esquema de atendimento de enfermagem que se resume nas seguintes etapas:

14.3.1. Posição do paciente

O paciente é colocado em decúbito dorsal horizontal, para favorecer a irrigação sangüínea nos diversos órgãos e facilitar as constantes mensurações da Pressão Venosa Central (PVC).

14.3.2. Material e equipamento

Todo material e equipamento de emergência (oxigenação, ventilação, entubação e aspiração traqueal) é colocado próximo ao paciente para pronto uso.

14.3.3. Monitorização cardíaca (cap. 8)

Procede-se à monitorização cardíaca do paciente, preferencialmente em monitor móvel (monitor cardíaco acoplado ao desfibrilador), para detectar mudanças na freqüência e no ritmo cardíacos.

14.3.4. *Material para estabelecer via de infusão venosa*

Prepara-se todo o material necessário para o estabelecimento de uma via de infusão venosa central. Habitualmente, faz-se a colocação de um cateter central na cava superior, por punção percutânea *(intracath)* ou dissecção de veia, para propiciar mensurações precisas da Pressão Venosa Central e para a infusão de soluções e medicamentos.

É sempre recomendável que se estabeleça mais de uma via para infusão endovenosa. Uma delas é sempre separada como exclusiva para a administração das drogas vasopressoras.

14.3.5. *Soluções e medicamentos*

O tipo e a quantidade de solução e de medicamentos a serem empregados dependem da avaliação das condições hemodinâmicas, respiratórias e da bioquímica sangüínea de cada paciente nas diversas circunstâncias.

Entre os medicamentos mais utilizados, temos as drogas vasoconstritoras, agentes alcalinizantes, cardiotônicos, corticóides, diuréticos e antibióticos, dependendo do tipo de choque e das condições do paciente.

Em pacientes em choque, nos quais a Pressão Venosa Central não se encontra elevada, a expansão da volemia favorece o aumento do débito cardíaco e das condições hemodinâmicas.

As drogas vasoconstritoras são geralmente indicadas para estabelecer níveis aceitáveis de pressão arterial, enquanto se processa a regressão dos fatores etiopatogênicos causadores do choque.

No caso da utilização de drogas vasopressoras, o pessoal de enfermagem, previamente orientado, mantém-se alerta no controle e vigilância da infusão da solução, observando os parâmetros básicos (pressão arterial e/ou pressão arterial média, freqüência cardíaca e traçado eletrocardiográfico).

Nessa fase, a monitorização do paciente torna-se muito útil, por permitir o acompanhamento das condições cardíacas e facilitar a vigilância de qualquer alteração induzida pela droga ou pelo próprio curso da afecção.

Ainda quanto à infusão de drogas vasopressoras, quando na maioria das vezes se dispõe de uma só via de infusão venosa central, tem sido particularmente útil e prática a utilização de outros recursos, constituídos pelo uso de torneira de três vias e bombas de infusão. A torneira de três vias permite a infusão de outras soluções, medicamentos e mensurações da Pressão Venosa Central; a bomba de infusão, uma administração controlada e constante da droga vasopressora.

Há a necessidade de se ter um impresso adequado para atender ao registro freqüente de dados — quer da infusão da solução, quer da verificação da pressão arterial em curtos intervalos de tempo —, uma folha de controles especiais.

O registro nessa folha de controles especiais fornece informações para que a cada momento se possa avaliar, em conjunto com outros dados, a situação geral do paciente, contribuindo para o plano terapêutico do mesmo.

14.3.6. *Pressão arterial média*

Muitas vezes, nos casos de choque persistente, para facilitar o controle do paciente, é monitorizada a pressão arterial média, através da dissecção ou punção da artéria radial, ligada ao manômetro de mercúrio, o que facilita o controle da hemodinâmica e a bioquímica sangüínea do paciente.

O manômetro de mercúrio pode ser substituído por um aneróide, adaptado diretamente ao cateter de dissecção, através de uma torneira de 3 vias. Uma solução salina heparinizada é conectada a um dos ramos da torneira de 3 vias, e periodicamente injetada para manter o cateter da dissecção permeável.

14.3.7. Motorização hemodinâmica

O sistema de monitorização hemodinâmica oferece mensurações de pressão venosa central, pressão intra-arterial, pressão da artéria pulmonar e débito cardíaco.

A

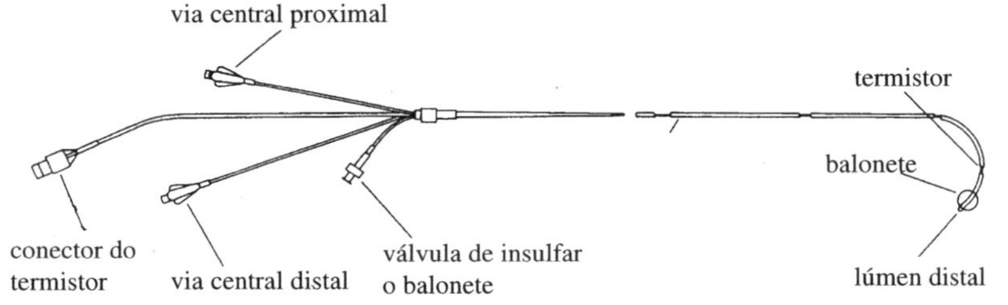

B

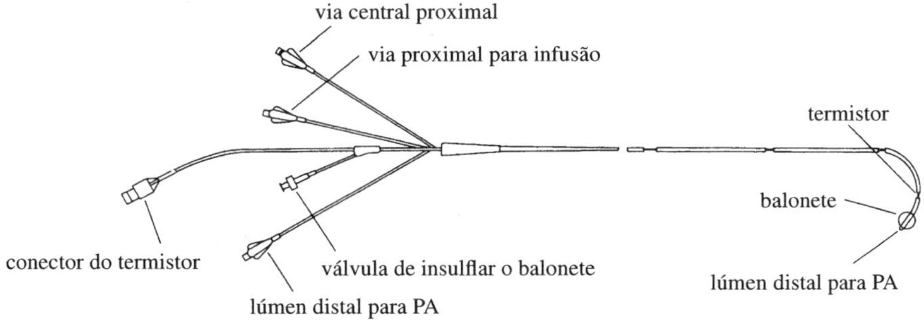

C

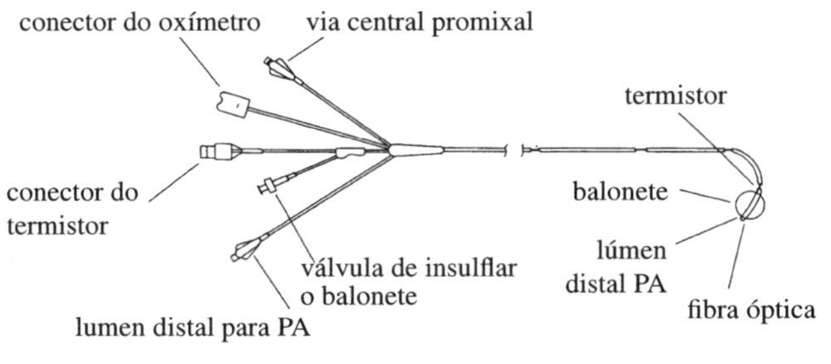

Figura 14.3. Modelos de cateteres

A. cateter de triplo lúmen. — B. cateter de quádruplo lúmen. — C. cateter oxímetro.

Os três componentes básicos da monitorização hemodinâmica são:

— um transdutor para detectar as mudanças de pressão;
— um amplificador para aumentar a magnitude dos sinais do transdutor;
— um monitor com um registrador ou osciloscópio para gravar/exibir os sinais.

O transdutor detecta a mudança de pressão e transmite sinais para o monitor, que a converte em traçados (impulsos) elétricos, sob a forma de curvas gráficas.

A monitorização hemodinâmica requer do enfermeiro a análise de dados complexos, em colaboração com outros profissionais, assessoria, planejamento, implementação e avaliação dos cuidados dispensados ao paciente.

Vários tipos de cateteres são usados para a monitorização hemodinâmica do paciente; o escolhido é aquele que mais atende às necessidades terapêuticas do paciente. O tratamento do choque é mais objetivo com a utilização eficaz da monitorização hemodinâmica.

O objetivo da monitorização hemodinâmica é ajudar no estabelecimento do diagnóstico, guiar e otimizar a terapia e prover uma informação prognóstica.

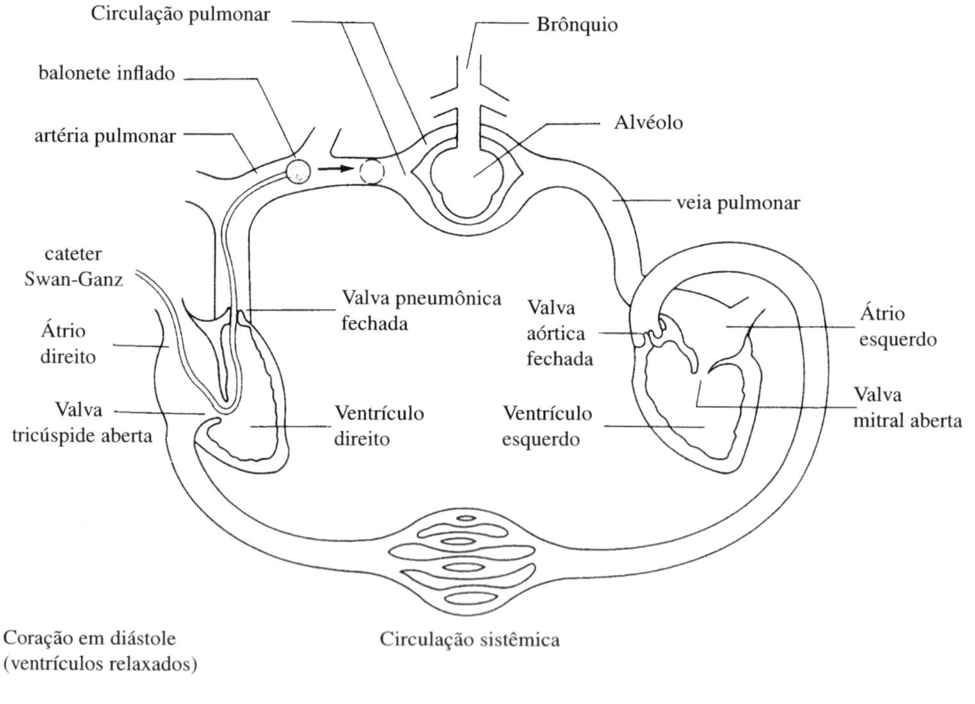

Figura 14.4. Medida da pressão arterial pulmonar.

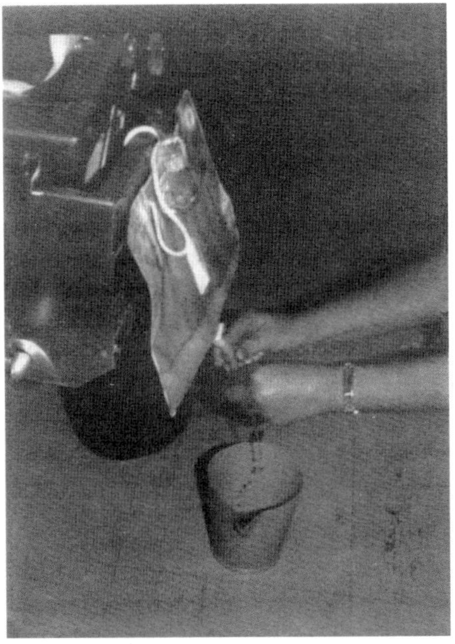

Figura 14.5

14.3.8. Cateterismo vesical de demora

Para controle freqüente e rigoroso da diurese, que, correlacionada com a Pressão Venosa Central e a ausculta pulmonar, fornece subsídios para evitar a sobrecarga hídrica ao paciente.

Outro recurso de que também se pode dispor consiste na verificação da osmolaridade urinária.

A sonda vesical deve ser conectada a um sistema fechado de drenagem, com válvula anti-refluxo.

14.3.9. Sondagem nasogástrica

No choque, a motilidade gastrintestinal diminui e os pacientes tendem a apresentar distensão gástrica e vômitos. O risco de aspiração é extremamente perigoso nesses doentes deprimidos sensorialmente; daí a indicação da colocação de uma sonda nasogástrica.

14.3.10. Hematócrito

A determinacão do hematócrito constitui também um recurso auxiliar para a expansão da volemia, pois traduz a viscosidade sangüínea. Geralmente, procura-se manter de 32% a 36%.

14.3.11. Determinação de outros parâmetros

— Gasimetria arterial.
— Determinação do nível plasmático de proteínas.
— Dosagem de sódio, potássio, bicarbonato.
— Estudo da coagulação sangüínea.

Essas determinações são feitas para corrigir os vários distúrbios que podem coexistir.

Em situações específicas, outras investigações serão significativas. Na vigência de um choque toxêmico, diversas hemoculturas e culturas de material suspeito devem ser feitas.

Quando as condições do paciente são estáveis, iniciam-se outros cuidados de enfermagem, constituídos por:
— controle de peso;
— mudanças de decúbito;
— fisioterapia respiratória.

14.3.12. Bomba de contrapulsação aórtica

A contrapulsação aórtica é indicada em casos de choque cardiogênico, onde os níveis de pressão capilar pulmonar estão elevados. Na contrapulsação, um balão é colocado na aorta (um cateter que tem no final um balão inflável), através de uma incisão na artéria femoral, e é insuflado na diástole e esvaziado na sístole. O balão fica localizado logo após o arco da aorta.

O balão de contrapulsação auxilia na melhoria da irrigação coronariana e na diminuição do trabalho ventricular. A bomba de contrapulsação opera durante o ciclo cardíaco; quando o balão é insuflado durante a diástole, aumenta a pressão diastólica na aorta proximal, auxiliando o fluxo sangüíneo nas artérias coronárias e carótidas. Esvaziando na sístole, remove qualquer resistência à injeção de sangue do coração.

14.4. Complicações do choque

Insuficiência respiratória: é causa comum de morte nos estados prolongados de choque. As múltiplas transfusões sangüíneas, a toxicidade do oxigênio, as embolias gordurosas e a septicemia têm sido apontadas como causas freqüentes da insuficiência respiratória. Ocasionam o chamado pulmão de choque ou a síndrome do desconforto respiratório do adulto.

Insuficiência renal: a redução do fluxo renal provoca a necrose tubular aguda.

Coagulação intravascular disseminada: com a acentuada isquemia tissular, as células liberam toxinas que aumentam a permeabilidade capilar; predispondo à coagulação intravascular e deprimindo as respostas às catecolaminas. Os trombos se formam espontaneamente nos pequenos vasos de alguns órgãos e, nessa formação, consomem alguns fatores de coagulação. A trombose capilar contribui para a progressão do choque e reduz ainda mais o fluxo sangüíneo; cada fator intensifica, assim, a gravidade do anterior.

14.5. Drogas utilizadas no tratamento do choque

A escolha das drogas no tratamento do choque baseia-se em avaliações clínicas e hemodinâmicas. São considerados os seguintes dados: pressão arterial, Pressão Venosa Central, volume urinário, débito cardíaco, resistência periférica, sinais de vasoconstrição ou vasodilatação periférica, freqüência cardíaca e ritmo cardíaco.

14.5.1. Diuréticos

— **Manitol:** é um diurético osmótico; não é reabsorvido nem metabolizado pelos túbulos renais. Previne a lesão renal nos casos de hemólise e hipotensão.

— **Furosemide** (Lasix): é um diurético potente, que inibe a reabsorção de sódio no túbulo proximal e alça ascendente de Henle.

14.5.2. Bicarbonato de sódio

No choque, a acidose é conseqüência imediata da má perfusão tissular, com resultante acúmulo de derivados ácidos do metabolismo anaeróbio. O bicarbonato de sódio é usado na correção da acidose metabólica, que deprime as funções cardíaca e renal.

Cálculo da dose: mEq HCO_3 = peso do indivíduo × BE × 0,3.

14.5.3. Esteróides

Parecem possuir um efeito inotrópico no coração, isoladamente. Podem produzir um ligeiro bloqueio alfa-adrenérgico, melhorando a perfusão tissular.

14.5.4. Drogas adrenérgicas

1. EPINEFRINA (ADRENALINA)

Estimulante adrenérgico. Em doses baixas, é predominantemente beta-estimulante e em doses elevadas, alfa-estimulante. É uma droga de efeito misto. Produz o aumento do débito cardíaco por ação inotrópica (atua sobre a força de contração miocárdica) e por elevação da freqüência cardíaca (ação cronotrópica). Aumenta o fluxo sangüíneo coronário, cerebral, esplâncnico e muscular esquelético; diminui o fluxo sangüíneo renal, da pele e mucosas.

Raramente usada em choque. Reservada aos casos que não respondem a outras drogas.

— Efeitos colaterais indesejáveis: arritmias e taquicardia.
— Dosagem: 1 a 5 ampolas (ampola de 0,01 mg) diluídas em 500 ml de soro.

2. NORADRENALINA

Potente efeito cardiotônico (estimulante de receptores beta). Aumenta o débito cardíaco (ação inotrópica), mas produz vasoconstrição periférica acentuada. Usualmente, produz vasodilatação coronariana, apesar de ser, no início da ação, um agente vasoconstritor. Tem a desvantagem de causar vasoconstrição renal e mesentérica. A interrupção brusca na sua administração ocasiona hipotensão severa.

Sua ação vasoconstritora generalizada conduz ao aumento da resistência periférica e da pressão arterial.

— Efeitos colaterais indesejáveis: vasoconstrição excessiva e arritmias; às vezes, bradicardias reflexas.
— Dosagem: 4 a 20 mg para 1.000 ml (ampola de 1 e 4 mg).

3. ISOPROTERENOL

Estimulante beta adrenérgico. Produz vasodilatação arteriolar, abertura de "shunts" periféricos, aumento do débito cardíaco (ação inotrópica) por aumento da freqüência cardíaca (ação cronotrópica).

— Efeitos colaterais indesejáveis: arritmias cardíacas, taquicardia excessiva, aumento do consumo de oxigênio pelo coração.
— Dosagem: 5 a 10 ampolas para 500 a 1.000 ml (ampola de 2 mg). O início da ação é rápido e, após a suspensão, desaparece em 5 a 10 minutos. A infusão recomendada é de 2 a 20 μj/minuto.

4. DOPAMINA (DIHIDROXIFENILALANINA)

Precursor imediato da noradrenalina. Seu efeito é direto, sem a necessidade de prévia metabolização. Estimula os receptores alfa e beta nos leitos arteriolares periféricos (efeito constritivo alfa predominante). Nos leitos renal e mesentérico, produz vasodilatação (provavelmente por ação específica em receptores dopaminérgicos).

Seu efeito manifesta-se por elevação do débito cardíaco, aumento de pressão arterial, aumento da diurese, vasoconstrição periférica. Aumenta o débito cardíaco mais que a noradrenalina e menos que o isoproterenol; aumenta a pressão arterial mais que o isoproterenol e menos que a noradrenalina. As doses de 2 a 101μj/kg/minuto fazem da dopamina um agente estimulante de beta receptores (aumento do débito cardíaco); doses maiores que 10 μj/kg/minuto estimulam os receptores alfa (vasoconstrição periférica). Na dose de cerca de 20 μj/kg/minuto, a estimulação dos receptores alfa pode produzir um processo inverso: a dilatação dos vasos renais e mesentéricos, com um declínio do fluxo sangüíneo nessas áreas.

5. CLORIDRATO DE DOBUTA MINA

Catecolamina sintética cardioespecífica. Estimulante beta cardíaco. Aumenta a contratilidade cardíaca (ação inotrópica). Melhora o débito cardíaco pelo aumento do volume sistólico.

Diminui a resistência vascular periférica.

— Efeitos colaterais indesejáveis: taquicardia, arritmias.
— Dosagem: 2,5 a 101 μj/kg/minuto (ampola de 250 μmg) — 2 ampolas em 250 ml. O início da ação dá-se dentro de 1 a 2 minutos.

6. NITROPRUSSIATO DE SÓDIO

Vasodilatador periférico, afetando os sistemas arterial e venoso. Sua ação é iniciada num período de 2 a 5 minutos de administração endovenosa. Seu uso é sugerido quando há vantagem em se diminuir a resistência arterial periférica.

Uma terapia combinada com dopamina tem sido usada, e parece ser mais efetiva que o uso isolado de cada uma das drogas.

— Efeitos colaterais indesejáveis: intoxicação por cianide (produto metabólico) quando se utilizam altas doses do nitroprussiato; hipotensão severa.
— Dosagem: 10 a 20 μg/minuto (50 mg Nipride/500 ml).

14.5.5. Drogas cardiotônicas

1. DIGITAL

Produz a elevação do débito cardíaco (ação inotrópica +) e queda da freqüência cardíaca; diminuição da PVC e elevação da PA sistólica. Raramente, é usada como única droga no tratamento do choque.

— Efeitos colaterais indesejáveis: intoxicações digitálicas com bloqueios e/ou arritmias.

14.5.6. Droga antiarrítmica

1. LIDOCAÍNA

Clinicamente usada na supressão de arritmias de origem ventricular; é efetiva no controle de atividades ventriculares ectópicas.

— Efeitos colaterais indesejáveis: a dose excessiva provoca depressão circulatória e miocárdica; alterações no Sistema Nervoso Central (sonolência, desorientação, diminuição da capacidade auditiva, parestesias, contrações musculares, agitação, convulsões).
— Dosagem: o uso mais comum consiste de uma administração em "bolus" de 50 a 100 mg (ou 1 mg/kg) seguida de uma infusão de 1 a 4 mg/min. (20 a 50 μg/kg/min.).

14.5.7. Oxigênio

A oferta de oxigênio aumenta a tensão do gás arterial, aumenta o conteúdo arterial e implementa a oxigenação dos tecidos.

14.6. Conclusão

Uma função especial deve ser desempenhada pela equipe na assistência do paciente em choque: o controle e o tratamento constantes nas vinte e quatro horas, com uma atitude de dedicação integral e com um alto sentido de trabalho em conjunto.

Os pacientes em choque necessitam de um alto nível de cuidados de enfermagem, de um sofisticado monitoramento e de uma terapêutica precisa e específica para cada tipo de evento. É necessário lembrar que a imobilidade do paciente, dadas as condições de instabilidade hemodinâmica, pode provocar precocemente o aparecimento de úlceras de pressão ou decúbito (escaras), que precisam ser prevenidas.

A

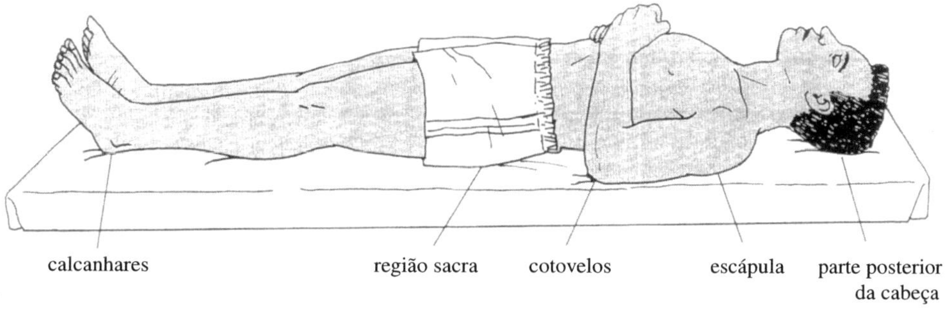

B

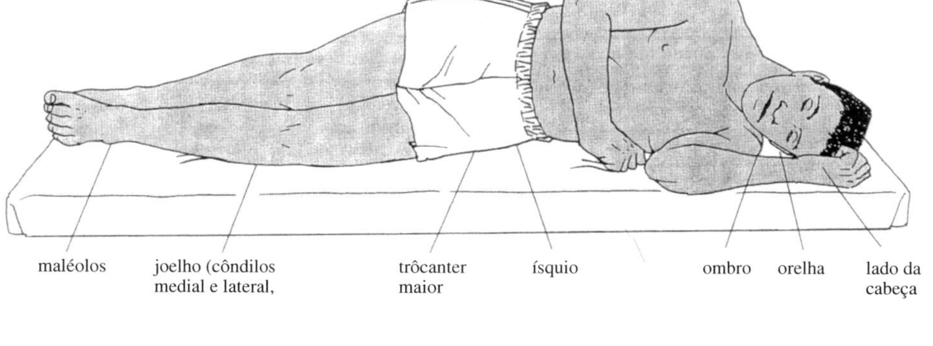

C

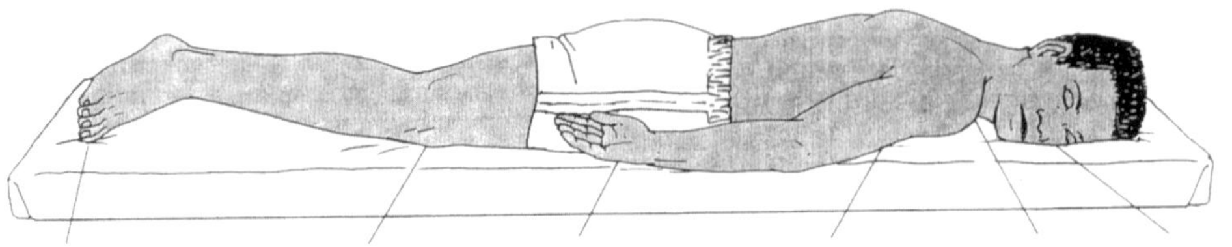

D

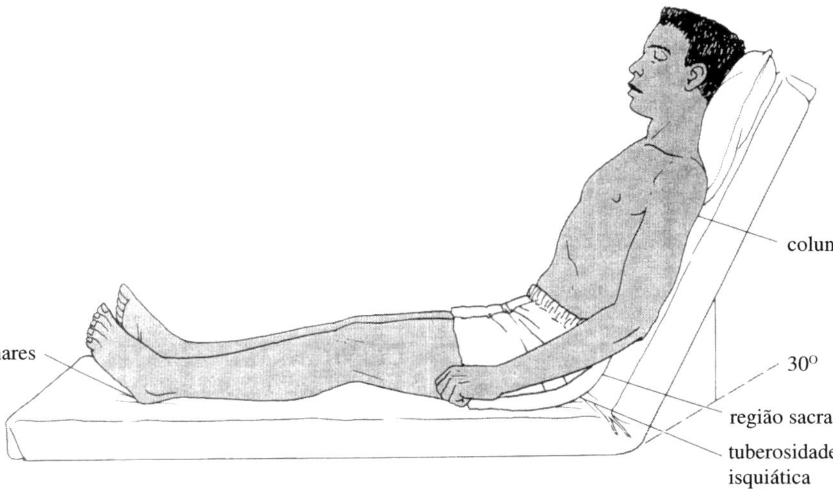

Figura 14.6. Áreas sujeitas a escaras.

A. posição supina.
B. posição lateral.
C. posição de bruço.
D. posição de Fowler.

Referências Bibliográficas

Akamine, N. *et al.* Fisiopatologia dos Estados de Choque, in: Knobel, E. *et al.* Condutas no paciente grave, 3ª ed., cap.1, p. 3-16, Rio de Janeiro, Atheneu, 2007.

Bevilacqua, R. G. *Choque,* apostila, 1976.

Bogossian, L. *Choque,* São Paulo, Atheneu, 1972.

Brunner, L. S. e Suddarth, D. S. *Enfermagem Médico-Cirúrgica,* Rio de Janeiro, Interamericana, 1977.

Bushnell, S. *S. Respiratory Intensive Care Nursing,* Boston, Little, Brown and Company, 1973.

Cintra, E. A. *et al.* Assintência de Enfermagem ao paciente gravemente enfermo, 2ª ed., São Paulo, Atheneu, 2003.

"Choque", in: *Jornal Brasileiro de Medicina.*

Cohen, S. "Nursing Care of Patient in Shock", in: *Am. Jour. Nurs., p.* 1401-1422, setembro, 1982.

Cohn, J. N. e Luria, M. H. "Studies in Clinical Shock and Hypotension", in: *JAMA,* 190-891, 1964.

Forscher, B. K. *Shock in Low-and HighFlow States,* Amsterdã, Excerpta Medica, 1972.

Galluci, C. e col. *Choque,* J. B. M., São Paulo, Publicações Científicas, 1972.

Gomes, A. M. Emergência. São Paulo, E.P.U, 1994.

Jones, K. Shock in: Clochesy, J. M. *et al.* Critical Care Nursing, 2ª ed., cap. 64, p. 1371-1379, Philadelphia, Pensylvânia, 1996.

Kasinski, N. Drogas vasoativas in: Knobel, E. *et al.* Condutas no paciente grave, 3ª ed., cap 7, p. 111-134, Rio de Janeiro, Atheneu, 2007.

Knobel, E. Choque Cardioênico in: Knobel, E. *et al.* Condutas no paciente grave, 3ª ed., cap. 3, p. 47-56, Rio de Janeiro, Atheneu, 2007.

Lawin, P. *Cuidados Intensivos,* São Paulo, Salvat, 1970.

Lopes, M. *Tratamento Intensivo,* Rio de Janeiro, Guanabara-Koogan, 1975.

Lema, N. A. B. e Josete, L. "Atuação da Enfermeira na Unidade de Choque Cardiogênico", in: *Enf. Novas Dimensões,* 3(2):97-102, 1977.

_______ . "Nursing Care of Patients in Shock", in: *Am. Jour. Nurs., pp.* 943-974, junho 1982.

Simão, A. T. *Terapia Intensiva,* São Paulo, Atheneu, 1976.

Stoddard, J. Ch. *Manual de Terapia Intensiva,* Rio de Janeiro, Guanabara-Koogan, 1977.

Tavares, B. M. *Temas de Tratamento Intensivo e Choque,* Rio de Janeiro, 1974.

Thal, A. P. *et al. Shock Base Fisiológica para su Tratamiento,* Buenos Aires, Intermédica, 1973.

Tinker, J. "Shock", in: *Nursing Times,* 9:406-408, 1978.

Walker, W. F. *Intensive Care,* Londres, Churchill Livingstone, 1975.

Capítulo 15

Nutrição Parenteral Prolongada (NPP)

15.1. Introdução

Em 1968, Dudrick e colaboradores descreveram uma técnica de infusão endovenosa de soluções nutritivas, que propiciavam um anabolismo protéico, mesmo na presença de processos consumptivos. Tais soluções receberam o nome de Nutrição Parenteral.

Desde há alguns anos, a Nutrição Parenteral faz parte da rotina diária da maioria dos centros médicos, que buscam métodos ideais para a manutenção das condições gerais de pacientes impossibilitados de utilizar o aparelho digestivo como via de alimentação.

Com o advento da Nutrição Parenteral Prolongada, pacientes privados da ingestão oral mantêm-se, em período variável, sem perda de peso e com um desenvolvimento normal. Sua aplicação estende-se a diferentes áreas cirúrgicas e clínicas.

No tratamento do paciente crítico, é essencial a provisão de um suporte nutricional, pois a resposta metabólica do organismo gera um estado catabólico e um balanço nitrogenado negativo. A necessidade diária do adulto sadio situa-se entre 2.000 e 2.500 kg/cal e 70 g de proteínas; mas, estes valores aumentam no paciente crítico. Sem uma adequada alimentação, o mesmo perde peso rapidamente (essa perda é de massa muscular) e tem as condições nutricionais alteradas.

O catabolismo é aumentado no paciente crítico, especialmente pela liberação em maior quantidade dos hormônios catabólicos, da adrenalina, do cortisol e do glucagon. O anabolismo é diminuído, simultaneamente, pelas alterações na secreção de insulina e as respostas orgânicas à mesma.

No paciente crítico, as conseqüentes alterações orgânicas são:

— grande aumento do metabolismo;
— balanço protéico negativo;
— depleção das reservas de carboidratos;
— distúrbios de fluidos e eletrólitos.

15.2. Indicações da Nutrição Parenteral Prolongada

A Nutrição Parenteral Prolongada é indicada sempre que for impossível a ingestão de alimentos pelo trato gastrintestinal ou quando esta for insuficiente para manter as necessidades metabólicas do paciente (adequada digestão e absorção de nutrientes).

Pacientes submetidos a tratamento com Nutrição Parenteral Prolongada, durante períodos críticos de algumas enfermidades, mantêm o peso médio, sem atrofia excessiva de massa muscular. Por outro lado, pacientes que não recebem o apoio da Nutrição Parenteral prolongada tornam-se intensamente debilitados, apresentando curvas ponderais descendentes, sem fases de manutenção do peso. Contudo, sabe-se que tais curvas tendem a se estabilizar ou a tomar aspecto ascendente, desde que introduzida a Nutrição Parenteral Prolongada.

Condições clínicas que podem ocasionar má nutrição protéico-calórica são indicações para a NPP incluem:

— preparo pré-operatório de pacientes desnutridos, tais como: estenose ou carcinoma de esôfago, carcinoma de estômago, úlcera péptica severa;
— complicações cirúrgicas pós-operatórias, como: íleo paralítico prolongado, fístulas enterocutâneas, peritonites, fístulas biliares ou pancreáticas;
— processos inflamatórios intestinais, como: enterites, colites, diverticulites e gastrenterites prolongadas;
— inadequada administração oral ou má absorção, como nos estados hipercatabólicos (traumas e queimaduras externas), neoplasias tratadas com quimioterápicos ou radioterapia, pancreatites, coma e anorexia nervosa.

A Nutrição Parenteral Prolongada, através de seus nutrientes, mantém o metabolismo e promove a síntese de tecidos; reduz a morbidade e a mortalidade em pacientes com complicações cirúrgicas e outras afecções capazes de gerar uma má nutrição calórico-protéica, revertendo o quadro e promovendo o ganho de peso e a restauração de feridas.

A Nutrição Parenteral prolongada é administrada em cateteres venosos simples de duplo ao triplo lúmen (duas ou três vias). Há refeências de cateteres usados na NPP com "cuffs" amtimicrobianos ou com uma bainha antimicrobiana para reduzir a incidência de infecção.

15.3. Constituintes calóricos, plásticos, vitamínicos e eletrolíticos da Nutrição Parenteral Prolongada

Uma Nutrição Parenteral Prolongada deve suprir satisfatoriamente todas as necessidades plásticas, calóricas, vitaminas e eletrolíticas que seriam atendidas através do trato digestivo, caso o indivíduo estivesse em condições normais de saúde. Tais constituintes, na Nutrição Parenteral Prolongada, são amplamente estudados e pesquisados quanto ao conteúdo e composição, objetivando qualidade e quantidades certas de calorias e material plástico para se conseguir o anabolismo.

Fontes calóricas como a glicose, o xilitol, a frutose e as gorduras têm sido empregadas, cada uma delas podendo causar pequenas alterações bioquímicas durante seu uso.

Em nosso meio, o substrato energético mais usado é a glicose, apesar dos inconvenientes que apresenta: hiperosmolaridade, necessidade de infusão de grandes quantidades de líquidos e irritação do endotélio vascular. Porém, o carboidrato é o substrato escolhido para pacientes que não estejam em situação de estresse, onde a secreção de epinefrina e noradrenalina produz redução do teor de insulina circulante. A glicose necessária para o cérebro previne excessivas perdas de sódio e de água e provoca secreção de insulina, originando-se daí os efeitos anabólicos. A glicose é usada nas concentrações de 10% a 50%.

Embora bastante controvertido, o uso de soluções de gordura apresenta vantagens sobre o de glicose, por não lesar o endotélio vascular, parecendo mesmo ter uma ação protetora sobre ele e não contribuir para a hiperosmolaridade plasmática.

A principal vantagem das emulsões de gordura é a possibilidade de se conseguir uma grande quantidade de energia em pequeno volume de líquido isotônico, além de suprir o organismo de ácidos graxos essenciais e triglicérides, que compõem parte da alimentação comum. As emulsões de gordura são provenientes, principalmente de duas fontes: óleo de soja e óleo de algodão. São contra-indicadas em pacientes com distúrbios hepáticos, incapazes de metabolizar a gordura.

A emulsão de gordura contém sempre um óleo vegetal em água e a adição de emulsificantes para a sua estabilização. É indicada:

— em estados em que se torna necessária uma fonte suplementar de energia;
— em estados catabólicos graves (queimaduras e traumas);
— na impossibilidade de se utilizarem grandes volumes de líquidos (insuficiências renal e cardíaca);
— para prevenir ou remover a deficiência de ácido graxo essencial.

A escolha do componente plástico, sua quantidade e qualidade, é outro ponto importante na Nutrição Parenteral Prolongada. Usam-se rotineiramente as soluções de aminoácidos, podendo também ser utilizadas soluções de albumina, plasma, sangue total e hidrolisados de proteínas.

As soluções intravenosas precisam sempre conter os oito aminoácidos essenciais: isoleucina, leucina, lisina, metionina, fenilalanina, teinina, triptófano e valina.

A administração das soluções de aminoácidos, assim como das calorias, deverá depender diretamente das necessidades do paciente. Em geral, as causas capazes de aumentar as perdas calóricas aumentam também as nitrogenadas. Há, pois, necessidade de se levar em conta a relação calorias/proteínas.

As soluções altamente protéicas são contra-indicadas em pacientes com severa falência hepática, pois podem produzir encefalopatias, e dadas com precaução em portadores de insuficiência renal (urêmicos), que requerem dietas com baixo teor protéico.

As vitaminas, os sais minerais e os microelementos desempenham papel de suma importância na Nutrição Parenteral Prolongada, pois na vigência da administração de calorias e nitrogênio há depleção desses elementos no organismo.

Dentre os constituintes minerais mais importantes estão: sódio, potássio, magnésio, cálcio e fósforo, devendo ser administrados de acordo com as necessidades individuais de cada paciente, fazendo-se o controle laboratorial periódico.

Outros elementos minerais, como o zinco, o cobalto, o cobre, o iodo e o manganês, podem ser fornecidos através de soluções que os contenham.

Embora a Nutrição Parenteral Prolongada traga muitos benefícios no tratamento do paciente crítico, pode ser a causa de alguns distúrbios relacionados com o metabolismo da água, eletrolítico e ácido-básico. Muitas vezes, a doença de base compromete a capacidade de resposta homeostática normal, e o paciente se torna mais vulnerável àqueles distúrbios.

Na vigência de uma terapia com Nutrição Parenteral Prolongada, as necessidades basais de líquidos do paciente devem ser consideradas com rigor. A menos que as perdas de água não renais sejam excessivas (pele, pulmões, aparelho digestivo), os pacientes críticos raramente suportam uma carga líquida maior que 3 (três) litros/dia.

Constatam-se, ainda, algumas alterações significativas:

— a tolerância à glicose é diminuída;
— hipocalemia, devido a uma ingestão inadequada de potássio (aumentam as necessidades diárias de potássio),
— hipofosfatemia;
— hipomagnesemia (associada a um longo período de uso da Nutrição Parenteral Prolongada).

Geralmente, não ocorre hipocalcemia, devido às grandes reservas de cálcio ósseo. Observa-se que em pacientes com hipomagnesemia pode ocorrer uma diminuição do cálcio no soro, mas o mecanismo dessa relação não está claramente delineado (a correção do distúrbio se faz com a administração de magnésio).

As necessidades de vitaminas devem ser supridas e incluem o grupo de vitaminas B, vitamina C e Vitamina K. Participam na transformação da energia no interior das células e na regulação do metabolismo. Em geral, a adição de vitaminas segue o seguinte esquema:

— *Composto vitamínico* (diariamente) que contenha quase todos os elementos necessários, evitando repetições.
— *Vitamina K* (0,5 mg), uma ampola ao dia, por via intramuscular (excepcionalmente por via endovenosa).
— *Vitamina* B_2 (500 mg), 1/2 ampola semanalmente.
— *Ácido folínico* (1,5 mg), 1/2 ampola semanalmente.

Os elementos minerais (cálcio, fósforo, magnésio, zinco, cobre, manganês, iodo) são essenciais na manutenção de uma função orgânica normal e, se deficientes, causam distúrbios metabólicos severos.

15.4. Sinais e sintomas do desequilbrio eletrolítico

— Sódio:
Hiponatremia: letargia e confusão.
Hipernatremia: sede, diminuição do turgor da pele, febre.
— Cloro:
Hipocloremia: alcalose metabólica.
Hipercloremia: acidose metabólica.
— Potássio:
Hipocalemia: arritmias cardíacas, fraqueza muscular.
Hipercalemia: aumento da onda P no ECG.
— Fósforo:
Hipofosfatemia: parestesia, confusão, debilidade, convulsão.
Hiperfosfatemia: tetania.

— Magnésio:
Hipomagnesemia: alucinação, vertigem, hiperreflexia, náusea, vômito. Hipermagnesemia: depressão, hiporreflexia.
— Cálcio: Hipocalcemia: tetania.
Hipercalcemia: letargia, hiporreflexia.

A ocorrência de desequilíbrio eletrolítico deve ser considerada como iatrogenia e prontamente corrigida. Tal correção consiste sempre na suplementarão ou redução dos eletrólitos na NPP.

15.5. Administração — vias de acesso

A administração das soluções nutritivas através de veia superficial não é indicada, devido a inconveniências decorrentes da hiperosmolaridade da solução: irritação do endotélio vascular com instalação rápida de tromboflebite, dor e facilidade de infiltração no subcutâneo.

Por isso, para infusão de soluções nutritivas hiperosmolares, são utilizadas veias profundas e de grosso calibre, onde o elevado fluxo sangüíneo permite a diluição das mesmas até cem vezes, reduzindo, assim, o risco de flebite química. A veia de eleição para essa infusão é a cava superior, cujo acesso se faz através de várias técnicas: flebotomia ou dissecção de veia; cateterismo percutâneo e, ainda, punção de fístula arteriovenosa. A dissecção de veia periférica e instalação de cateter até atingir a veia de grosso calibre não é ideal, em se tratando de via para administração de Nutrição Parenteral Prolongada, pois o ato cirúrgico praticado constitui sempre um risco adicional de infecção.

A técnica empregada é a do cateterismo percutâneo da veia subclávia até a cava superior, através da instalação de cateter pela luz da agulha, após punção do vaso (via infra ou supraclavicular). Utiliza-se, para tanto, equipamento idealizado para esse fim.

Têm sido utilizados tubos de silastic do tipo Broviac-Hickman (cateter atrial direito), com um balonete de localização subcutânea, introduzidos por dissecção de veia, para a administração de NPP (segundo alguns autores, com melhoria apreciável no índice de infecção).

Qualquer que seja a técnica empregada, não dispensa os cuidados de assepsia antes, durante e após a colocação do cateter. Atenção especial merecem as trocas de curativo.

Um dos principais riscos da Nutrição Parenteral é a infecção, com aparecimento de septicemias.

15.6. Assistência de enfermagem

15.6.1. Controle diário de peso corporal

Pacientes em NPP têm um pequeno balanço nitrogenado positivo. Todas as súbitas elevações ou quedas de peso são consideradas juntamente com o balanço hídrico, porque podem significar retenção ou grande perda de água, e não anabolismo ou catabolismo. Se um paciente, por exemplo, ganhasse diariamente 1 kg de peso, isto significa que estaria recebendo mais líquido do que pode eliminar.

Além da determinação diária, o peso do paciente deve ser lançado em um gráfico, para que se possa analisar a progressão do mesmo através de uma curva.

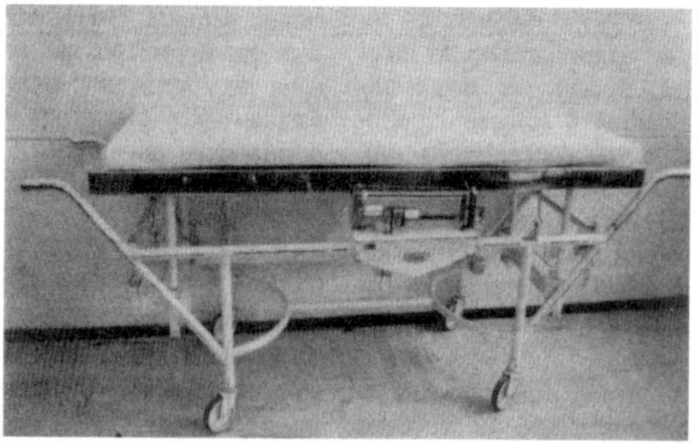

Figura 15.1. Maca-balança

É aconselhável que exista na Unidade de Terapia Intensiva uma maca-balança, para que sejam pesados os pacientes impossibilitados de deixarem o leito. Este equipamento é dispensável quando a UTI é provida de leitos que têm dispositivos para pesar o paciente.

15.6.2. Deambulação

Sempre que possível, a deambulação é estimulada para facilitar a síntese protéica no músculo, a partir dos nutrientes que estão sendo oferecidos ao organismo.

Quando não há possibilidade de deambulação, é incluída no planejamento de cuidados a movimentação passiva ou ativa no leito.

15.6.3. Controle de glicosúria

As oscilações da glicemia podem ser freqüentes nos primeiros dias de administração da Nutrição Parenteral Prolongada; porém, os pacientes apresentam um progressivo aumento da tolerância à glicose, por elevação do nível de insulina endógena.

Cabe ao enfermeiro o controle de glicosúria, que pode ser feito através de fitas reagentes, a cada micção do paciente. Se o mesmo estiver com a bexiga cateterizada, o controle será feito num período máximo de duas horas, no início do esquema de Nutrição Parenteral Prolongada. Quando o tratamento se prolonga por semanas, a situação tende a se estabilizar e os controles podem ser espaçados. Recomenda-se o uso de coletores de urina de drenagem fechada, para que seja diminuído o risco de contaminação das vias urinárias.

A glicosúria causa uma diurese osmótica e, como esta é sempre acompanhada por uma perda de água maior que a de sódio, o paciente poderá apresentar hipernatremia, hiperosmolaridade, hiperglicemia e desidratação celular grave (coma hiperosmolar). Tais alterações são acompanhadas de intensa sede, poliúria, depressão sensorial, coma e, às vezes, convulsões.

A fim de se administrarem as calorias desejadas, poderá ser necessário acrescentar insulina à solução hipertônica de glicose. A concentração sangüínea de glicose não deve ultrapassar o valor de 200 mg/100 ml (ou um valor de 2 g/100 ml de urina). O uso de insulina nas soluções parenterais impede que o paciente desenvolva o quadro descrito.

O controle periódico da glicosúria leva à precoce identificação de prováveis alterações nos níveis de glicemia.

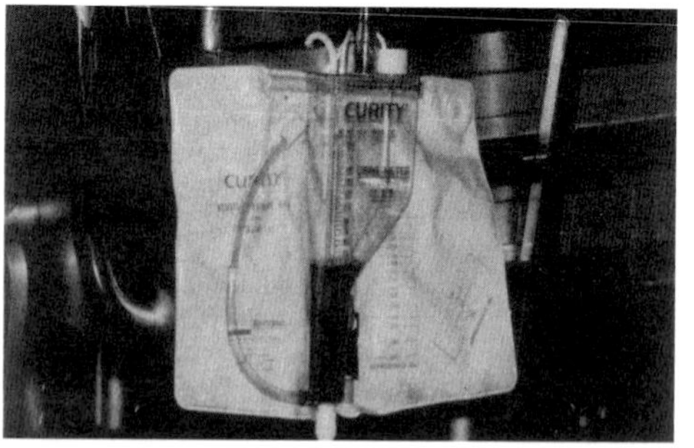

Figura 15.2. Coletor de urina — sistema fechado.

15.6.4. Controle de osmolaridade plasmática e urinária

A Nutrição Parenteral Prolongada pode levar a estados de hiperosmolaridade, com o aparecimento do coma hiperosmótico hiperglicêmico, mais freqüente em doentes com lesão renal. A verificação da osmolaridade plasmática e da osmolaridade urinária permite a identificação da ocorrência da referida síndrome.

Uma elevação constante da osmolaridade urinária (700 a 900 mOs/l) indica que o paciente não está recebendo água livre suficiente; uma elevação da osmolaridade plasmática pode indicar desidratação hipertônica, que leva ao coma hiperosmolar não cetótico.

15.6.5. Controle da velocidade de infusão da solução

A regularidade do gotejamento da solução deve ser mantida rigorosamente através de bombas para infusão.

Se a velocidade de infusão exceder a velocidade do metabolismo (0,4 a 1,2 g/kg/hora) poderá haver o aparecimento de hiperglicemia grave. Em situações de pós-operatório imediato, choque, septicemias, grandes queimaduras, politraumatismos, insuficiências hepática e renal e nos doentes idosos é mais freqüente o aparecimento do coma hiperosmolar, decorrente da hiperglicemia.

É muito importante que se utilizem sistemas seguros de regulagem da infusão da solução e que nunca se corrija um "atraso" com o aumento da velocidade de administração. Há pacientes que não toleram flutuações no ritmo da infusão.

A diminuição da velocidade de infusão pode resultar em hipoglicemia reativa (a insulina endógena é estimulada ao máximo pela glicose endovenosa). Por isso, há perigo de hipoglicemia quando a NPP é suspensa bruscamente. É recomendável que se substitua a NPP por solução glicosúra isotônica, se o paciente é submetido a intervenções cirúrgicas, para que não esteja sujeito a episódios de hiper ou hipoglicemia. À interrupção da terapêutica com NPP, também deve haver um período com administração de glicose isotônica, para a adaptação do paciente.

15.6.6. Curativo no local de inserção do cateter

O cateter deve ser fixado adequadamente. Pode ser usado ponto com fio inabsorvível monofilamentar (Mononylon 3.0). É feito um curativo no local, oclusivo e simples, com adesivo poroso, que tem uma durabilidade longa (até uma semana, em alguns tipos).

A troca do curativo é feita com limpeza da pele a partir da inserção (clorexidina).

Ao primeiro sinal de inflamação (hiperemia) ao redor da área de inserção do cateter, o mesmo deve ser retirado ou trocado, com o encaminhamento de sua extremidade para cultura. Esta conduta torna-se mais urgente, quando o paciente começa a apresentar sinais sistêmicos de infeccão, e é acrescida de culturas de outros materiais: sangue, escarro, urina etc.

15.6.7. Utilização do cateter

Se o cateter utilizado na NPP é simples (uma só via) deve ser exclusivo. Cabe ao enfermeiro a manutenção dessa via exclusiva, não permitindo a administração de outras soluções, de medicação e a mensuração de Pressão Venosa Central no cateter destinado à Nutrição Parenteral Prolongada. Quando houver necessidade urgente de infusão de sangue, e não se contar com outra via, a infusão da Nutrição Parenteral deve ser interrompida. Em hipótese alguma, poderá ser administrado sangue simultaneamente no mesmo cateter de infusão de Nutrição Parenteral Prolongada (a hiperosmolaridade da solução produz hemólise). Se houver necessidade, é preferível inserir um outro cateter.

Os cateteres de duplo/triplo "lúmen" propiciam a administração simultânea de outros fluidos e medicamentos.

A prevenção de infecção requer cuidados especiais com o cateter destinado à NPP:

- a troca do equipo a cada mudança do frasco de solução parenteral;
- a atenção da equipe para que não estejam colocados sobre a área de inserção sonda gástrica e extensões de drenos;
- a manutenção do curativo seco e livre de quaisquer secreções ou sujidades;
- a não-contaminação do curativo com secreções endotraqueais, principalmente nos pacientes traqueotomizados.

15.6.8. Administração de vitaminas

O enfermeiro deve tomar parte na elaboração do esquema de Nutrição Parenteral Prolongada de pacientes que estão sob a sua responsabilidade. Um esquema de complementação vitamínica deve ser elaborado e abordado de maneira sistematizada, que facilite sua programação e efetivação.

15.6.9. Exame físico

Uma avaliação diária do paciente, acompanhando-o durante o período de NPP, torna-se indispensável e inclui: condições de hidratação (sede e diminuição do turgor da pele são indícios de deficiência de água), condições de face, pálpebras, sacro e extremidades (edema significa retenção de água e distúrbio eletrolítico), condições respiratórias, condições do nível de consciência.

15.6.10. Avaliação da NPP

A avaliação da NPP ("introduzida com o fim de manter a composição corpórea normal ou de recompor um organismo mais ou menos consumido pela moléstia") é baseada no balanço nitrogenado, que pode ser feito com intervalos de 3 a 4 dias: coleta de urina de 24 horas para dosagem de uréia nitrogenada (permite avaliar quantitativamente a incorporação dos nutrientes da NPP).

15.7. NPP específica para diferentes afecções

15.7.1. Nutrição para disfunção cardíaca

Em geral, a nutrição cardíaca mantém as premissas básicas de uma dieta oral. Há restrição de sódio e, freqüentemente, do volume. Aproximadamente de 150 a 200 g de carbiodratos são oferecidos ao dia, com adição de poteínas. As necessidades calóricas devem ser supridas para que se tenha um balanço nitrogenado positivo.

15.7.2. Nutrição para disfunção pulmonar.

As afecções respiratórias quase sempre estão associadas à má nutrição. Os objetivos da NPP para os pacientes com distúrbios respiratórios graves incluem a normalização dos eletrólitos séricos (particularmente, o fósforo, mas também o magnésio e o potássio) e a provisão adequada de carboidratos e proteínas.

A nutrição é importante nas condições do paciente dependente de ventilação mecânica, pois sem o suporte nutricional a recuperação é quase impossível.

15.7.3. Nutrição para disfunção renal

As afecções renais e hepáticas interferem no metabolismo das proteínas e, conseqüentemente, nas terapias nutricionais. A uréia é sintetizada pelo fígado a partir da amônia e é o produto final do metabolismo protéico; é excretada pelo rim. Em função disto, as proteínas podem ser restritas nas disfunções renal e hepática.

Na insuficiência renal aguda, uma restrição proteica de 0,5 g/kg é aplicada, para preservar a função renal. A proteína é aumentada na medida em que a insuficiência regride. Se não ocorre a regressão da insuficiência e o paciente é dializado, a proteína pode ser administrada até 1,25g/kg/dia ou mais, dependendo das necessidades do paciente e da função renal.

A NPP para pacientes renais utiliza aminoácidos essenciais, que são sintetizados pela uréia circulante. São administrados, pelo menos, 0,5g/kg que podem ser aumentados de acordo com as necessidades dos pacientes. Mais de 2.0g/kg/dia de aminoácido essenciais pode induzir encefalopatia secundária a uma deficiência de arginina.

Os produtos que compõem a NPP para renais são caloricamente ricos e podem contribuir para o decréscimo de água livre na fórmula.

15.7.4. Nutrição para disfunção hepática

A mais comum intervenção na nutrição de pacientes com afecções hepáticas é a restrição de proteínas. O fígado com lesão diminui a síntese de proteínas.

A NPP para pacientes com distúrbios hepáticos deve ter aproximadamente de 0,5 a 0,8/kg/dia de proteínas. Estas contribuem, se não ajustadas às necessidades do paciente, para o aparecimento de encefalopatias (o fígado não é capaz de metabolizar a amônia e sintetizar uréia).

Há diversos produtos indicados para a NPP de pacientes com lesões hepáticas. Geralmente, são fórmulas que usam a lactulose como fonte calórica e aminoácidos (essenciais ou não). Em alguns pacientes há ainda uma maior restrição de proteínas, por apresentarem intolerância às mesmas e por trem alto grau de encefalopatia.

O uso de qualquer produto requer supervisão estrita do paciente, com monitorização dos constituintes sangüíneos e correlação com as condições orgânicas observadas.

15.8. Conclusão

A participação do enfermeiro é essencial para o sucesso da NPP. Como terapêutica: seu papel é amplo. Sua responsabilidade é específica, desde o preparo do paciente para receber o cateter (via de administração) até a conclusão do tratamento. Seu nível de conhecimento sobre a NPP é que assegura a obtenção dos objetivos propostos, que visam à satisfação das necessidades metabólicas e nutricionais dos pacientes críticos.

O objetivo principal da NPP é fornecer nutrientes que tenham proteínas, energia (calorias), constituintes eletrolíticos e vitamínicos, que atendam as necessidades metabólicas do paciente, sem conseqüências negativas.

Durante todo o processo de Nutrição Parenteral Prolongada, a atuação do enfermeiro se faz presente, pela observação e vigilância contínua do paciente. Complicações poderão surgir e terão conseqüências menos graves, se identificadas precocemente.

Referências Bibliográficas

Almeida, M. F. *et al.* Terapia Nutricional em Condições Especiais in: Knobel, E. *et al.* Condutas no paciente grave, 3ª ed., cap. 43, p. 599-605, Rio de Janeiro, Atheneu, 2007.

Barroso, A. O. e col. "Hiperalimentação Parenteral no Paciente Cirúrgico", in: *Jornal Brasileiro de Medicina,* setembro 1973.

Bevilacqua, R. G. "Alimentação Parenteral Prolongada", in: Gonçalves, E. L. *Metabolismo e Cirurgia,* São Paulo, Sarvier, 1973.

Birolini, D. "Nutrição Parenteral Prolongada", in: Cutait, D. E. *Temas de Terapia Intensiva,* Rio de Janeiro, Guanabara-Koogan, 1977.

Chini, G. "Curso de Nutrição Parenteral", in: *Jornal Brasileiro de Medicina,* 1972.

Correa, C. A. M. F. "Suporte Nutricional, Vias de Acesso", in: *Soc. Bras. de N. P.,* jan.-mar., 1984.

Dudrick, S. J. *et al. The Use of Carbohydrates Fuids Replacement in the Surgical Patient,* Fox and Nahas Editors, 1970.

Faintuch, J. e col. "Hipofosfatemia, Parestesias e Fraqueza Muscular Intensa em Paciente Desnutrido Submetido à Alimentação Parenteral", in: *Rev. Hosp. Clín. Fac. Med. São Paulo,* 3(28):153-158, 1973.

_______ "Recentes Progressos de Nutrição em Cirurgia", in: *Rev. Hosp. Clín. Fac. Med. São Paulo,* 29(5):265-273, 1974.

Ghadimi, H., org. *Alimentação Parenteral,* 3 v., São Paulo, EPU, 1977 (Coleção Ciências Médicas).

Kaminski, M. V. *Intravenous Hiperalimentation in Modern Hospital Practice,* EUA, USV Laboratories, *1977.*

Larsson, E. J. *et al.* Suporte Nutricional Parenteral in: Knobel, E. *et al.* Condutas no Paciente Grave, 3ª ed., cap. 42, p. 589-598, Rio de Janeiro, Atheneu, 2007.

Porter, S. W. "Feeding Critically III Patients", in: *Nursing Times, pp. 355-359,* março 1978.

Shuster, M. H Nutrition in the Critically III, in: Clochejy, J. M. *et al.* Critical Care Nursing, 2ª ed., cap. 47, p. 994-1019, W. B. Saunders Company, Philadelphia, Pensylvania, 1996.

Capítulo 16

Infecções em Unidades de Terapia Intensiva

Uma das causas mais freqüentes dos altos índices de morbidade e mortalidade nas Unidades de Terapia Intensiva é, sem dúvida, a infecção.

O paciente crítico tratado em UTI fica exposto a uma série de riscos que podem contribuir para agravar ainda mais o seu já comprometido estado geral. A infecção, seja ela endógena ou adquirida, figura como uma das mais sérias ameaças ao doente, causando, por isso, constante preocupação à equipe que lhe presta assistência.

É fator preponderante no aparecimento de infecções, na Unidade de Terapia Intensiva, as más condições gerais do paciente, que, acarretando diminuição das defesas orgânicas, favorecem a disseminação de agentes patogênicos. Além disso, as mudanças na constituição da flora normal do organismo, provindo da gravidade do estado do indivíduo, assim como a contaminação causada pelos microrganismos do meio ambiente hospitalar, facilitam a instalação de processos infecciosos. A maioria das infecções provavelmente provêm dos próprios tratos contaminados dos doentes, como a luz intestinal, árvore respiratória, sistema urogenital e superfície cutânea.

Considerando-se que a transmissão dos microrganismos se faz através da via cruzada e sendo o indivíduo doente um reservatório natural daqueles, a equipe multiprofissional pode se constituir num importante meio de propagação de infecções exógenas. Tem-se, ainda, a transmissão através da contaminação do ar, das soluções medicamentosas, dos alimentos, do material e de equipamentos, que, favorecendo a implantação de germes nos novos hospedeiros, podem propiciar o desenvolvimento de infecções sistêmicas.

16.1. Fatores predisponentes de infecções em UTI

A Unidade de Terapia Intensiva apresenta, em razão das características que lhe são inerentes, uma série de fatores que podem facilitar a instalação de processos infecciosos.

A própria terapêutica medicamentosa — muitas vezes usada em altas doses e por períodos prolongados de tempo, dadas as exigências do estado do paciente — é citada como um dos fatores relacionados ao aumento da suscetibilidade do indivíduo. Há, ainda, considerações sobre o uso de antimicrobianos em grande escala, proporcionando a predominância de cepas resistentes.

Outros fatores exógenos, que podem constituir reais ameaças à manutenção da integridade fisiológica do indivíduo doente, podem estar relacionados tanto aos métodos de tratamento, aos procedimentos técnicos e à instalação de equipamentos, como às próprias características físicas da Unidade. Assim, o paciente na Unidade de Terapia Intensiva é, geralmente, sensível a infecções respiratórias, urinárias e àquelas contraídas através de pontos de menor resistência, como incisões cirúrgicas, locais de inserção de drenos e cateteres.

As infecções respiratórias propiciadas, de modo geral, pela imobilização e estase de secreção brônquica, favorecem a disseminação de patógenos como: *Streptococcus, Pseudomonas aeruginosa, Escherichia coli, Stafilococcus aureus, Candida,* entre outros.

Procedimentos como traqueostomias, punções, uso de inaladores, nebulizadores e respiradores mecânicos, que mantêm a umidade do ar, facilitam a veiculação de germes, que nas secreções acumuladas terão oportunidade de se instalar e desenvolver.

Quanto às infecções urinárias, tem sido apontada como fator predisponente a prática de cateterismo vesical, que leva, geralmente, a contaminações ascendentes, sobretudo por germes Gram-negativos.

O uso necessário e muitas vezes contínuo de soluções medicamentosas por via endovenosa — assim como a instalação de Nutrição Parenteral Prolongada —, largamente utilizadas na Unidade, requerem a colocação de cateteres em rede venosa profunda. Considerando-se que os cateteres representam verdadeira invasão do organismo, admite-se que a terapia intravenosa está freqüentemente associada ao desenvolvimento de infecções, com predominância de enterobactérias, estafilococos patogênicos e fungos. Ainda, como fator agravante, aparece o problema das soluções já contaminadas e a permanência prolongada dos referidos cateteres.

Da mesma forma, ocorrem agressões iatrogênicas relacionadas aos cateterismos arteriais, colocação de "shunts" arteriovenosos, diálise peritoneal, além das transfusões sangüíneas, comumente realizadas.

Os pacientes encaminhados à Unidade de Terapia Intensiva, no pós-operatório de grandes cirurgias, têm como fator favorável ao desenvolvimento de infecções, além das defesas naturais diminuídas, as incisões cirúrgicas que funcionam como excelentes portas de entrada aos agentes infecciosos. Cabe salientar que a permanência desses pacientes com outros contaminados pode-se constituir em mais uma agravante a ser enfrentada. Os germes Gram-negativos têm sido os mais comumente encontrados nas supurações das incisões operatórias.

Com referência às características intrínsecas da Unidade, há de se considerar que a concentração de pacientes graves e do pessoal da equipe que ali trabalha é suficiente para carregar o ambiente de microrganismos, os quais poderão ser encontrados no chão, teto, paredes, material e equipamentos.

A presença de germes em aparelhos condicionadores de ar, em soluções medicamentosas e em portadores humanos em contato direto com os doentes tem feito surgir casos seguidos de infecções nos doentes expostos.

Muitas vezes, as falhas decorrentes da própria planta física podem servir como um fator predisponente, como, por exemplo: falta de local apropriado para casos de isolamento de pacientes; número insuficiente de pias e lavabos; má localização de expurgos, de área para o preparo de medicações, de locais para limpeza, desinfecção, acondicionamento e reserva de material e equipamento.

Quanto à atuação da equipe multiprofissional da Unidade de Terapia Intensiva, cabe ressaltar que qualquer procedimento que negligencia o rigor das técnicas assépticas constitui um verdadeiro risco de infecção para o paciente. Estudos têm demonstrado que as mãos dos elementos que prestam assistência ao doente são o maior veículo de transmissão de infecções cruzadas.

16.2. Controle bacteriológico na UTI

Em geral, os microrganismos conhecidos como Gram-negativos são menos sensíveis aos antibióticos que os Gram-positivos. São bacilos Gram-negativos: *Pseudomonas aeruginosa* (microrganismo oportunista, facilmente encontrado na água de umidificadores, alimentos, respiradores), *Klebsiella sp, Shigella sp, Escherichia sp* e *Proteus sp* (bacilos intestinais, freqüentemente presentes na porção uretral anterior e levados, pelo cateterismo, até a bexiga). Dentre os microrganismos Gram-positivos destacam-se *Staphylococcus aureus* (responsável por lesões supurativas) e *Streptococcus pyogenes*. O fato de que infecções por Gram-negativos predominam em áreas de cuidados intensivos parece estar diretamente ligado à presença de pacientes com falências de múltiplos órgãos, que os tornam altamente vulneráveis.

Para o controle bacteriológico, recomenda-se hoje a organização de unidades com áreas de internação individualizadas ("boxes" fechados), com pequena mobilização da equipe entre um e outro paciente.

A auto-infecção pode ser minimizada por um cuidado de enfermagem meticuloso, desenvolvido por um pessoal em número adequado e altamente treinado, além de estar motivado a efetuar com atenção as atividades planejadas. Por exemplo, cuidados com cateteres nunca devem ser realizados logo após o manuseio de áreas contaminadas, como as colostomias; o uso de termômetros retais, como rotina, não deve ser estabelecido, pois está diretamente associado com o aumento das infecções por Gram-negativos.

16.2.1. Fatores ambientais

As fontes ambientais de infecção devem ser controladas: uma cuidadosa limpeza da área de cuidados intensivos é necessária, a cada dia. Isto inclui uma total troca de equipamentos e material, quando um paciente deixa a Unidade.

As limpezas de superfícies com sabão e água removem cerca de 80% dos organismos; desinfetantes removem de 90 a 95% (uma solução de hipoclorito de sódio a 1% é um bom desinfetante).

Os visitantes devem ter uma área para sua recepção na Unidade, dotada de recursos para uma perfeita higienização das mãos; não há necessidade de se impedir a presença de visitantes para prevenir infecções.

Tratamento farmacológico específico nas infecções respiratórias

Organismo	*Antobiótico*
• Streptococcus pneumoniae	Penicilina Alternativas: Eritrominicina, Cefalosporina
• Staphylococcus aureus	Vancomicina, Cefalosporina
• Haemophilus influenzae	Ampicilina
• Escherichia coli	Gentamicina Alternativas: Ampicilina, Cefalosporina
• Klebsiella pneumoniae	Gentamicina com Cefalosporina Alternativa: Cloranfenicol
• Pneumocystis carinii	Trimetropina — sulfamotaxazide

16.2.2. Sistemas de ventilação

Embora a instalação de sistemas de ventilação ou condicionadores de ar seja recomendada para o conforto dos pacientes e equipes de trabalho, provavelmente não contribui para a prevenção de infecção. Contudo, desde que presentes, recomenda-se que tenham sistemas de exaustão externa e que não recirculem o ar.

16.2.3. Respiradores

Os respiradores (ventiladores) e seus circuitos (umidificadores e tubulações) também são fontes de infecções e merecem atenção especial. Há alguns métodos satisfatórios para a esterilização dos acessórios de respiradores. A exposição dos mesmos à autoclavagem é o melhor método, mas nem sempre aplicável. O uso de esterilização a óxido de etileno tem sido amplamente preconizado, mas é às vezes impraticável. Para se considerar o tempo gasto no processo de esterilização a óxido de etileno, cada respirador deve ter, pelo menos, três conjuntos de acessórios (umidificador e circuitos-paciente).

Os acessórios dos respiradores devem ser trocados diariamente, e somente água *destilada esterilizada* deve ser usada nos umidificadores. Uma alternativa na prevenção de infecção causada pelos respiradores é o uso de filtros de bactérias nos circuitos inspiratórios e expiratórios. Durante um uso prolongado, recomenda-se a troca do respirador a cada semana. Testes bacteriológicos devem ser feitos periodicamente com a água dos umidificadores e nebulizadores.

16.2.4. Soluções/preparados

As soluções anti-sépticas utilizadas nas áreas de cuidados intensivos e outros preparados (lubrificantes, anestésicos tópicos, cremes) devem ser acondicionados em pequena quantidade e desprezados após o uso. Cada paciente deve ter o seu conjunto de soluções antissépticas. A xylocaína geléia a 2%, usada em procedimentos invasivos (cateterismo vesical, entubação endotraqueal) deve ser nova e aberta com o uso de material esterilizado (agulha, por exemplo).

16.2.5. Aspirações endotraqueais

As aspirações de traqueostomias e tubos endotraqueais implicam técnica asséptica (sondas de aspiração). O sistema de aspiração deve ser trocado diariamente por um outro esterilizado.

16.2.6. Infusões e cateteres

A administração de soluções e drogas através de cateteres (centrais ou periféricos) tem sido causa freqüente do aparecimento de infecções sistêmicas em pacientes de áreas críticas. A freqüente manipulação do cateter propicia a maior facilidade de contaminação; *não é recomendável a administração de quaisquer tipos de drogas através da borracha do equipo de soro.* O uso de torneira de 3 vias deve ser enfatizado para a administração concomitante de mais de uma solução; não deve ser mantida fechada, se não usada, porque funciona como um espaço morto, cheio de líquido, onde os microrganismos podem proliferar.

Para uma maior segurança, os equipos utilizados nas infusões devem ser trocados a cada troca das soluções. O cateter é mantido livre de sujidades e qualquer umidade.

O meio de minimizar o aparecimento de infecções através dos cateteres é o estabelecimento de protocolos para a sua colocação e sua manipulação, baseados em cuidados de assepsia, freqüente observação e remoção imediata dos mesmos a qualquer sinal de anormalidade (sinais de irritação venosa ou flebite, presença de secreção, hiperemia local).

16.2.7. Drenos e coletores de urina

Os drenos devem ser acoplados a sistemas de drenagem fechados (frascos e extensões), trocados diariamente e esterilizados.

Os coletores de urina devem se constituir, também, em sistema de drenagem fechado. Os coletores providos de válvulas antirrefluxo podem ser trocados a cada semana, se convenientemente manipulados (coletores e extensões não devem entrar em contato com o chão).

16.2.8. Técnicas de isolamento

Precauções devem ser tomadas quando na Unidade há o aparecimento de doenças que exigem isolamento. Ao lado do isolamento físico, faz-se um isolamento técnico, com medidas seguras nos cuidados de enfermagem dispensados aos pacientes.

16.2.9. Comadres, papagaios, recipientes para a medida de líquidos drenados e bacias

Devem ser de uso individualizado e conservados limpos na unidade do paciente, devidamente protegidos.

16.3. Papel do enfermeiro na prevenção de infecções na UTI

Considerando-se que ao enfermeiro cabe a administração da Unidade — além da sua atuação no planejamento, direção, execução de cuidado de enfermagem e treinamento de pessoal — e que ele é o profissional que mantém contato direto e permanente cqm o paciente, torna-se elemento de vital importância na prevenção e controle de infecções.

Desse modo, a atuação do profissional de enfermagem, nesse sentido deve começar já na fase de planejamento da Unidade e estender-se à prática das suas atividades diárias.

O enfermeiro, ao estabelecer normas e critérios para a implantação do serviço de enfermagem, deve estar conscientizado do grave problema das infecções. Exigem-se dele conhecimentos científicos e preparo técnico adequado, que lhe garantam um suporte seguro para a determinação do trabalho a ser desenvolvido.

Uma das suas funções abrange a elaboração de rotinas e do manual de procedimentos técnicos que, com base nos recursos existentes, devem visar ao atendimento das necessidades do paciente. Assim, deve-se considerar que, através da padronização das técnicas, dos procedimentos referentes ao preparo, desinfecção e esterilização de material e equipamento, da determinação do fluxo de lixo, de roupa, de alimentos, de material limpo e contaminado e de objetos, além das técnicas sobre a limpeza da Unidade, estará atuando, indiretamente, no combate às infecções. As rotinas quanto à circulação de pessoal, pacientes e visitas devem ser consideradas com igual importância.

A participação do profissional de enfermagem na seleção do material e equipamento a ser adquirido e na indicação de produtos químicos de maior eficácia assim como a sua atuação posterior no controle de qualidade dos mesmos são também atividades relacionadas com a prevenção e o controle de infecções.

A determinação quantitativa do pessoal da equipe de enfermagem — que é função do enfermeiro — deve visar, principalmente, à garantia de um padrão seguro de atendimento. A proporção adequada funcionário/número de leitos pode evitar que a sobrecarga de trabalho venha acarretar a diminuição da qualidade da assistência, com conseqüente aparecimento de infecções cruzadas.

Após a organização do serviço e formulação teórica sobre o funcionamento da unidade, deve ser dada especial atenção ao programa de treinamento de pessoal, a fim de que os procedimentos a serem executados assegurem um cuidado eficaz, com o mínimo de riscos de contaminação para o paciente.

Além do treinamento em serviço, imprescindível para o desenvolvimento de qualquer atividade na UTI, a supervisão constante dos cuidados prestados e a avaliação periódica da assistência de enfermagem constituem fortes subsídios para a prevenção e controle de infecções, considerando-se que as taxas de infecções também dependem da atuação dessa equipe.

A maior ou menor incidência de infecções constitui um índice de qualidade hospitalar, já que reflete o estado do paciente, as condições de diagnóstico, o critério terapêutico e os padrões de atendimento da instituição.

A atuação do enfermeiro referente ao cuidado direto com o paciente inclui, ainda:

a) determinação de isolamento para casos de grande contaminação;
b) colheita de secreções e pontas de cateteres para cultura, sempre que exista suspeita de processos infecciosos;

c) padronização de impressos que facilitem a verificação dos agentes causais de infecções de cada paciente; e
d) elaboração de mapas de medicamentos para o controle individual do uso de antimicrobianos.

Baseando-se, pois, a assistência de enfermagem no atendimento às necessidades básicas do paciente e sendo uma delas a de segurança, o enfermeiro deve tentar suprir tal necessidade, procurando não ser ele o agente transmissor de infecções, e sim atuar como primeira linha de defesa no combate às mesmas. A prevenção da infecção cruzada deve ser um componente contínuo e integral do trabalho desenvolvido na UTI. A infecção pode ser controlada pela vigilância constante e pela avaliação diária das condições de trabalho junto ao paciente crítico.

Referências Bibliográficas

Alexander, J. W. "Nosocomial Infections", in: *Current Problems in Surgery, 3-30,* agosto *1973.*

Anderson, L. C. e Himmelsbach, C. K. "The Nurse: First Line of Defense Against Infections", in: *Hospitals, 41:84-98,* outubro 1967.

Brunt, M. "Bacteriological Control in Intensive Therapy", in: *Nursing Times,* p. 670-672, abril 1978.

Costa, D. L. D. "Estudo Comparativo de Infecção Intra-hospitalar em Pacientes Submetidos à Sondagem Vesical de Demora usando Sistema Aberto e Sistema Fechado de Drenagem", in: *AMHFCMSCSP,* p. 20-22, set.-out. 1982.

Gaya, H. "Infection Control in Intensive Care", in: *Br. 7. Anaesth,* 48:9-12, janeiro 1976.

Gomes, A. M. e Oliveira, C. "Organização e Atuação do Serviço de Enfermagem", in: Cutait, D. E. e col., *Temas de Terapia Intensiva,* cap. V, pp. *36-51,* Rio de Janeiro, Guanabara-Koogan, 1977.

Hutzler, R. U. "Infecções em Unidades de Terapia Intensiva", in: Cutait, D. E. e col., *Temas de Terapia Intensiva,* cap. VII, p. 57-77, Rio de Janeiro, Guanabara-Koogan, 1977.

Kominos, S. O. e col. "Mode of Transmission of *Pseudomonas aeruginosa* in a Burn Unit and an Intensive Care Unit in a General Hospital", in: *Appl. Microbiol.,* 23(2):309-312, fevereiro 1972.

Ryan, C. J. Pulmonary Infection, in: Clochesy, J. M, *et al.* Critical Care Nursing. 2ª ed., cap. 30, p. 620-628, W. B. Saunders Company, Philadelphia, Pensylvania, 1996.

Silva, C. V. *et al.* Controle das Infecções Hospitalares em UTI, in: Knobel, E. *et al.* Condutas no paciente grave, 3ª ed., cap. 58, p. 781-802, Rio de Janeiro, Atheneu, 2007.

Stoddart, J. C. "The Problem of Infection in Intensive Care Arcas", in: Walker, W. F., *Intensive Care,* Londres, Churchill Livingstone, 1975.

Wey, S. B. *et al.* Infecções em UTI, in: Knobel, E. *et al.* Condutas no paciente grave, 3ª ed., cap. 55, p. 757-764, Rio de Janeiro, Atheneu, 2007.

Zanon, U. "Fundamentos para o Controle das Infecções Adquiridas em Hospital", in: *Sem. Terapêutico,* 28:2-12, dezembro 1973.

Zanon, U. e col. *Controle de Infecções Hospitalares: Indicador de Qualidade do Hospital,* 1º Encontro Nacional de Diretores dos Hospitais Próprios do INPS e do IPASE. Rio de Janeiro, fevereiro-março 1975.

Capítulo 17

Planejamento de cuidados de enfermagem

A admissão do paciente na UTI deve estar relacionada com o nível de assistência que ele requer. Para que fique caracterizada a necessidade do atendimento, alguns critérios podem ser estabelecidos. De uma maneira geral, tais critérios baseiam-se nas necessidades de cuidado de enfermagem, ao lado do diagnóstico e do tratamento médicos.

Se os critérios são estabelecidos a partir das necessidades de enfermagem a avaliação do doente é feita através de alguns itens que propiciam uma classificação para o atendimento em nível de cuidado intensivo, intermediário ou autocuidado.

Torna-se, sempre, muito importante o estabelecimento prévio de critérios para a admissão e alta do paciente na UTI; o uso da Unidade de maneira aleatória causa problemas diversos, tais como o uso indevido de recursos humanos e materiais.

A admissão do paciente na UTI pode ser:

— *direta:* quando o paciente vem de sua própria residência ou de uma outra instituição. Cuidados imediatos são programados para esse paciente e utilizados em caráter de urgência (o início do tratamento pode ser a diferença entre a vida e a morte para pacientes em estado grave). O plano de cuidados para a admissão direta na Unidade obedece à seguinte ordem de eventos, que se sucedem automaticamente:
  - receber e introduzir o paciente na unidade;
  - obter os dados médicos preliminares;
  - relacionar os bens pertencentes ao paciente;
  - prover o paciente de roupas adequadas;
  - preparar o paciente para o exame médico;
  - realizar os procedimentos preliminares de diagnóstico;

— *por transferência interna:* quando o paciente vem de uma outra unidade do próprio hospital.

Neste caso, há sempre um contato prévio com o médico ou com o enfermeiro da UTI e um plano de cuidados para a chegada pode ser elaborado. Cabe ao enfermeiro:

— receber e introduzir o paciente na unidade;
— prestar-lhe os primeiros atendimentos;
— orientá-lo e à sua família sobre as finalidades da UTI, com o objetivo de oferecer-lhes confiança;
— desenvolver um plano de cuidados mediatos, baseado nas necessidades vigentes;
— orientar a equipe de enfermagem sobre os cuidados a serem dispensados.

17.1. Planejamento de cuidados

No planejamento de cuidados de enfermagem, é condição fundamental que se espere a recuperação do paciente: seu estado é grave, mas não irrecuperável; há possibilidade de que se beneficie com o tratamento.

O planejamento de cuidados constitui uma das fases do Processo de Enfermagem e sua elaboração é de responsabilidade exclusiva do enfermeiro. Para assegurar que o plano de cuidados retrate a responsabilidade do profissional pelo diagnóstico e tratamento de enfermagem, o enfermeiro deve ter:

— um contínuo domínio das relações humanas;
— a habilidade de observar e relatar sinais e sintomas;
— a capacidade de interpretar os sinais e sintomas;
— a capacidade de avaliar e organizar os esforços para garantir o resultado desejado.

Na UTI, o plano de cuidados se reveste de características próprias, por se basear no atendimento às necessidades básicas de um momento, que tendem a sofrer grandes variações num curto espaço de tempo. A avaliação do paciente é pronta e desenvolve-se numa abordagem organizada, que procurará não subestimar ou omitir observações essenciais. A atenção do enfermeiro progride da cabeça para os pés do paciente, e paralelamente se processam as avaliações física e fisiológica.

O planejamento de cuidados torna-se, na UTI, uma abordagem metódica às observações, decisões e julgamentos feitos pelo enfermeiro, com o objetivo de enfrentar eficazmente as responsabilidades profissionais, conservando a individualidade do paciente. O plano de cuidados, pois, não deve ser confundido com os cuidados esboçados para um grupo de pacientes com a mesma patologia.

Os planos de cuidados elaborados numa UTI procuram focalizar e atender às necessidades identificadas, através de uma sistematização e adequação aos propósitos do tratamento. Têm como meta restabelecer o equilíbrio funcional básico do paciente, com a coordenação de esforços e a centralização de atividades da equipe de saúde.

A sistematização no planejamento de cuidados assegura a uniformidade, sem contudo deixar de atender ao paciente como uma personalidade individual, com necessidades particulares.

A elaboração do plano de cuidados pretende assegurar:

— o atendimento de enfermagem;
— a coordenação do atendimento dado não só pela equipe de enfermagem, mas por outros profissionais também;
— a continuidade do atendimento;
— a avaliação do atendimento; e
— a orientação sobre o atendimento.

Padrões mínimos são considerados na implantação do plano de cuidados: ser individualizado, ser escrito, ser avaliado e ser adequado às necessidades da Unidade.

Constata-se que é na elaboração do plano de cuidados que o enfermeiro inicia o relacionamento com o paciente e, conseqüentemente, o seu envolvimento e compromisso profissional com ele.

É condição indispensável que o plano seja fiel aos propósitos do tratamento, razoável e de possível realização; que seja suficientemente objetivo para ser avaliado e bastante flexível para que se desenvolva de acordo com o pessoal disponível.

Dedica-se certo tempo para estudar os cuidados a serem dispensados aos pacientes, com a participação de toda a equipe de saúde. Por ocasião da implantação do plano de cuidados, toda a equipe de trabalho da unidade é preparada e orientada quanto aos objetivos e vantagens do planejamento sistematizado, que oferece subsídios para a avaliação do cuidado prestado e manutenção do nível de atendimento, além de ser o veículo de interação entre o serviço médico e o de enfermagem.

Um plano de cuidados de enfermagem para pacientes críticos inclui uma programação hora a hora (ou com outros intervalos de tempo), que tenha sido elaborada segundo as necessidades básicas peculiares do paciente. Seu êxito está estritamente ligado ao trabalho de equipe e à presença de um objetivo terapêutico central.

Um impresso deve ser criado para conter o planejamento de cuidados. Cada equipe deve estudar a maneira mais prática e racional de introduzir o impresso na Unidade, de tal maneira que sejam atingidas as finalidades da mesma e as necessidades dos pacientes.

A maior causa de insucesso nas tentativas de implantação do plano de cuidados é a inadequação às necessidades dos pacientes e às da própria Unidade. A tentativa de aplicar um modelo de plano elaborado para outra instituição é um exemplo disso.

Após ser estudada a forma mais adequada de sistematizar os cuidados, o plano é colocado em prática, testado e avaliado pela equipe de saúde da Unidade. É importante que esta avaliação não seja feita só pela equipe de enfermagem. O plano é colocado definitivamente em uso se atender aos objetivos propostos, tais como:

— planejamento de cuidados individualizados;
— sistematização do cuidado de enfermagem;
— interação entre os serviços da unidade.

O planejamento de cuidados, se dirigido para as reais necessidades do paciente, oferece oportunidades para que se concretize o exercício das capacidades amplas da enfermagem. Retrata o conhecimento do enfermeiro e sua habilidade de análise. As informações recebidas na passagem de plantão, as necessidades identificadas através do exame físico do paciente e os registros dos plantões precedentes, fornecem os dados a partir dos quais são planejados os cuidados de enfermagem.

O planejamento de cuidados de enfermagem pode ser disposto como o apresentado no Quadro 17.2. Procura-se nele oferecer uma visão global das condições do paciente num período de 24 horas, acrescida de aspectos do cuidado de enfermagem.

Ao enfermeiro cabe programar, para o seu turno de atividades, os cuidados e controles a serem desenvolvidos, usando o seguinte recurso: nos horários predeterminados, marcará com um sinal convencional o que deve ser feito *(prescrição de enfermagem). Os* cuidados executados são "checados" pela pessoa que atende o paciente, e nas colunas de Sinais Vitais e Controle Hídrico são registrados os dados encontrados.

No espaço determinado a Observações de Enfermagem, são feitas anotações pelo enfermeiro, de tal maneira que não se repitam informações já fornecidas pela própria execução do plano.

O impresso propicia, ainda, o registro de outras informações sobre o paciente e sua assistência:

- avaliação do nível de consciência (pelo menos, três vezes ao dia; M = manhã, T = tarde e N = noite);
- observação e registro do diâmetro pupilar (o registro pode ser codificado. Exemplo: 00 = isocóricas);
- peso e evacuação (freqüência);
- recomendações especiais (exemplo: movimentação em bloco);
- registro das condições de administração de dietas em cada período (contato com o Serviço de Nutrição e Dietética);
- observação das condições do respirador;
- outros cuidados: trocas e ECG.

Nas colunas vazias, podem ser indicados ou planejados itens relativos às necessidades do paciente, independentes das já impressas.

A cada seis horas pode ser feito um balanço parcial das condições hídricas do paciente. A folha é fechada às 6 horas, com um balanço total e a assinatura do enfermeiro. O planejamento de cuidados proporciona meios para a avaliação da ação de enfermagem na evolução do paciente.

17.2. Subsídios para o planejamento de cuidados de enfermagem ao paciente que deixa a UTI

De uma maneira geral, o paciente permanece na UTI durante o período necessário para ter seu equilíbrio funcional básico restabelecido.

Quando o paciente já pode deixar a Unidade, o mesmo critério utilizado na avaliação que o trouxe à área de cuidados intensivos pode ser aproveitado para determinar o seu encaminhamento: unidade de cuidados intermediários ou autocuidado.

Uma vez determinada a área que deve receber o paciente, é muito importante que haja um contato entre os enfermeiros. Nesse contato, são fornecidas informações sobre as condições gerais do paciente, proporcionam-se meios para que os cuidados que lhe serão dispensados sejam planejados, mantém-se inter-relação entre as diferentes áreas de atendimento e estabelece-se a continuidade num planejamento global.

Considerando-se as características gerais dos pacientes que deixam a UTI, pode ser elaborado um impresso (Quadro 17.3), que informa as suas condições por ocasião da alta.

As informações contidas nesse impresso serão o ponto de partida para a elaboração de novos planos de cuidados de enfermagem. Os dados referentes a "Ganhos" e "Eliminações" são os computados a partir das 6 horas (início da Folha de Controles); os referentes aos "Sinais Vitais" são os encontrados no último horário de controles, antes da saída da UTI. Na área destinada a "Observações de Enfermagem", são anotadas as informações significativas sobre outras condições do paciente: grau de dependência, presença de processos in-

NOME

PESO ______ EVACUAÇÃO ______ RECOMENDAÇÕES ESPECIAIS ______

REGISTRO	NUTRIÇÃO	VOLUME	LEITO	CALORIAS	CAL. PROT.	DATA ___/___/___

	SINAIS VITAIS						CONTROLE HÍDRICO										CUIDADOS												
HORA	TEMPERATURA	FREQÜÊNCIA RESPIRATÓRIA	PULSO	PRESSÃO ARTERIAL	PRESSÃO VENOSA CENTRAL		LÍQUIDOS INGERIDOS		SOROS		DIURESE	SONDA GÁSTRICA				BALANÇO	EXERCÍCIO RESPIRATÓRIO	TOSSE E RESPIRAÇÃO PROFUNDA	ASPIRAÇÃO TRAQUEAL	ASPIRAÇÃO ORO-FARÍNGEA	*HIGIENE ÍNTIMA *HIGIENE ORAL			GLICOSÚRIA	CETONÚRIA		MOVIMENTAÇÃO	MUDANÇA DE DECÚBITO	HORA
07																													07
08																													08
09																													09
10																													10
11																													11
12																													12
13																													13
SUB-TOTAL																													
14																													14
15																													15
16																													16
17																													17
18																													18
19																													19
SUB-TOTAL																													
20																													20
21																													21
22																													22
23																													23
24																													24
SUB-TOTAL																													
01																													01
02																													02
03																													03
04																													04
05																													05
06																													06
TOTAL																													

PUPILAS:		NÍVEL CONSCIÊNCIA:	
T	N	T	N

OBSERVAÇÕES DE ENFERMAGEM:

OUTROS CUIDADOS: 1. TROCAS
- ACESSÓRIOS RESPIRADORES
- CURATIVO CATETER
- EQUIPO PVC
- FRASCOS ASPIRAÇÃO E DRENAGEM

2. ECG

HORA	
APARELHO	
F_IO_2	
VC	
FR. TOTAL APARELHO	
P. INSPIRATÓRIA	
PEEP	
PRESSÃO DO "CUFF"	

______
ENFERMEIRA

Quadro 17.1. Modelo de um impresso simplificado para o planejamento sistematizado de cuidados de enfermagem.

Quadro 17.2. Dados sobre as condições do paciente em alta

NOME: ______________________________ QUARTO: ____________
IDADE: ______________ REGISTRO: ____________
MÉDICO: ______________________________
DATA: ______________ HORA: ____________

CONDIÇÕES DE ALTA

NÍVEL DE CONSCIÊNCIA: ______________________________
CONDIÇÃO PSICOMOTORA: ______________________________

TEMPO DE PERMANÊNCIA NA UTI:

SONDAS/DRENOS

Sonda vestical ____________ Sonda nasogástrica ____________
Cateteres ______________________________
Outros ______________________________

ELIMINAÇÕES

Urina ____________ Drenagem gástrica ____________
Evacuação ____________
Outras ______________________________

GANHOS

Via oral ____________ Sonda nasogástrica ____________
Via parental____________ Outros ____________

SINAIS VITAIS

T________ P________ R________ PA________ PVC________

Observações de Enfermagem:______________________________

____
Enfermeiro

fecciosos, intercorrências durante a estada na Unidade, presença de próteses, aparelhos gessados, indicações de fisioterapia, cuidados especiais, processos alérgicos, hábitos etc.

É função básica do enfermeiro estabelecer um relacionamento dinâmico com a família do paciente durante a sua permanência na UTI, como forma de colocá-la no processo terapêutico de maneira efetiva. Quando da alta do paciente, este e sua família devem ser preparados, através de informações objetivas, que contribuam para o seu restabelecimento.

Em alguns casos, o paciente é transferido da unidade para outra instituição e o profissional da primeira pode ajudá-lo, comunicando-se com a equipe que irá recebê-lo.

Alguns enfermos deixam a UTI sem vida; a morte torna-se inevitável, às vezes. Não se pode estabelecer regra para a conduta diante da morte do paciente. Contudo, espera-se que a atitude do enfermeiro se apóie em conhecimentos profissionais, na força de seu caráter e em sua simpatia. Isto se traduz mais em ações do que em palavras; mais em atitudes comedidas do que em frases estereotipadas de consolo.

Referências Bibliográficas

Beland, I. *Enfermagem Clínica,* São Paulo, E.P.U./EDUSP, 1978.

Bork, A. M. G. T. *et al.* Procedimentos e Rotinas Básicas de Enfermagem, in: Knobel, E. *et al.* Condutas no paciente grave, 3ª ed., cap. 122, p. 1495-1512, Rio de Janeiro, Atheneu, 2007.

Burrel, L. O. e Burrel, Z. L. *Intensive Nursing Care,* Saint Louis, Mosby, 1973.

Cintra, E. A. *et al.* Assintência de Enfermagem ao paciente gravemente enfermo, 2ª ed., São Paulo, Atheneu, 2003.

Clarke, D. B. *Intensive Care for Nurses.* Oxford and Edimburg, Blackwell Scientific Publications, 1971.

Clochesy, J. M. *et al.* Critical Care Nursing, 2ª ed., W. B. Saunders Company, Philadelphia, Pensylvania, 1996.

Felisbino, J. E. Processo de Enfermagem na UTI — Uma Porposta Metodológica, 1ª ed., São Paulo, E.P.U., 1994.

Gomes, A. M. e Oliveira, C. "Organização e Atuação do Serviço de Enfermagem", in: Cutait, D. E. e col. *Temas de Terapia Intensiva,* cap. V, pp. 36-51, Rio de Janeiro, Guanabara-Koogan, 1977.

———. "Planejamento de Cuidados de Enfermagem em Unidade de Terapia Intensiva", in: *Rev. Bras. Enf.,* 27(3):323-8, 1974.

Lambertsen, E. C. *Equipe de Enfermagem, Organização e Funcionamento, trad. de* Clarice Ferrarini, Associação Brasileira de Enfermagem, 1966.

Laselva, C. R. *et al.* Cuidados de Enfermagem na Monitorização do Paciente grave, in: Knobel, E. *et al.* Condutas no Paciente Grave, 3ª ed., cap. 123, p. 1513-1524, Rio de Janeiro, Atheneu, 2007.

Moidel, H. C. *Nursing Care of the Patient with Medical Surgical Disorders,* Saint Louis, McGraw-Hill, *1971.*

Storlie, F. *et al. Principles of Intensive Nursing Care,* New York, Meredith Corporation, 1972.

Impressão e Acabamento
Prol Editora Gráfica Ltda - Unidade II Juruá
Av. Juruá - Barueri - SP
Tel.: 3927 - 8188 Fax: 3927 - 8184
Site: www.prolgrafica.com.br